Gerd Breuch, Willi Servos

Dialyse für Einsteiger

2. Auflage

Mit 75 Abbildungen

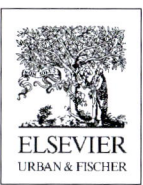

ELSEVIER
URBAN & FISCHER

URBAN & FISCHER München

Zuschriften und Kritik an:
Elsevier GmbH, Urban & Fischer Verlag, Verlagsbereich Pflege, Hackerbrücke 6, 80335 München
E-mail: pflege@elsevier.de

Wichtiger Hinweis für den Benutzer
Die Erkenntnisse in Pflege und Medizin unterliegen laufendem Wandel durch Forschung und klinische Erfahrungen. Herausgeber und Autoren dieses Werkes haben große Sorgfalt darauf verwendet, dass die in diesem Werk gemachten therapeutischen Angaben dem derzeitigen Wissensstand entsprechen. Das entbindet den Nutzer dieses Werkes aber nicht von der Verpflichtung, anhand weiterer schriftlicher Informationsquellen zu überprüfen, ob die dort gemachten Angaben von denen in diesem Buch abweichen, und seine Verordnung in eigener Verantwortung zu treffen.

Wie allgemein üblich, wurden Warenzeichen bzw. Namen (z. B. bei Pharmapräparaten) nicht besonders gekennzeichnet.

Bibliografische Information Der Deutschen Bibliothek
Die Deutsche Bibliothek verzeichnet diese Publikation in der Deutschen Nationalbibliografie; detaillierte bibliografische Daten sind im Internet unter http://dnb.ddb.de abrufbar.

Um den Textfluss nicht zu stören, wurde bei Patienten und Berufsbezeichnungen die grammatikalisch maskuline Form gewählt. Selbstverständlich sind in diesen Fällen immer Frauen und Männer gemeint.

Planung: Christine Schwerdt, München
Projektmanagement: Stefanie Schröder, München
Lektorat und Redaktion: Ulrike Frühwald, Hamburg
Herstellung: Nicole Kopp, München
Satz: Mitterweger und Partner, Plankstadt
Druck und Bindung: Printer Trento, Trento/Italien
Umschlaggestaltung: SpieszDesign, Büro für Gestaltung, Neu-Ulm
Titelfotografie: B. Braun Avitum AG, Melsungen

ISBN: 978-3-437-27791-7

Vorwort

Liebe Leserinnen und Leser,

Die überaus interessierte Aufnahme der 1. Auflage Dialyse für Einsteiger in der Dialysewelt hat uns in unserer ursprünglichen Intention bestärkt, ein kompaktes, leicht verständliches Fachbuch in einer unverstellten Sprache zu präsentieren. Ein wenig überrascht hat uns jedoch, dass über die eigentliche Zielgruppe – Pflegende in der Dialyse – hinaus auch alle kooperierende Bereiche, wie beispielsweise Techniker und Verwaltungsangestellte in der Dialyse, unser kleines Werk mit viel Freude und Interesse genossen haben.

Dieser Umstand ist hoffentlich ein Zeichen für ein neues interdisziplinäres Denken und Handeln in der Dialyse.

Eine Entwicklung, die absolut zu begrüßen wäre, denn das gesamte Dialyseteam muss den Spagat zwischen Qualitätssicherung und den Erwartungen der Patienten auf der einen und ökonomischen Zwängen auf der anderen Seite meistern. Eine wenig kommode aber durchaus spannende Situation für alle Beteiligten, die nach einem kooperativen Miteinander im Team verlangt.

Das Anforderungsprofil für Pflegende in der Dialyse hat, aufgrund sich stetig verändernder Rahmenbedingungen und einer sich wandelnden Patientenstruktur – Patienten werden älter und kränker – eine beträchtliche Dynamik entfaltet. Beschränkte sich in der Vergangenheit das Aufgabengebiet von Pflegenden in der Dialyse auf die Durchführung der maschinellen Nierenersatztherapie bei Patienten in zumeist gutem Allgemeinzustand, so beinhaltet es heute zusätzlich, den Bedürfnissen älterer, multimorbider Patienten mit Ansprache und empathischer Zuwendung zu entsprechen.

Es ist uns nur allzu gut bewusst, vor welcher Herausforderung Sie heutzutage als Dialyseeinsteiger stehen. Nach einer knapp bemessenen Einarbeitungszeit müssen Sie in Ihrem neuen Tätigkeitsfeld funktionieren, trotz all der Unsicherheiten, die eine neue berufliche Aufgabe mit sich bringt. Insbesondere in dieser Situation soll Ihnen das nun vorliegende Werk eine Hilfe sein.

Viele Leser haben sich seit dem Erscheinen der ersten Auflage mit Anregungen und Vorschlägen persönlich an uns gewandt. Vieles davon ist eingeflossen in diese zweite Auflage. Wir möchten Sie hiermit auffordern, sich weiterhin in den direkten Diskurs mit uns zu begeben, damit die Lebendigkeit unserer Ausführungen erhalten bleibt.

Des Weiteren stützen sich in dieser zweiten Auflage alle Kapitel neben den Erfahrungen der Autoren mehr denn je auf evaluiertes pflegerisches und medizinisches Wissen. Dabei folgt auch die 2. Auflage nach wie vor und primär den Ansprüchen der praktischen Relevanz und einer unverschleierten, verständlichen Darstellung.

Wissen entspannt, so lautete unser Motto in der ersten Auflage des Buches, und dieses soll auch weiterhin gelten, denn wer sein Wissen regelmäßig erweitert, kann neuen Anforderungen gelassen entgegensehen und schwierige Situationen im Berufsalltag professionell meistern.

Dezember 2009   Ihr
                      Gerd Breuch, Troisdorf
                      Willi Servos, Much

Die Autoren

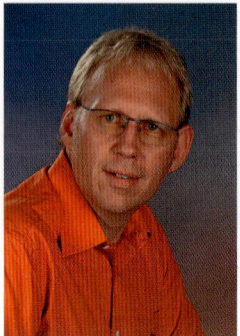

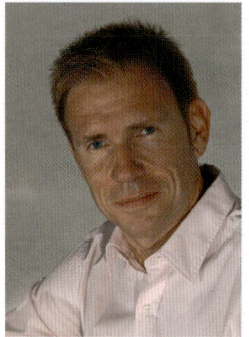

Willi Servos
Talstraße 40
D-53804 Much
E-Mail: willi.servos@web.de

Gerd Breuch
Franz von Assisi Str. 5
D-53844 Troisdorf
E-Mail: g.breuch@online.de

Fachkrankenpfleger für Nephrologie und Dialyse

Mentor in der Krankenpflege

Staatliche Anerkennung als Desinfektor
Lehranstalt für Desinfektoren im Gesundheitsamt der Stadt Köln

- 25 Jahre Berufserfahrung im Bereich der Dialyse und Nephrologie
- Langjährige praktische Erfahrung als Mentor im Bereich Dialyse
- 7 Jahre tätig als Pflegereferent im Pflegemanagement
- Jetzt: Leitender Pflegereferent für Fort- und Weiterbildung für den Bereich Dialyse/Nephrologie und Pflege im KfH-Bildungszentrum

Fachkrankenpfleger für Nephrologie und Dialyse

Mentor in der Krankenpflege
Fortbildungsakademie für Gesundheitspflege, Köln-Hohenlind

Fortbildung zur pflegerischen Leitung eines Dialysezentrums; DBfK Neuwied

Geschäftsführende Heimleitung
DSK-Bildungsinstitut Freiburg

Pflegedienstleitung
Qualitätsrichtlinien § 80 SGB XI
DSK Akademie für Management und Pflege, Freiburg

- 24 Jahre Berufserfahrung im Bereich der Dialyse und Nephrologie
- Langjährige praktische Erfahrung als Pflegedienstleiter und Mentor im Bereich Dialyse
- 10 Jahre tätig als Referatsleiter Pflegemanagement im KfH Neu-Isenburg
- Leiter des Instituts für Wissensvermittlung und Veranstaltungsorganisation ‚inwivo' Neu Isenburg
- Produktspezialist Hämodialysetechnik in der Industrie
- Seit 6/2009 Systemspezialist Dialyse in der Industrie

Abkürzungsverzeichnis

ACT	Aktivierte Gerinnungszeit (activated coagulation time)	Iso-UF	Isolierte Ultrafiltration
AGE	advanced glycosylation end-products	K	(Harnstoff-)Clearance
		KAST	Katheteraustrittsstelle
ANV	Akutes Nierenversagen	KG	Körpergewicht
APD	Automatische Peritonealdialyse (automatic peritoneal dialysis)	KOF	Körperoberfläche
		LA	Lebensaktivität
ATL	Aktivität des täglichen Lebens	LF	Leitfähigkeit
AV-Shunt	Arteriovenöser Shunt	NIPD	Nächtliche intermittierende Peritonealdialyse (nocturnal intermittend peritoneal dialysis)
B.I.A.	bioelektrische Impedenzanalyse		
BSS	Blutschlauchsystem		
BVM	Blutvolumenmonitor	NMH	Niedermolekulares Heparin
CAPD	Kontinuierliche ambulante Peritonealdialyse (continuous ambulant peritoneal dialysis)	PD	Peritonealdialyse
		PET	Peritonealer Äquilibrationstest
		PTFE	Polyetrafluoräthylen
CCPD	Kontinuierliche cyclervermittelte Peritonealdialyse (continuous cycling peritoneal dialysis)	PTT	Partielle Thromboplastinzeit
		RAAS	Renin-Angiotensin-System
		RBV	Relatives Blutvolumen
CERA	continuous erythopoiesis receptor activator	SGA	subjective global assessment
		SN-Dialyse	Single-Needle-Dialyse
DP	Double Pool	SP	Single Pool
EPO	Erythropoetin	TMP	Transmembrandruck
ETO	Äthylendioxid	TPD	Tidal-Verfahren (tidal peritoneal dialysis)
GDP	glucose degradation product		
GFR	Glomeruläre Filtrationsrate	TZ	Thrombinzeit
HD	Hämodialyse	UF	Ultrafiltration
HDF	Hämodiafiltration	URR	Harnstoffreduktionsrate (urea reduction rate)
HF	Hämofiltration		
HIT	Heparininduzierte Thrombozytopenie	V	Verteilungsvolumen
		ZVK	Zentraler Venenkatheter
IPD	Intermittierende Peritonealdialyse (intermittend peritoneal dialysis)		

Inhaltsverzeichnis

1 Herzlich willkommen im Team

Sie haben sich für ein sehr interessantes, aber auch außergewöhnliches Arbeitsfeld für Pflegende entschieden: die Dialyse. Viele der nun auf Sie zukommenden Anforderungen waren vermutlich nicht Gegenstand Ihrer Ausbildung zur Pflegefachkraft oder Arzthelferin bzw. zur medizinischen Fachangestellten (MFA). Kein Problem, um Neues zu lernen, ist es nie zu spät. Auch wenn das Dialysegerät Ihnen am Anfang wie ein Buch mit sieben Siegeln vorkommt, können wir Ihnen versichern, dass Sie mit Interesse und vor allen Dingen Motivation auch diesen Gipfel erklimmen werden. Wir werden Ihnen auf diesem Weg helfen, indem wir all die interessanten und spannenden Dinge, die es rechts und links am Wegrand zu erkunden und bestaunen gibt, auf eine einfache, plausible und dennoch fundierte Art und Weise erläutern. Trotzdem ist die praktische Einarbeitung vor Ort in Ihrem Dialysezentrum durch nichts zu ersetzen, seien Sie also neugierig und interessiert. Scheuen Sie sich nicht davor, Fragen zu stellen, denn Sie werden schnell feststellen, dass Sie dabei auf Kollegen stoßen, die Sie bereitwillig unterstützen. Nutzen Sie jede Chance, am Know-how Ihrer Kolleginnen und Kollegen zu partizipieren, und vergessen Sie nicht, dass auch Ärzte und Techniker kompetente Informationsquellen sind.

Häufig kommen jedoch die theoretischen Grundlagen und Hintergründe Ihrer Tätigkeit im Rahmen der praktischen Einarbeitung zu kurz. Ursachen sind oft mangelnde Zeitressourcen und die primäre Zielsetzung, erst einmal schnell als Arbeitskraft zu funktionieren. Sie haben es dennoch selbst in der Hand, nutzen Sie Ihren Schwung als Einsteiger, denn das Allermeiste können Sie sich prima im Selbststudium erarbeiten. Betrachten Sie uns als virtuellen Kollegen, zuständig für den theoretischen Part Ihrer Einarbeitung. Wir werden gemeinsam mit Ihnen in 17 Kapiteln alles Wissenswerte rund um die Dialyse erarbeiten. Aber Vorsicht: Nach jedem Kapitel droht Ihnen eine kleine Prüfung! Selbstprüfung natürlich, streng vertraulich und nur für Sie gedacht. Und … haben Sie alles gewusst? Im Anhang finden Sie die Antworten zu den Fragen. Und denken Sie immer daran: Wissen entspannt!

Ein Rundgang durchs Dialysezentrum

- Dabei lernen Sie zunächst (→ Kap. 2) einen virtuellen Pathologen kennen, der Sie beim Ausflug in die Welt der Anatomie und Physiologie der Niere begleitet und Ihnen Einblick in die feinsten Strukturen dieses hochkomplexen Organs verschafft.

- In der Abteilung „Nephrologie" absolvieren Sie einen Crashkurs zum Thema „Kurznephrologie für Einsteiger". Dabei werden Ihnen sowohl die Ursachen der Niereninsuffizienz in kompakter Form (→ Kap. 3) als auch die Folgeerkrankungen der chronischen Niereninsuffizienz (→ Kap. 4) vermittelt.

- Im Labor dürfen auch Sie Hand anlegen (→ Kap. 5). Hier können Sie Diffusionsversuche mit Füllertinte durchführen oder mit Puderzucker eine Plasmolyse erzeugen. Dabei wird deutlich, was sich hinter Begriffen wie „Osmose", „Diffusion" und „Konvektion" verbirgt. Die physikalischen Grundlagen helfen Ihnen, Hintergründe und Abläufe der Dialyse und eventuell auftretende Probleme während der Behandlung besser zu verstehen.

- Im Keller des Dialysezentrums stoßen Sie auf den so genannten „Osmoseraum". Heißt der wirklich so? Was macht die riesige Maschine dort? Und warum das viele Salz in den so beliebten 25-kg-Säcken? Treten Sie doch einfach ein (→ Kap. 6) und Sie werden diese und viele weitere Fragen beantwortet bekommen.
- Auf dem Rückweg in die Behandlungszone kommen Sie am Technikerraum vorbei. Verfolgen Sie dort (→ Kap. 7), vielleicht zusammen mit dem zuständigen Techniker, den Weg des Wassers vom Permeatanschluss des Dialysegeräts bis zum Blut des Patienten als Substitutionslösung beim Behandlungsverfahren HDF-Online.
- Spätestens wenn Sie beim Verfolgen des Wegs des Wassers durch das Dialysegerät an der Dialysatorkupplung angekommen sind, stellt sich Ihnen die Frage: Wie arbeitet eigentlich ein Dialysator? Er ist die Schnittstelle zwischen Mensch und Maschine und letztendlich der Ort, an dem sowohl die Entgiftung als auch der Wasserentzug stattfindet (→ Kap. 8). Gehen Sie ins Lager und informieren Sie sich über das Dialysatorenportfolio Ihres Zentrums. Wir versprechen Ihnen: Nach ein wenig Selbststudium sind sie in der Lage, die Packungsbeilage eines Dialysators in Gänze zu interpretieren.
- Im Behandlungsraum wieder angekommen, widmen wir uns einem ganz speziellen medizinischen Thema: der Antikoagulation (→ Kap. 9) und somit auch dem Heparin, einer Substanz, die allgegenwärtig unseren Arbeitsalltag begleitet. Wir informieren über Wirkung und Nebenwirkungen dieses Medikaments, die adäquate Dosis und die dazugehörigen Kontrollparameter.
- Danach möchten wir Sie auffordern, mit uns einen Abstecher ins benachbarte Krankenhaus zu machen, um bei einer Shunt-Operation zuzusehen. (→ Kap. 10).

Wir versprechen Ihnen: Der Blick in die Tiefe mit Sichtung der filigranen Gefäßstrukturen wird für Sie unvergessen bleiben und Ihnen später bei schwierigen Shuntpunktionen helfen. Darüber hinaus werden wir Ihnen alle gängigen Gefäßzugänge für die Hämodialyse vorstellen.

- Wieder im Dialysezentrum zurück, verbringen wir die nächste Zeit erst mal im Behandlungsraum. Als Erstes begeben Sie sich unter unserer Anleitung an Ihre erste Shuntpunktion. Kapitel 11 versorgt Sie dafür mit allen Tipps und Tricks. Und denken Sie immer daran: Eine erst mal unbemerkt bleibende Fehlpunktion schadet nicht nur der „Lebensader" des Patienten erheblich, sondern lässt unter Umständen auch Ihren Arbeitsablauf entgleiten. Daher sollten Sie diesem wichtigen Thema einen besonderen Stellenwert einräumen.
- Haben Sie den Patienten erfolgreich punktiert und ans Dialysegerät angeschlossen, machen wir Sie mit den unterschiedlichen Behandlungsverfahren und einigen Therapieoptionen vertraut (→ Kap. 12).
- Anschließend lernen Sie in Kapitel 13 die Wege zu einer effektiven Dialysebehandlung und die dazugehörigen Beurteilungskriterien sowie Steuerungsmechanismen kennen.
- Im Anschluss informieren wir Sie bei einer Tasse Kaffee im Aufenthaltsraum über die möglichen medizinischen Komplikationen, die vor während und nach der Dialysebehandlung beim Patienten auftreten können (→ Kap. 14). Wir werden Sie dabei in die Lage versetzen, auftretende Behandlungskomplikationen frühzeitig zu erkennen und mit geeigneten Maßnahmen sicher und routiniert zu beheben.
- Ein Besuch bei der Kollegin, die im Behandlungszimmer nebenan einen schwerstpflegebedürftigen Patienten be-

treut, gibt Aufschluss über das zunehmende Anforderungsprofil an Krankenschwestern und -pflegern in der Dialyse. In Kapitel 15 werden wir Sie mit wichtigen Elementen der nephrologischen Pflege vertraut machen.

■ Auf dem Rückweg ins Dienstzimmer werfen wir noch einen Blick in den Abstellraum. Dort sehen wir ein Reserve-Dialysegerät, das auf seinen Einsatz wartet. Ein freier Behandlungsplatz und die notwendigen Dialysematerialien, die wir mehrmals benutzen können, laden zum praktischen Training am Dialysegerät im simulierten Behandlungsbetrieb ein. Im ersten Schritt machen wir Sie mit den Alarmen am Dialysegerät und deren Ursachen vertraut (→ Kap. 16), bevor Sie im nächsten Schritt zum „Trockentraining" schreiten (→ Kap. 17).

■ Und zu guter Letzt geben wir Ihnen noch eine kleine Aufgabe mit nach Hause. Prüfen Sie Ihr Wissen anhand der jeweiligen Fragen. Die Antworten finden Sie im Anhang.

Gerd Breuch und Willi Servos

2 Anatomie und Physiologie der Niere

Zunächst beschäftigen wir uns, wohl gemerkt in gebotener Kürze, mit der Anatomie und Physiologie der gesunden Niere. Vielen wird dieser Themenkomplex noch in – wir hoffen bester, aber befürchten grausiger – Erinnerung aus der Krankenpflegeschule oder der Ausbildung zur medizinischen Fachangestellten sein. Um die Prinzipien und Funktionsweisen aller extrakorporalen Behandlungsverfahren der terminalen Niereninsuffizienz zu verstehen, ist es jedoch unabdingbar, die Grundzüge der menschlichen Niere verinnerlicht zu haben. Also: Wo befinden sich die Nieren genau? Wie sind sie aufgebaut? Wie funktionieren sie und was gehört neben der Urinproduktion zu ihren Aufgaben? Ein virtueller Pathologe begleitet uns bei unserem Ausflug in die Anatomie und Physiologie der Niere. Dabei betrachten wir zunächst die präparierten Nieren von außen.

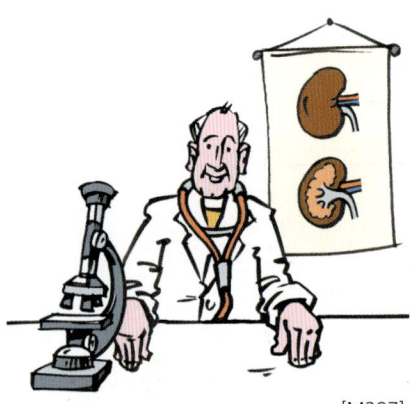

[M297]

2.1 Die Niere von außen betrachtet

Die Nieren sind paarig angelegt und befinden sich **retroperitoneal** (außerhalb der Peritonealhöhle) im hinteren oberen Bauchraum in Höhe des 11. oder 12. Brustwirbels bis zum 2. oder 3. Lendenwirbel. Die rechte Niere liegt zumeist tiefer, da sie durch die Leber etwas verdrängt wird. Jede Niere wiegt ca. 120–200 Gramm und ist 4 cm dick, 7 cm breit und etwa 11 cm lang (**ganz einfach zu merken: 4711**). Die Nieren sind von bohnenförmiger Gestalt und zur Körpermitte (**medial**) nach innen gekrümmt (**konkav**). In der konkaven Krümmung befindet sich eine Höhlung, die **Nierenpforte** oder auch **Hilus** genannt wird, an der die **Nierenarterie (A. renalis)** und Nerven in die Niere ein- und die **Nierenvene (V. renalis)** sowie Nerven und Lymphgefäße aus der Niere austreten. Außerdem geht das Nierenbecken (**Pelvis renalis**) an dieser Stelle in den Harnleiter (**Ureter**) über. Äußerlich ist die Niere von einem Fettpolster aus Bauchfett umgeben. Abgegrenzt wird dieses Fettpolster von einem bindegewebigen Sack, dem so genannten **Fasziensack.** Dieser umgibt nicht nur die Niere, sondern auch die **Nebenniere,** eine kleine endokrine Drüse, die am oberen Nierenpol angelagert ist.

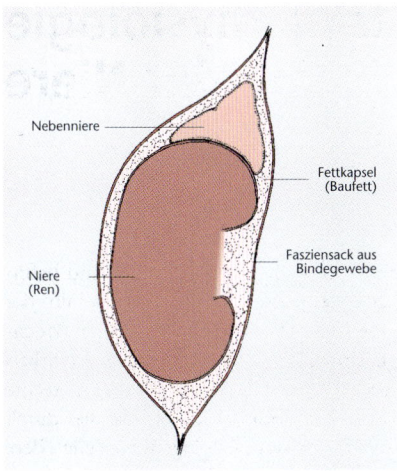

Abb. 2.1: Makroskopische Umgebung der Niere. [L190]

So, jetzt wissen Sie ganz genau, wo die Nieren liegen und wie sie von außen betrachtet aussehen. Im nächsten Schritt halbiert unser virtueller Pathologe eine Niere mittels eines Längsschnitts, und wir sind gespannt, was es dann mit bloßem Auge zu entdecken gibt.

2.2 Die Grobstruktur der Niere

Auf einem Längsschnitt durch die Niere kann man mit bloßem Auge die Unterteilung in eine **äußere Rindenschicht** und eine **innere Markschicht** erkennen. Die Rinde ist fein gekörnt und reich an Blutgefäßen. Das Mark bildet in Richtung der Nierenpforte (Hilus) kegelförmige Vorbildungen, die so genannten **Markpyramiden,** die eine feine Längsstreifung erkennen lassen. Die Spitze dieser Pyramiden nennt man **Nierenpapillen.** Jede Nierenpapille ragt in einen trichterförmig erweiterten Hohlraum, den **Nierenkelch.** Die Nierenkelche wiederum führen den Harn in das Nierenbecken. Von dort aus transportiert der Harnleiter den Harn weiter in die Harnblase.

Langsam wird die Sache spannend. Als Nächstes präpariert der Pathologe eine Niere so, dass wir einen genauen Blick durchs Mikroskop auf die Feinstruktur der Niere werfen können, in der das Geheimnis dieses komplexen Organs verborgen ist.

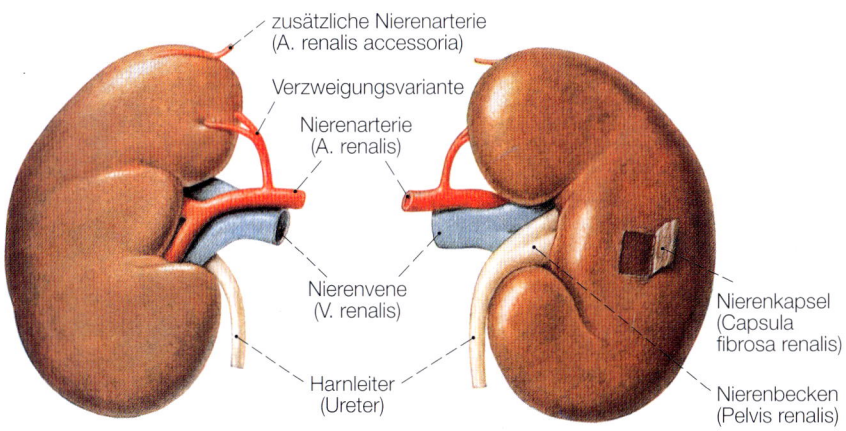

Abb. 2.2: Rechte Niere, von vorne und von hinten. [L007-2-16]

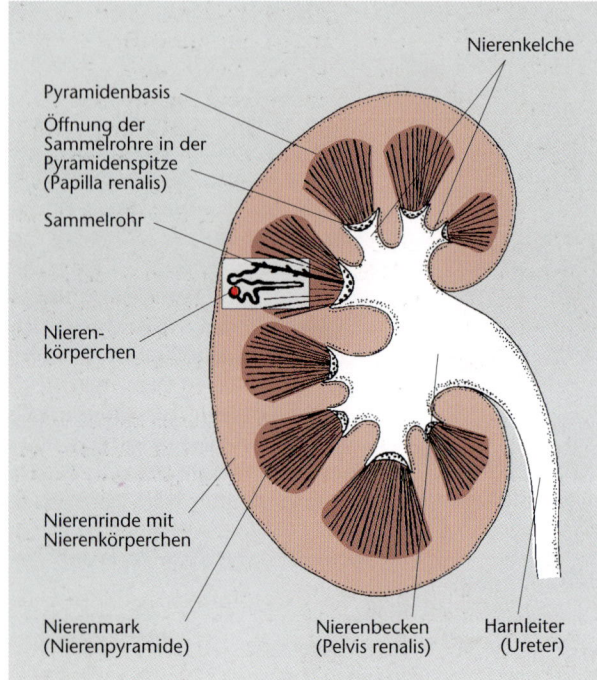

Nierenkelche

Pyramidenbasis

Öffnung der Sammelrohre in der Pyramidenspitze (Papilla renalis)

Sammelrohr

Nierenkörperchen

Nierenrinde mit Nierenkörperchen

Nierenmark (Nierenpyramide)

Nierenbecken (Pelvis renalis)

Harnleiter (Ureter)

Abb. 2.3: Makroskopie der Niere. [L190]

2.3 Der Blick durchs Mikroskop

Den Feinbau der Niere verstehen wir am besten, wenn wir von ihrem Gefäßsystem ausgehen. Damit die Nieren ihre Aufgaben erfüllen können, müssen sie sehr gut durchblutet sein. In 24 Stunden werden die Nieren von rund 1500 Litern Blut durchströmt.

Aus der Bauchaorta entspringt für die Versorgung jeder Niere eine Nierenarterie (A. renalis). Die Nierenarterie tritt am Hilus in die Niere ein und verzweigt sich in ein sehr feines Gefäßnetz. Aus diesem Gefäßnetz gehen allseits kleine Zweige (**Vas afferens**) ab, die jeweils in ein arterielles Gefäßknäuel, dem **Glomerulus**, münden. Jeder Glomerulus ist von einer Kapsel, der **Bowman-Kapsel**, umgeben. Zwischen der Bowman-Kapsel und dem Gefäßknäuel befindet sich ein Spalt, in den der **Primärharn** mithilfe des Blutdrucks aus dem arteriellen Blut des Gefäßknäuels abgepresst wird. Glomerulus plus Bowman-Kapsel bezeichnet man auch als **Nierenkörperchen**. In der Nierenrinde sehen wir unter dem Mikroskop etwa eine Million dieser Nierenkörperchen je Niere.

Von der Bowman-Kapsel geht das **Nierenkanälchen (Tubulus)** ab, der Abflussweg für den **Primärharn**. Der erste Teil dieses Nierenkanälchen ist stark gewunden und befindet sich noch in der Nierenrinde (**proximaler Tubulus**). Diesem schließt sich die **Henle-Schleife** an, ein u-förmiger Bestandteil der Nierenkanälchen, der bis ins Nierenmark hineinreicht. Im Anschluss wandert das Nierenkanälchen in gewundener Form wieder zurück in die Nierenrinde (**distaler Tubulus**).

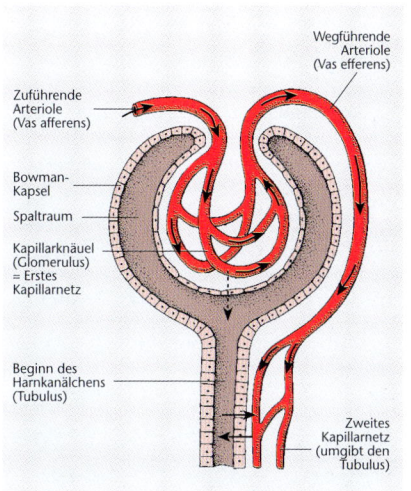

Zuführende
Arteriole
(Vas afferens)

Bowman-
Kapsel

Spaltraum

Kapillarknäuel
(Glomerulus)
= Erstes
Kapillarnetz

Beginn des
Harnkanälchens
(Tubulus)

Wegführende
Arteriole
(Vas efferens)

Zweites
Kapillarnetz
(umgibt den
Tubulus)

Die Nierenkanälchen sind von einem weiteren Gefäßnetz umgeben, das aus den Glomeruli entspringt (**Vas efferens**). Zwischen diesem Gefäßnetz und den Nierenkanälchen findet ein reger Stoff- und Flüssigkeitsaustausch statt. So erfüllt die Niere neben der Ausscheidungsfunktion noch eine weitere Aufgabe, die Stoffwechselfunktion. Doch dazu später mehr.

Schließlich gehen die Nierenkanälchen in **Sammelrohre** von größerem Durchmesser über. Die Sammelrohre befinden sich im Nierenmark. Ein Nierenkörperchen (Glomerulus und Bowman-Kapsel) mit anschließendem Tubulus (die Sammelrohre gehören nicht mehr dazu) nennt man **Nephron.** Aus den Sammelrohren fließt der Harn über Pa-

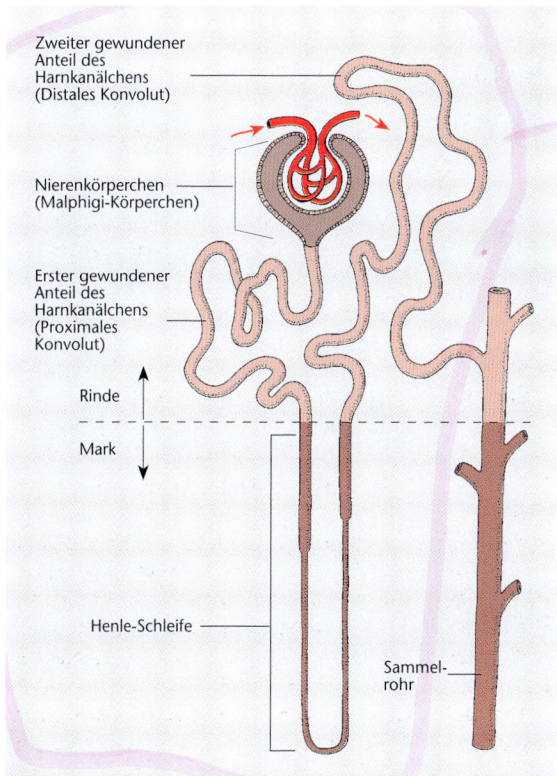

Zweiter gewundener
Anteil des
Harnkanälchens
(Distales Konvolut)

Nierenkörperchen
(Malphigi-Körperchen)

Erster gewundener
Anteil des
Harnkanälchens
(Proximales
Konvolut)

Rinde

Mark

Henle-Schleife

Sammel-
rohr

Abb. 2.4: Glomerulus und Nephron. [L190]

pillargänge in die Nierenkelche. Diese wiederum leiten den Primärharn in das **Nierenbecken.**

Auf dem langen Weg durch das Tubulussystem bis ins Nierenbecken wird aus dem Primärharn der **Sekundärharn** oder **Endharn** gebildet, der weiter durch die **Harnleiter** in die **Harnblase** fließt. Der in der Harnblase gesammelte Urin wird letztlich über die **Harnröhre** ausgeschieden.

Nach der arteriellen Versorgung des Nierengewebes, dem Eintritt in die Glomeruli (Vas afferens) und der von dort ausgehenden Weiterleitung (Vas efferens) in das Gefäßnetz, das die Nierenkanälchen umgibt, fließt das nunmehr venöse Blut über ein Venensystem zum Nierenhilus und dort in die Nierenvene (V. renalis) zurück. Die Nierenvene tritt durch den Hilus aus und mündet abschließend in die **untere Hohlvene (V. cava inferior).**

Ein perfektes System, aber ganz schön kompliziert, oder? Wir empfehlen Ihnen, diesen Abschnitt zweimal zu lesen und parallel dazu die Abbildungen zu studieren.

> **Merke**
> Der Primärharn (ca. 180 Liter pro Tag) wird im Nierenkörperchen aus dem Gefäßknäuel (Glomerulus) abgepresst, in das Nierenkanälchen (Tubulus) geleitet und fließt von dort über ein Sammelrohr bis ins Nierenbecken. Auf dem Weg durchs Tubulussystem wird aus dem Primärharn der Endharn (1,5–2 Liter pro Tag) gebildet.
> Aus dem Glomerulus entspringt ein weiteres Gefäßnetz, das die Nierenkanälchen umschließt. Zwischen den Nierenkanälchen und diesem Gefäßnetz findet ein reger Stoff- und Flüssigkeitsaustausch statt.

> Einprägen sollten Sie sich an dieser Stelle auch zwei Begriffe, die in der Medizin und insbesondere in der Anatomie ständig verwendet werden, deren Bedeutung man sich jedoch nur schwer merken kann: **Proximal** bedeutet „näher zur Körpermitte hin" oder „näher gelegen", **distal** hingegen bedeutet „weiter von der Körpermitte weg" oder „entfernt gelegen".

Nachdem wir die Nieren mithilfe unseres virtuellen Pathologen von außen und innen genau unter die Lupe genommen haben, wenden wir uns nun der Nierenphysiologie, also den Funktionen der Niere, zu.

2.4 Funktionen der Niere

Harnbildung

▓ Primärharn

Im Glomerulus herrscht bei normalem Blutdruck ein Druck von ca. 50 mmHg. Dieser Druck führt dazu, dass aus den Gefäßschlingen Primärharn abgepresst wird (**Glomeruläre Filtration:** 0,12 Liter pro Minute = 170 Liter pro Tag). Der Blutdruck des Körpers unterliegt normalerweise im Verlauf des Tages typischen Schwankungen: Im Schlaf ist er niedriger als z. B. bei körperlicher Anstrengung oder Stress. Für die Filtration in den Glomeruli ist aber ein konstanter Blutdruck wichtig. Deshalb hat die Niere die Fähigkeit, den Blutdruck in ihrem Innern ihren Bedürfnissen anzupassen. Man nennt das auch **Autoregulation der Niere.** Dies geschieht im Wesentlichen über die glatte

Muskulatur der zuleitenden Gefäße (Vas afferens) der Nierenkörperchen, die selbsttätig ihre Gefäßweite reguliert, so dass der glomeruläre Blutdruck auf etwa **50 mmHg** eingestellt wird.

Diese Autoregulation funktioniert jedoch nur bei einem arteriellen Blutdruck zwischen **80 und 180 mmHg**. Fällt der arterielle Blutdruck z. B. im Rahmen eines Schocks unter 40 mmHg, stellt die Niere die Harnbildung ein. Es kommt zu einer **Oligurie** (unter 500 ml Harnvolumen in 24 Std.) oder **Anurie** (unter 100 ml Harnvolumen in 24 Std.).

Da wir an dieser Stelle jedoch den gesunden Organismus betrachten, interessiert uns als Nächstes die inhaltliche Zusammensetzung des Primärharns. Dieser enthält nicht nur Wasser, sondern auch die im Blutplasma gelösten Substanzen. Allerdings können nur klein- und mittelmolekulare (klein- und mittelgroße) Substanzen den glomerulären Filter passieren. Hochmolekulare (große) Substanzen wie Eiweiße oder kleine Substanzen, die an Eiweiße gebunden sind, werden nicht abfiltriert und gelangen mit dem Blutfluss ins Tubulussystem.

Auf dem gleichen Prinzip wie die Primärharnbildung in der Niere (Filtration mittels Druck) basiert auch die Entgiftung bei der Hämofiltration.

> **Merke**
> Der Primärharn ist eine eiweißfreie, wässerige Lösung, die die im Blutplasma gelösten klein- und mittelmolekularen Substanzen enthält.

▨ Endharn

Der Endharn wird aus dem Primärharn auf dessen Weg durch die Nierenkanälchen

(Tubuli) gebildet. Notwendig dazu ist ein reger Stoff- und Flüssigkeitsaustausch zwischen den Blutgefäßen und den Nierenkanälchen in beiden Richtungen. Dabei laufen unterschiedliche Vorgänge gleichzeitig ab.

Wasserrückresorption

Man unterscheidet zwei Prozesse, die zu einer Wasserrückresorption aus den Nierenkanälchen in die umgebenden Blutgefäße führen:

■ In den Zellen des proximalen Tubulus der Nierenkanälchen befindet sich eine Natriumpumpe. Sie pumpt Natrium aus dem Tubulus in die umliegenden Blutgefäße. Dadurch entsteht ein osmotisches Druckgefälle (Osmose → Seite 49), was dazu führt, dass das Wasser aus den Nierenkanälchen dem Natrium in den Blutgefäßen passiv folgt. Auf diese Weise werden ca. 80 % des im Primärharn befindlichen Wassers (120 Liter/24Std.) ins Blut rückresorbiert.

■ Ein Hormon aus der Hypophyse namens Adiuretin, besser bekannt als das **Antidiuretische Hormon (ADH),** ermöglicht es, in Zusammenarbeit mit der uns schon vertrauten Henle-Schleife, reines Wasser (ohne gelöste Substanzen) aus dem distalen Tubulus der Nierenkanälchen und den Sammelrohren zurück ins Blut zu resorbieren. Auf diese Weise werden weitere 18–19 % des Primärharns rückresorbiert, so dass letztlich nur 1,5–2 Liter Endharn übrig bleiben und ausgeschieden werden.

Aus dem Primärharn wird nicht nur Wasser entfernt. Lebenswichtige Substanzen werden aus den Nierenkanälchen ins Blut rückresorbiert und harnpflichtige Substanzen aktiv aus dem Blut in das Tubulussystem sezerniert (abgesondert).

Austausch von Stoffen zwischen Nierenkanälchen und Blut

Harnpflichtige Substanzen

Welche harnpflichtigen Substanzen im Primärharn und Endharn enthalten sind und somit letztendlich für die Vergiftung (Urämie) bei niereninsuffizienten Patienten verantwortlich sind, ist weitestgehend unbekannt. Man weiß jedoch, dass harnpflichtige Substanzen wie **Kreatinin** (Abbauprodukt des Muskelstoffwechsels) oder **Harnstoff** (Endprodukt des Eiweißstoffwechsels) sensible Blutparameter für die Vergiftungssituation eines nierenkranken Patienten sind. Kreatinin z. B. ist keine giftige Substanz. An einem langsamen Kreatininanstieg im Blut lässt sich aber die zurückgehende Nierenfunktion ablesen.

Ob bekannt oder unbekannt, der größte Teil der harnpflichtigen Substanzen gelangt durch die unter dem Punkt Primärharnbildung erläuterte Filtration in die Nierenkanälchen. Ein kleinerer Teil, vor allem **Harnsäure**, wird durch Sekretion aus dem Blut in die Nierenkanälchen transportiert. Harnsäure wird später wieder zu fast 90 % ins Blut rückresorbiert. Auch Harnstoff diffundiert teilweise zurück ins Blut. Die noch verbleibenden harnpflichtigen Substanzen werden mit dem Endharn ausgeschieden.

Elektrolyte

Die Elektrolyte Kalium und Natrium sind für die Funktion von Nerven- und Muskelzellen von großer Bedeutung. Ihre Blutkonzentration wird durch fein abgestimmte Prozesse (Resorption und Sekretion) im Tubulussystem gesteuert. Beeinflusst wird dieser Vorgang durch das Hormon **Aldosteron** aus der Nebenniere. Es fördert im Tubulus die Resorption von Natriumionen und die Sekretion von Kalium- und Wasserstoffionen. Die Aldosteronfreisetzung ist von der Natrium- und Kaliumkonzentration im Blut abhängig. Sinkt der Natriumgehalt

im Blut ab, so wird aus Zellen, die sich in der Henle-Scheife befinden (**juxtaglomerulärer Apparat**) ein Molekül namens **Renin** freigesetzt. Renin wiederum wirkt durch Umwandlung von Bluteiweißkörpern (**Angiotensin**) anregend auf die Freisetzung von Aldosteron.

Auch die Konzentration von Calcium im Blut wird, ähnlich wie bei Natrium und Kalium, unter Beteiligung der Niere und unter Kontrolle des hormonalen Systems eingestellt.

Phosphat wird im Glomerulus aktiv filtriert und mit dem Endharn ausgeschieden. **Parathormon,** ein Hormon aus der Nebenschilddrüse, erhöht die Phosphatausscheidung in der Niere.

> **Merke**
> Die kranke Niere eines Dialysepatienten ist in der Regel nicht mehr in der Lage, ausreichende Mengen an Phosphat und Kalium auszuscheiden. Dies hat zur Folge, dass die Blutkonzentration dieser Substanzen über dem Normwert liegt. Erhöhte Kaliumwerte führen zu lebensbedrohlichen Herzrhythmusstörungen, erhöhte Phosphatwerte beeinflussen den Knochenstoffwechsel negativ. Regelmäßige Kaliumkontrollen, vor allem nach dem langen Dialyseintervall, geben dem Patienten, aber auch Ihnen ein sicheres Gefühl im Bezug auf eine hinreichende Senkung des Serumkaliums während der Dialyse. Zur adäquaten Senkung des Phosphatwertes sind lange Dialysezeiten (z. B. 5 Std.) unumgänglich.

Glukose

Glukose gehört zu den wichtigsten Energielieferanten im Stoffwechsel der Zelle. Sie wird im Glomerulus uneingeschränkt filtriert, d. h., die Glukosekonzentration im Primärharn ist genauso hoch wie im Blutplasma. Während die Glukose durch das Tubulussystem fließt, tritt sie vollständig aus dem Primärharn ins Blut über. Bei sehr hohen Glukosekonzentrationen im Blut ($>$ 180 mg/dl) und damit auch im Primärharn, wird die mögliche Rückresorptionsrate aus dem Primärharn ins Blut überschritten. Es kommt zur Glukoseausscheidung im Harn (**Glucosurie**). Dies kann z. B. bei der Zuckerkrankheit (Diabetes mellitus) der Fall sein.

Säure-Basen-Haushalt

Die Resorptions- und Sekretionsvorgänge im Tubulussystem sind an der Einstellung des Säure-Basen-Haushalts (**pH-Wert**) im Blut beteiligt und wirken damit einer Übersäuerung (**Azidose**) bzw. einer Verschiebung des Blut-pH-Werts (Normwert 7,36–7,44) in den basischen Bereich (**Alkalose**) entgegen.

In der Tubuluszelle verbindet sich Kohlendioxid (CO_2) mit Wasser (H_2O) zu Kohlensäure (H_2CO_3), die ihrerseits in **Bikarbonat** (HCO_3, Base) und Wasserstoffionen (H^+, Säure) zerfällt. **Wasserstoffionen** (H^+), also Säure, werden aus dem Tubulussystem mit dem Harn ausgeschieden. Bikarbonat (HCO_3) verbindet sich in der Tubuluszelle mit Natrium zu **Natriumbikarbonat** ($NaHCO_3$), eine Base, die ins Blut übergeht.

Auch die Lunge ist aktiv an der Einstellung des Säure-Basen-Haushalts beteiligt. Im Rahmen einer Azidose (Zunahme der H^+-Ionenkonzentration $\rightarrow$ Übersäuerung) verbinden sich H^+ und HCO_3 zu H_2CO_3, das in CO_2 und H_2O zerfällt. CO_2 (Säure) wird zum Ausgleich der Azidose über die Lunge ausgeschieden.

Der Endharn selbst ist schwach sauer (pH-Wert: 5,5).

> **Merke**
> In der gesunden Niere wird Säure (Wasserstoffionen, H^+) mit dem Harn ausgeschieden und eine Base (Natriumbikarbonat, $NaHCO_3$) ins Blut rückresorbiert.

> Der Dialysepatient ist in der Regel übersäuert, da er keine Wasserstoffionen (H^+, Säure) mehr ausscheidet und zu wenig Natriumbikarbonat ($NaHCO_3$, Base) zum Ausgleich der Übersäuerung ins Blut rückresorbiert. Dieses Ungleichgewicht zwischen Säuren und Basen kann man während der Dialyse leicht ausgleichen. – Aber wie?
>
> Genau, wir stellen die Konzentration von Natriumbikarbonat (Base) in der Dialysierlösung am Dialysegerät höher ein, als sie im Blut des Dialysepatienten ist (z. B. auf 32 mmol/l). Dies hat zur Folge, dass Natriumbikarbonat (Base) aus der Dialysierlösung ins Blut übertritt und die Übersäuerung ausgleicht.

Neben den oben beschriebenen Prozessen beherrscht die Niere noch ein ganz anderes Metier: Sie produziert auch Hormone.

Hormonproduktion

Renin

Renin ist ein Hormon, das in der Niere gebildet wird. Genauer gesagt im **juxtaglomerulären Apparat** (Zellen im aufsteigenden Teil der Henle'schen Schleife). Die Niere reagiert damit auf eine verminderte Nierendurchblutung, mangelnde Flüssigkeit (**Hypovolämie**) im Körper, z. B. bei Erbrechen und Durchfall, oder Natriummangel im Blutserum.

Renin ist ein Bestandteil des so genannten **Renin-Angiotensin-Aldosteron-Systems** (RAA-System). Hauptaufgabe dieses Systems ist es, den Blutdruck und das Flüssigkeitsvolumen im Kreislauf sowie den Natrium- und Kaliumhaushalt auf konstantem Niveau zu halten. Renin spaltet von dem in der Leber gebildeten Angiotensin ein Peptid ab, **das Angiotensin I**, welches wiederum von dem in der Lunge hergestellten Enzym

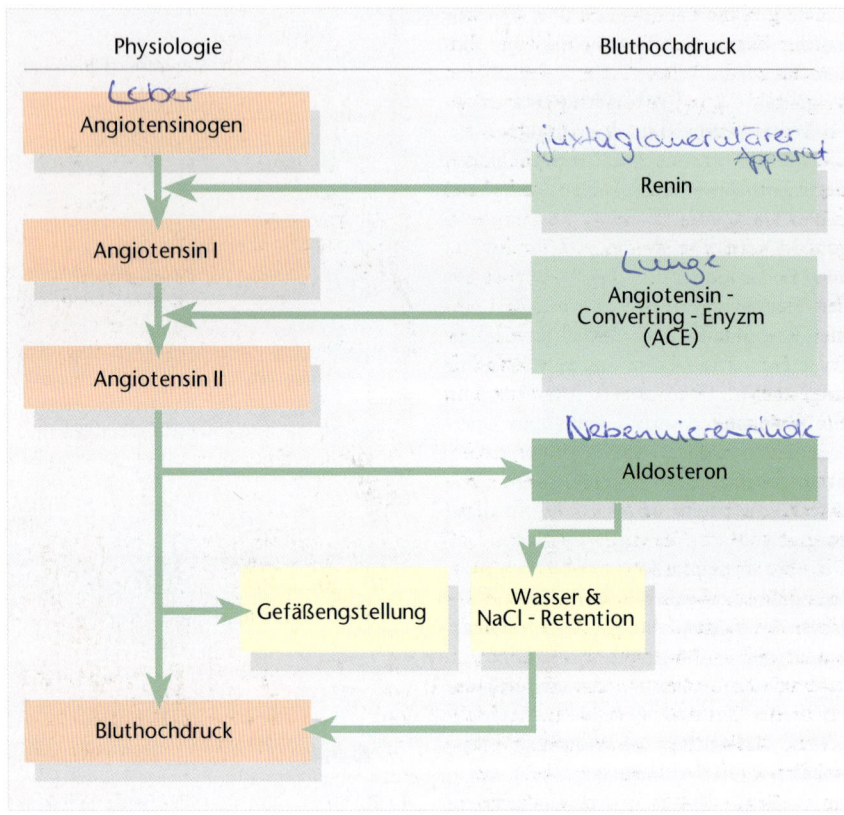

Abb. 2.5: Renin-Angiotensin-Aldosteron-System (RAA-System). [L138]

ACE in **Angiotensin II** verwandelt wird. Angiotensin II bewirkt eine Gefäßverengung (Vasokonstriktion) der Arteriolen im gesamten Herz-Kreislauf-System und führt dadurch zu einer Steigerung des Blutdrucks. Ferner führt es zu einer Freisetzung von **Aldosteron** in der Nebennierenrinde, was wiederum die Resorption von Natrium und die Sekretion von Kalium im Tubulus erhöht.

Mit dieser Information können Sie sich jetzt leicht erklären, auf welche Weise die Medikamentengruppe der **ACE-Hemmer** den Blutdruck senkt.

▪ Erythropoetin

Erythropoetin (EPO) ist ein Hormon, das die Bildung und Reifung der roten Blutkörperchen (**Erythrozyten**) im Knochenmark anregt. Da Erythrozyten beim gesunden Menschen eine Lebensdauer von nur etwa 120 Tagen haben, müssen sie kontinuierlich neu produziert werden. Die wichtigste Aufgabe der roten Blutkörperchen besteht darin, die Atemgase Sauerstoff und Kohlendioxid mithilfe des in ihnen enthaltenen roten Blutfarbstoffs (Hämoglobin) zu transportieren.

Den größten Teil (> 90 %) des Erythro-
poetins bilden die Nieren, ein kleiner Teil
entsteht in der Leber. Die von den Nieren
hergestellte Menge an Erythropoetin hängt
im Wesentlichen vom Sauerstoffgehalt im
Blut ab. Fortgeschrittene Erkrankungen
der Nieren (chronische Niereninsuffizienz)
führen dazu, dass zu wenig Erythropoetin
gebildet wird. Die verminderte Produktion
von Erythropoetin in der Niere hat für
den niereninsuffizienten Patienten fast immer eine Blutarmut (**renale Anämie**) zur
Folge. Seit einigen Jahren steht gentechnisch
hergestelltes Erythropoetin therapeutisch
zur Verfügung.

Leider wird das gentechnisch hergestellte
Erythropoetin nicht nur zu therapeutischen
Zwecken, sondern immer häufiger als Do-
pingsubstanz im Leistungssport eingesetzt.
Der Sportler erspart sich damit ein aufwen-
diges Höhentraining. Der wesentliche Wirk-
faktor des Höhentrainings ist die Hypoxie,
was so viel wie Sauerstoffmangel bedeutet.
In größeren Höhen nimmt die Hypoxie
zu, da der Sauerstoffdruck in der Luft ab-
nimmt. Höhentraining kann im Gebirge
stattfinden oder in so genannten Barokam-
mern, die die Hypoxie durch einen Unterdruck künstlich hervorrufen. Beim Höhentraining reagiert der Körper aufgrund des
Sauerstoffmangels und der damit verbundenen geringeren Sauerstoffsättigung des Blutes mit einer Steigerung der Erythropoetin-
produktion. Dies hat eine relative Zunahme
der roten Blutkörperchen und somit der
Leistungsfähigkeit zur Folge.

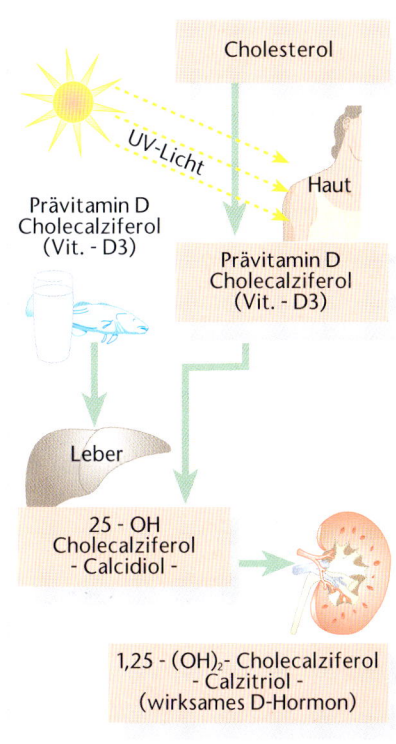

Abb. 2.6: Vitamin-D-Synthese. [L138]

▨ Vitamin D und Parathormon

Vitamin D ist kein Vitamin im eigentlichen
Sinne, sondern in seiner aktiven Form, dem
Vitamin D$_3$ oder **1,25-Cholecalciferol**, ein
Hormon.

Vitamin D wird aus einem Abbauprodukt
des Cholesterins (Cholesterol) unter Einfluss von UV-Licht vom Körper selbst produziert. Schon eine 10- bis 15-minütige Be-
sonnung von Händen, Gesicht und Armen
an mehreren Tagen der Woche reicht bei
jungen Menschen aus, um eine ausreichende
Menge Vitamin D zu synthetisieren. Der
letzte Schritt der Umwandlung von Vitamin
D in die aktive Form (Vitamin D$_3$) findet in
der Niere statt (→ Abb. 2.6). Vitamin D$_3$
fördert unter anderem die Kalziumaufnahme aus der Nahrung.

Die Wirkungen des aktiven Vitamins D
werden zum Teil mit einem Hormon aus
der Nebenschilddrüse, dem **Parathormon**,
gesteuert. Auf einen zu niedrigen Kalziumspiegel im Blut (**Hypokalzämie**) reagieren

die Nebenschilddrüsen mit einer vermehrten Parathormonausschüttung. Das Parathormon stimuliert wiederum die Vitamin-D-Produktion.

Bei Patienten mit zunehmender Einschränkung der Nierenfunktion kann die Niere immer weniger Vitamin D in die aktive Form Vitamin D3 umwandeln. Dies führt zu einer Verringerung der Kalziumaufnahme aus der Nahrung, der Kalziumspiegel im Blut fällt. Auf diese Hypokalzämie reagieren die Nebenschilddrüsen mit einer vermehrten Ausschüttung von Parathormon. Zum Ausgleich des Kalziumspiegels im Blut löst das Parathormon Kalzium aus den Knochen. Dieser Prozess ist eine Ursache für die Entwicklung der **renalen Osteopathie**, einer Langzeitkomplikation bei Dialysepatienten, die unbehandelt zu belastungsabhängigen Knochenschmerzen bis hin zu Knochendeformationen oder Knochenbrüchen führen kann.

Resümee

So viel zur Anatomie und Physiologie der Niere. Zugegeben, die Niere ist schon ein komplexes Organ. Man könnte sie auch als den Workaholic unter den Organen bezeichnen.

⚠ VORSICHT: Prüfung!

1. Wo liegen die Nieren?

2. Aus welchen Bestandteilen setzt sich ein Nephron zusammen?

3. Beschreiben Sie das Prinzip der Primärharnbildung!

4. Neben den Glomeruli gibt es in der Niere ein weiteres Gefäßnetz, beschreiben Sie Lage und Funktion dieses Gefäßnetzes!

5. Welche Vorgänge steuern die Wasserrückresorption aus dem Primärharn?

6. Wie beeinflussen die Nieren das Säure-Basen-Gleichgewicht im Blut?

7. Wann schüttet die Niere das Hormon Renin aus und was bewirkt dies?

(→ ■ auf www.pflegeheute.de)

3 Ursachen der chronischen Niereninsuffizienz

An dieser Stelle kommen wir nicht umhin, Ihnen einen Crashkurs zum Thema „Kurznephrologie für Einsteiger" zuzumuten. Lassen Sie sich jedoch nicht abschrecken. Wir haben uns bemüht, alles Wissenswerte rund um die Ursachen der Niereninsuffizienz in kompakter und verständlicher Form aufzubereiten. Ob dies gelungen ist, können Sie erst am Ende des Kapitels beurteilen. Also, nur zu.

Der Funktionsverlust der Niere wird auch als Niereninsuffizienz bezeichnet. Der Begriff „Insuffizienz" kommt aus dem Lateinischen und bedeutet unzureichend, ungenügend. Unter chronischer Niereninsuffizienz oder chronischem Nierenversagen versteht man eine nicht mehr rückgängig zu machende (irreversible) Einschränkung der Nierenfunktion. Das bedeutet, die Nieren können ihrer wesentlichen Aufgabe, Flüssigkeit und Giftstoffe aus dem Körper zu entfernen, nicht mehr in ausreichendem Maße nachkommen. Einer von 10 000 Westeuropäern leidet unter chronischem Nierenversagen, in den USA betrifft diese Erkrankung sogar sechs von 10 000 Einwohnern. Die häufigste Ursache eines chronischen Nierenversagens ist Diabetes mellitus, gefolgt von Nierenentzündungen, Bluthochdruck und chronischer Schmerzmitteleinnahme.

3.1 Stadien und Symptome der Niereninsuffizienz

Die Niereninsuffizienz wird nach ihrem Schweregrad in fünf Stadien eingeteilt. Je höher das Stadium, umso fortgeschrittener ist die Erkrankung.

Das formale Hauptkriterium für diese Einteilung ist ein Laborwert, die so genannte **glomeruläre Filtrationsrate (GFR).** Über die Bestimmung der GFR im Urin lässt sich eine Nierenschädigung am frühesten erkennen.

Der Normalwert der GFR für Kreatinin (Creatinin-Clearance) liegt bei 95 bis 110 ml pro Minute. Das heißt, eine gesunde Niere reinigt pro Minute mindestens 95 ml Blut von Kreatinin und scheidet es über den Urin aus. Erst wenn dieser Wert um mehr als 50 Prozent unterschritten wird, steigt auch der Kreatininwert im Blut. Daraus wird deutlich, dass der Kreatininwert nur bedingt zur Beurteilung der Nierenleistung herangezogen werden kann.

Stadium 1: GFR größer 90 ml/min

In diesem Stadium arbeiten die Nieren noch normal. Die Blutwerte der harnpflichtigen Substanzen sind zu diesem Zeitpunkt im Normbereich. Ein Indiz für eine Nierenschädigung im Frühstadium ist ein möglicherweise bereits nachweisbarer Eiweißverlust im Urin. Da die Patienten keinerlei Symptome aufweisen, wird die Diagnose Niereninsuffizienz meist zufällig gestellt, z. B. durch eine Routine-Urinkontrolle, möglicherweise im Rahmen der Abklärung eines Bluthochdrucks.

Stadium 2:
GFR zwischen 60 und 89 ml/min

Auch im Stadium 2 sind die Blutwerte der harnpflichtigen Substanzen weiterhin im Normbereich. Die Nieren funktionieren oberflächlich betrachtet tadellos. Ein erfahrener Nephrologe weiß jedoch, dass jetzt höchste Zeit ist, den Patienten sehr sorgfältig und engmaschig zu untersuchen und zu therapieren. Bluthochdruck und Diabetes gehören zu den Erkrankungen, die besonders häufig zu einer Nierenschädigung führen. Liegt eine solche Erkrankung vor, muss sie zwingend optimal behandelt werden. Nur so lässt sich ein Fortschreiten der Nierenschädigung wirkungsvoll verhindern.

Oberstes Ziel ist es, die chronische Niereninsuffizienz solange wie möglich in diesem Stadium zu halten. Bei sorgfältiger Therapie kann man dieses Stadium über Jahre hinweg stabil halten.

Stadium 3:
GFR zwischen 30 und 59 ml/min

Die Nierenschädigung ist nun so weit fortgeschritten, dass auch im Blut erhöhte Kreatinin- und Harnstoffwerte nachzuweisen sind. Spätestens jetzt stellen sich bei den Betroffenen Beschwerden ein wie Bluthochdruck (Hypertonie), Leistungsminderungen und rasche Ermüdung. Die Patienten können diese Symptome oft nur schwer zuordnen, denn sie lassen zunächst keinen Rückschluss auf das Organ Niere zu.

In Stadium 3 steigt auch das Risiko von Herz-Kreislauf-Erkrankungen deutlich an. Medikamente, die normalerweise über die Nieren wieder ausgeschieden werden, müssen jetzt in ihrer Dosis reduziert werden, damit sie keine Nebenwirkungen verursachen.

Stadium 4:
GFR zwischen 15 und 29 ml/min

In diesem Stadium nehmen die Beschwerden deutlich zu – dazu zählen unter anderem Appetitlosigkeit, Erbrechen, Übelkeit, Nervenschmerzen, Juckreiz und Knochenschmerzen. Aufgrund der mangelnden Ausscheidung von Salzen und Wasser kommt es zu Wassereinlagerungen, den so genannten Ödemen. Die mangelhafte Ausscheidung der Giftstoffe zieht jetzt den gesamten Organismus in Mitleidenschaft.

Lange Zeit machte man dafür nur einen Grund verantwortlich: das ständige Ansteigen der harnpflichtigen Substanzen im Blut. In Studien zeigte sich aber, dass die Menge dieser Stoffe im Blut und die Schwere der Symptome nur bedingt miteinander in Beziehung stehen. Die Niere ist eben mehr als ein Filter – sie hat Einfluss auf viele Körperfunktionen, z. B. den Blutdruck, die Vitamin-D-Bildung und die Bildung roter Blutkörperchen (Erythropoetin). Wenn die Nierenfunktion zunehmend eingeschränkt ist, gerät der gesamte Organismus aus dem Takt – es kommt nicht „nur" zu einer Vergiftung, sondern unter anderem auch zu einem Mangel von lebenswichtigen Hormonen und Signalstoffen.

Spätestens in diesem Stadium muss ein Nephrologe mit in die Behandlung einbezogen werden. Durch eine sensible Dosierung der richtigen Medikamente, einer Vermeidung potenziell schädigender Medikamente und einer speziellen Diät kann auch dieses Stadium oft noch einmal vorübergehend in die vorhergehende Phase zurückgeführt oder zumindest das Fortschreiten verlangsamt werden. Nicht zu unterschätzen ist die disziplinierte Mitarbeit des betroffenen Patienten, z. B. was die korrekte und pünktliche Medikamenteneinnahme betrifft oder das Einhalten seiner Diät.

Stadium 5:
GFR unter 15 ml/min

In Stadium 5 fallen die Nieren vollständig aus, man spricht deshalb auch von einer terminalen Niereninsuffizienz. Spätestens jetzt muss mit den einleitenden Maßnahmen für eine geeignete Nierenersatztherapie (Dialyse) begonnen werden. Die Dialyse kann die Funktion der Niere nur sehr bedingt ersetzen. Trotz Dialyse bleiben die Blutwerte der harnpflichtigen Substanzen erhöht. Ohne Dialyse würden die Patienten jedoch nicht überleben.

Der insbesondere am Anfang stumme Verlauf von Nierenerkrankungen erschwert häufig eine rechtzeitige Diagnose und verzögert die daraus resultierende Therapie. Der Routinecheck beim Hausarzt erfasst nicht zwingend eine schon fortgeschrittene Erkrankung der Niere.

> **Merke**
> Der Serum-Kreatininwert ist kein verlässlicher Parameter zur Überprüfung der Nierenfunktion. Nur über die Bestimmung der GFR im Urin lässt sich eine Nierenschädigung rechtzeitig erkennen.

Nachdem wir uns den einzelnen Stadien der Niereninsuffizienz gewidmet haben, richten wir unseren Fokus in den nächsten Abschnitten auf die dahinterstehenden Nierenerkrankungen.

3.2 Nierenerkrankungen

In den folgenden Abschnitten werden mögliche Ursachen beschrieben, die einer chronischen Niereninsuffizienz zugrunde liegen können.

Diabetische Nephropathie

In Deutschland sind fast 60 000 Patienten dialysepflichtig. Über 30 % davon haben Diabetes (rund 70 % Typ 1, 30 % Typ 2). Typ-1-Diabetiker sowie Typ-2-Diabetiker, deren Erkrankung sich schon im mittleren Erwachsenenalter manifestiert hat, haben ein Risiko von ca. 30 %, terminal niereninsuffizient zu werden.

Unter einer diabetischen Nephropathie versteht man Veränderungen an den Nieren, die als Folgeerkrankung nach jahrelangem Diabetes entstehen. Die diabetische Nephropathie ist kein klar definiertes Krankheitsbild, sondern die Summe unterschiedlichster Veränderungen, die als Folge der diabetischen Stoffwechsellage in den Nieren entstehen können. Sowohl eine mangelnde Durchblutung der Nieren als auch Veränderungen des Nephrons bedingen eine diabetische Nephropathie. Die Basalmembran wird dicker, die Glomeruli hyalinisieren (das heißt, deren Gewebe wird so umgewandelt, dass die Eiweißkörper glasartig durchscheinen) und werden permeabel für Eiweiß. Zunächst kommt es nur zu einer sehr geringen Albuminausscheidung (**Mikroalbuminurie**), im Verlauf kann sich diese aber zu einer **Makroproteinurie** steigern. In einem ausgeprägten Stadium findet sich häufig das Vollbild eines **Kimmelstiel-Wilson-Syndroms** mit Hypoproteinämie (häufig nephrotisches Syndrom), Ödemen, Hypertonie und diabetischer Retinopathie.

Nicht alle Diabetiker sind gleich suszeptibel (empfänglich, empfindlich) für die Entwicklung einer diabetischen Nephropathie. Eine genetische Prädisposition (Veranlagung) fördert die Entwicklung offenbar entscheidend. Dafür wird eine Veränderung auf Chromosom 18 mit einer dominanten Merkmalsübertragung verantwortlich gemacht.

Das Fortschreiten einer diabetischen Nephropathie kann nur verzögert, aber nicht vollständig aufgehalten werden. Beim Nachweis einer Mikroalbuminurie sind therapeutische Konsequenzen wie Blutzucker- und Blutdruckoptimierung, Nikotinverzicht und ausreichende Bewegung (Sport) zwingend erforderlich. Im Mittelpunkt steht das Erreichen eines optimalen Blutdruckwertes (< 130/85 mmHg). Dazu muss u. U. ein Antihypertensivum verordnet werden, das den systemischen und intraglomerulären Blutdruck beeinflusst, also z. B. ein ACE-Hemmer oder Sartane.

Sonographisch ist die diabetische Nephropathie meist durch große Nieren gekennzeichnet. Viele andere Nierenerkrankungen führen dagegen zu Schrumpfnieren.

Glomerulonephritis

In Zusammenhang mit glomerulären Erkrankungen fallen häufig die Begriffe **nephrotisches** und **nephritisches Syndrom**. Sie fassen häufig vorkommende klinische Kriterien sowie Laborparameter in Blut und Urin zusammen, die immer wieder bei den Verlaufsformen glomerulärer Erkrankungen zu beobachten sind. Damit werden keine Erkrankungen im engeren Sinne bezeichnet, denn beiden Syndromen können verschiedene glomeruläre Nierenerkrankungen zugrunde liegen.

Die Glomerulonephritis ist eine entzündliche Nierenerkrankung, die diffus oder herdförmig an den Nierenkörperchen (Glomeruli) abläuft. Sie führt dort zu einer Schädigung der Filtermembran, so dass Proteine und Erythrozyten die glomeruläre Gefäßmembran passieren können und somit im Urin nachweisbar sind.

Eine Glomerulonephritis kann kurz und heftig (**akute Glomerulonephritis**), rasch fortschreitend (**rapid progressive Glomerulonephritis**) oder langsam bzw. schleichend (**chronische Glomerulonephritis**) verlaufen und ist nach der Pyelonephritis (Nierenbeckenentzündung) die zweithäufigste Ursache der chronischen Niereninsuffizienz.

Die Vorgänge im Einzelnen sind bei den meisten Glomerulonephritiden nicht ge-

Merkmale des nephrotischen und nephritischen Syndroms	
Nephrotisches Syndrom	**Nephritisches Syndrom**
■ Proteinurie – Ausscheidung von Proteinen (Eiweißen) mit dem Urin über 3 g in 24 Stunden	■ Hämaturie – Ausscheidung von Erythrozyten mit dem Urin
■ Ödeme an den Extremitäten, die häufig stark ausgeprägt sind. Die Ödeme entstehen auch durch einen verminderten kolloidosmotischen Druck in den kleinen Gefäßen	■ Zylindrurie – Auftreten von Harnzylindern (im Harnsediment vorkommende walzenförmige Ausgüsse der unteren Abschnitte der Nierenkanälchen) im Blut
■ Hypoproteinämie – Verminderung des Proteingehalts im Blutserum	■ Vermehrte Ansammlung von Salz und Wasser im Körper
■ Hyperlipoproteinämie – durch eine verstärkte Herstellung von Cholesterin in der Leber kommt es zu einer Erhöhung von VLDL und LDL und später auch von Triglyceriden	■ Ödeme, insbesondere Lidödeme, durch Überwässerung
	■ Arterieller Bluthochdruck
	■ Evtl. Oligurie oder Anurie (wenig oder kein Urin) verbunden mit einem Lungenödem (Flüssigkeitsstau in der Lunge)

klärt, bekannt sind jedoch verschiedene zugrunde liegende Mechanismen, bei denen stets das Immunsystem beteiligt ist. Wir stellen Ihnen im Folgenden die wichtigsten Ursachen für eine Glomerulonephritis vor:

- Eine wichtige Waffe des Immunsystems gegen Krankheitserreger sind erregerspezifische Antikörper, die gegen Antigene auf der Oberfläche der Krankheitserreger gerichtet sind. Im Blut zirkulierende Komplexe aus Antigenen und Antikörpern nennt man Immunkomplexe. Derartige Immunkomplexe lassen sich im Nierengewebe von Patienten mit Glomerulonephritis häufig nachweisen. Sie sind in der Lage, an den Glomeruli entzündliche Gewebeveränderungen hervorzurufen. Ein Beispiel für eine durch Immunkomplexe ausgelöste Glomerulonephritis ist die **Poststreptokokkenglomerulonephritis,** die einige Zeit nach einer Halsentzündung mit Streptokokken zu einer Nierenentzündung mit nephritischem Syndrom führt.
- Glomerulonephritiden werden häufig bei Systemerkrankungen wie dem systemischen Lupus erythematodes oder Vaskulitiden wie Morbus Wegener nachgewiesen. Diese Erkrankungen sind allgemein durch eine Überaktivität und Fehlsteuerung des Immunsystems gekennzeichnet. Diese Fehlsteuerung führt zu einem Angriff des Immunsystems auf körpereigene Strukturen. Man spricht daher von **Autoimmunerkrankungen.** Sie manifestieren sich an zahlreichen Organen, typisch ist der Befall von Gelenken und der Haut. Eine Nierenbeteiligung in Form einer Glomerulonephritis ist häufig ein Zeichen erhöhter Krankheitsaktivität und führt nicht selten zum terminalen Nierenversagen.
- Seltener (ca. 5 %) wird eine Glomerulonephritis durch Autoantikörper verursacht, die der Körper speziell gegen die Basalmembran des Glomerulus produziert. Zu

diesen Erkrankungen gehört die **Anti-Basalmembran-Antikörper-Nephritis.** Bei der Mehrzahl dieser wenigen Patienten besteht gleichzeitig eine Miterkrankung der Lungen. Diese „pulmorenale Erkrankung" wird als **Goodpasture syndrom** bezeichnet.

Darüber hinaus existiert eine Vielzahl seltener Glomerulonephritiden, die sich im Einzelnen hinsichtlich des Verlaufs, der mikroskopisch sichtbaren Veränderungen, der Therapie und der Prognose unterscheiden.

> **Merke**
> Der Begriff **Glomerulonephritis** bezeichnet eine ganze Reihe verschiedener Nierenerkrankungen. Allen gemeinsam sind der Ort des Krankheitsgeschehens, die Glomeruli (Nierenkörperchen), und eine Beteiligung des Immunsystems.
> Es kann sich dabei um Entzündungen handeln, die nur an den Nierengefäßen (Gefäßknäuel) ablaufen. Diese werden meist durch Ablagerung von Immunkomplexen hervorgerufen. Glomerulonephritiden können aber auch durch eine Nierenbeteiligung bei entzündlichen Gefäßerkrankungen des ganzen Körpers vorkommen (z. B. bei systemischen Lupus erythematodes oder Morbus Wegener). Entscheidend für die Behandlung einer Glomerulonephritis sind Ursache und Verlaufsform.

Glomerulonephritiden machen häufig keine subjektiven Beschwerden. Auftreten können Proteinurie, Hämaturie, Ausscheidung von Harnzylindern, Oligurie, Hypertonie, Ödeme, Nierenschmerzen und evtl. ein nephrotisches Syndrom.

Die Diagnose einer Glomerulonephritis erfolgt primär auf der Basis der Labordiagnostik von Blut und Urin. Eine gesicherte Diagnose ist jedoch nur mittels einer Nierenbiopsie möglich.

Die Therapie ist abhängig vom Typ der Glomerulonephritis. Im Vordergrund steht die Behandlung der Grunderkrankung, daneben werden je nach Bedarf Antihypertonika, Kortikoide oder Immunsuppressiva verordnet.

Interstitielle Nierenerkrankungen

Nierenerkrankungen können im Anfangsstadium sowohl das Bindegewebe (Interstitium) zwischen den Glomeruli und den Tubuli als auch hauptsächlich die Glomeruli betreffen. Diese Einteilung trifft der Pathologe mittels der Untersuchung eines Nierenbiopsats. In einem fortgeschrittenen Stadium sind sämtliche Strukturen pathologisch verändert.

> **Merke**
> Erkrankungen, die primär das Nierenbindegewebe betreffen, nennt man interstitielle Nierenerkrankungen.

Interstitielle Nierenerkrankung (interstitielle Nephritiden) können akut auftreten und zu einer raschen Nierenfunktionsverschlechterung führen, aber auch einen chronischen Verlauf nehmen.

Die **akute interstitielle Nephritis** führt zu einer plötzlichen Entzündung des Bindegewebes in der Niere und meist auch zu einer akuten Nierenfunktionseinschränkung. Diese Verlaufsform ist entweder medikamentös-toxisch (durch Antibiotika, Diuretika), infektiös (durch systemische Infektionen, Pyelonephritis) oder immunologisch (durch systemischen Lupus erythematodes) bedingt. Insbesondere die beiden ersten Gruppen sind klinisch bedeutsam. Die akute interstitielle Nephritis kann von Hautausschlägen, Fieber und Gelenkbeschwerden begleitet sein. Das klinische Spektrum reicht von leichten Funktionseinschränkungen der Niere bis hin zur dialysepflichtigen Niereninsuffizienz. Therapeutisch steht die Vermeidung und Behandlung der auslösenden Ursache im Vordergrund. Ferner können Kortikoide eingesetzt werden.

Unter dem Begriff **chronische interstitielle Nephritis** werden chronische Entzündungen des Interstitiums der Niere unterschiedlichster Ursache zusammengefasst.

Eine wichtige Rolle unter den chronisch interstitiellen Nierenerkrankungen spielt die **Analgetikanephropathie,** die in der Vergangenheit meist durch das Schmerzmittel Phenacetin in kumulativen Dosen von 1–3 kg hervorgerufen wurde. Phenacetin war früher Bestandteil zahlreicher Mischanalgetika, inzwischen ist die Substanz vom Markt verschwunden. Doch auch die noch zugelassenen Analgetika und nicht steroidalen Entzündungshemmer (Antiphlogistika), wie das sehr gebräuchliche Diclofenac, besitzen ebenfalls ein nierentoxisches Potenzial. Sie sollten mit Vorsicht eingenommen werden, vor allem wenn die Nieren bereits durch andere Erkrankungen vorgeschädigt sind. Man vermutet, dass die Abbauprodukte der Analgetika sich im Nierenmark anreichern und dort zu lokalen Minderdurchblutungen, Sauerstoffunterversorgung und sukzessive zum Absterben des Gewebes führen.

Eine **Pyelonephritis** (Nierenbeckenentzündung) kann ebenfalls zu einer chronisch interstitiellen Nephritis führen. Sie tritt bei beiden Geschlechtern und in jeder Altersklasse auf, häufiger aber bei Mädchen und Frauen. Im höheren Alter wiederum sind vermehrt Männer betroffen – Ursache ist dann meist eine vergrößerte Prostata (Vorsteherdrüse), die den Harnabfluss behindert. Die Pyelonephritis nimmt entweder einen akuten oder chronischen Verlauf.

Die **akute Pyelonephritis** tritt meist einseitig auf. Sie entwickelt sich üblicherweise aus einer aufsteigenden Harnwegsinfektion.

Bakterien wandern über einen Harnleiter von der Blase aufwärts in die Niere und vermehren sich dort. In 80 Prozent der Fälle sind E.-coli-Bakterien, normalerweise harmlose Bewohner des menschlichen Darms, die Erreger. Symptome sind schmerzhaftes und häufiges Wasserlassen, hohes Fieber (bis 40 °C), Schüttelfrost, Abgeschlagenheit sowie Rücken- und Flankenschmerzen.

Eine **chronische Pyelonephritis** kann dagegen lange Zeit symptomlos bleiben. Somit besteht die Gefahr, dass sie nicht früh genug erkannt und behandelt wird. Nicht rechtzeitig behandelte Nierenbeckenentzündungen schädigen die Nieren unter Umständen so weit, dass es zu einem vollständigen Nierenversagen (terminale Niereninsuffizienz) kommt und eine Nierenersatztherapie notwendig wird.

Die Pyelonephritis ist ein Beispiel, wie wichtig die Zusammenarbeit zwischen Urologen und Nephrologen ist. Bei wiederholt auftretenden Nierenbeckenentzündungen sollte unbedingt auch ein Urologe zurate gezogen werden, um möglichen Harnabflussstörungen auf die Spur zu kommen. Diagnostiziert wird eine Pyelonephritis durch den Nachweis zahlreicher weißer Blutkörperchen (Leukozyten) sowie von Bakterien im Urin.

Sowohl die akute als auch die chronische Pyelonephritis wird mit Antibiotika behandelt. Jede Nierenbeckenentzündung muss sehr sorgfältig austherapiert und kontrolliert werden, um Rezidive zu vermeiden. Liegen Engstellen der ableitenden Harnwege vor, sollten diese beseitigt werden.

Die direkte Nachbarschaft des Nierenbindegewebes zum Tubulussystem führt bei interstitiellen Nierenerkrankungen neben der akuten oder chronischen Nierenfunktionsverschlechterung auch zu Störungen der Transporteigenschaften der Tubuli. Diese Störungen werden unter dem Begriff **tubuläre Syndrome** zusammengefasst. Tu-buläre Syndrome äußern sich in einer gestörten Rückresorption von Elektrolyten, Puffersubstanzen, Aminosäuren und Glukose. Bedeutende tubuläre Syndrome sind der **nephrogene Diabetes insipidus** die **renale tubuläre Azidose.** Der nephrogene Diabetes insipidus ist eine Erkrankung des distalen Tubulus, bei der das antidiuretische Hormon (ADH → Kap. 2.4) die Wasserrückresorption aus dem Primärharn nicht mehr steuern kann. Dies führt zu einer enormen Produktion eines gering konzentrierten Urins (Polyurie) und dem daraus resultierenden Wasserverlust. Bei der renalen tubulären Azidose unterscheidet man eine distale und eine proximale Form. Die distale Form zeichnet sich durch eine Störung der aktiven Säuresekretion in das Tubulussystem aus. Bei der proximalen Form entsteht die Azidose durch eine ungenügende tubuläre Rückresorption von Bikarbonat. Dies wiederum ist häufig ein Symptom des **Fanconi-Syndroms**, bei dem neben der Übersäuerung (Azidose) weitere tubuläre Transportprozesse gestört sind. Dabei kommt es zu einer erhöhten Ausscheidung von Aminosäuren, Glukose und Phosphat. Das Fanconi-Syndrom ist häufig ein Indikator für eine Nierenschädigung durch Schwermetalle, z. B. bei starker Bleibelastung.

Hypertone vaskuläre Nephropathie

Eine Nierenschädigung kann auch die Folge von Bluthochdruck (arterieller Hypertonie) sein. Eine arterielle Hypertonie liegt vor, wenn bei mindestens zwei Gelegenheitsblutdruckmessungen an zwei unterschiedlichen Tagen Blutdruckwerte von ≥ 140 mmHg systolisch und/oder ≥ 90 mmHg diastolisch ergeben. Diese Definition bezieht sich auf manuelle Messungen im klinischen Umfeld, die durch einen Arzt oder geschultes medizinisches Personal durchgeführt werden.

Eine langjährig bestehende und unzureichend behandelte arterielle Hypertonie führt häufig durch eine arteriosklerotische Schädigung der kleinen (glomerulären) Gefäße zu chronischem Nierenversagen.

Ein schlecht eingestellter Bluthochdruck erhöht zudem das Risiko einer vorzeitigen Arteriosklerose der großen Gefäße. Es kommt unter anderem zu arteriosklerotischen Verengungen der Nierenarterien, so genannten **Nierenarterienstenosen**. Wenn diese Verengungen beidseits auftreten, kann letztendlich eine chronische Niereninsuffizienz die Folge sein. Eine einseitige Nierenarterienstenose aktiviert das Renin-Angiotensin-System ($\rightarrow$ 11) und unterstützt somit einen schon bestehenden Hypertonus. Zeichen der Nierenschädigung durch Bluthochdruck ist nicht nur die Funktionsverschlechterung der Niere mit Abfall der glomerulären Filtrationsrate, sondern vor allem die **Mikroalbuminurie**, die einer Nierenfunktionseinschränkung lange vorausgehen kann. Die Mikroalbuminurie wird heute als Marker einer hypertensiv bedingten Gefäßschädigung an allen Endorganen gesehen.

Erbliche Nierenerkrankungen

▨ Erbliche Zystennieren

In Mitteleuropa sind Zystennieren die bedeutendsten unter den erblichen Nierenerkrankungen, die zum chronischen Nierenversagen führen. Sie sind klar zu unterscheiden von einzelnen oder mehreren Nierenzysten, die ein- oder beidseitig auftreten, meist harmlos sind, keine Beschwerden machen und oft nur zufällig im Ultraschall entdeckt werden.

Bei den erblichen Zystennieren werden verschiedene Formen unterschieden. Am häufigsten ist die **autosomal dominant vererbte polyzystische Nephropathie**, die

durch eine Mutation auf dem Chromosom 16 verursacht wird. Die Wahrscheinlichkeit der Weitervererbung liegt bei 50 %.

Normalerweise bilden sich die Zysten zwischen dem 30. und 50. Lebensjahr. Sie durchsetzen beide Nieren und verdrängen das funktionsfähige Nierengewebe. Die Bowman-Kapsel und die tubulären Strukturen weiten sich allmählich und werden zu Zysten, die mit einer urinähnlichen Flüssigkeit gefüllt sind. Die Betroffenen leiden schon frühzeitig unter einer schweren Hypertonie. Entwickeln sich sehr große Zysten, füllen die Nieren einen großen Teil des Bauchraums aus und sind von außen gut zu tasten.

Durch aufsteigende Harnwegsinfekte können sich Zysten infizieren. Ferner sind sie durch stumpfe Verletzungen von außen rupturgefährdet. Häufig treten Zysten auch in der Leber und der Bauchspeicheldrüse

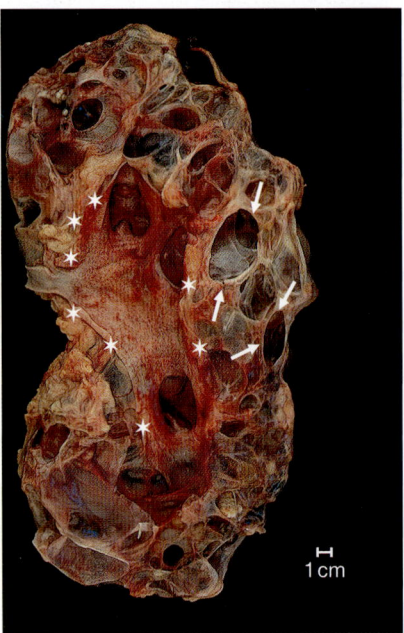

Abb. 3.1: Zystenniere. [R175]

auf, darüber hinaus findet man häufiger pathologische Aufweitungen von arteriellen Gefäßen (Aneurysmen).

Das Voranschreiten einer polyzystischen Nierenerkrankung lässt sich therapeutisch nicht beeinflussen. Im Fokus der Therapie stehen die Vermeidung von Harnwegsinfekten und eine möglichst gute Senkung des Bluthochdrucks. Eine polyzystische Nephropathie ist bei ca. 10 % aller dialysepflichtigen Patienten in Europa die Ursache des Nierenversagens. Bei 50 % der Betroffenen führt sie vor dem 60. Lebensjahr zur terminalen Niereninsuffizienz und damit zur Dialysepflicht. Ist eine Transplantation geplant, muss bei großen, raumfordernden Zysten häufig eine Niere entfernt werden.

■ Alport-Syndrom

Das Alport-Syndrom ist eine erbliche Nierenerkrankung, bei der eine qualitative Störung der Kollagensynthese vorliegt. Die x-chromosomal vererbte Erkrankung beeinträchtigt nicht nur die Nieren, sondern auch Ohren und Augen.

An den Nieren kommt es auf Grund einer Schädigung der glomerulären Basalmembran zu einer mikroskopischen Hämaturie sowie einer Proteinurie. Darüber hinaus leiden viele Patienten an einer Innenohrschwerhörigkeit. Die Augen sind seltener betroffen.

Der Verlauf ist bei Männern in der Regel schwerer als bei Frauen, die terminale Niereninsuffizienz tritt um das 25. Lebensjahr ein.

Eine kausale (ursächliche) Therapie steht bisher nicht zur Verfügung. Viel versprechende Studienergebnisse deuten darauf hin, dass eine vorbeugende Therapie mit ACE-Hemmern den Verlauf der Nierenerkrankung um mehrere Jahre oder gar Jahrzehnte hinauszögern kann.

Nierentumore

Die Mehrzahl der bösartigen Nierentumoren sind so genannte **Nierenzellkarzinome**, die in den Industriestaaten innerhalb der letzten 20 Jahre an Häufigkeit deutlich zugenommen haben. Männer sind ungefähr doppelt so häufig betroffen wie Frauen. Die Ursache dieser geschlechtsspezifischen Verteilung ist ungeklärt. Als Risikofaktoren für die Entwicklung eines bösartigen Nierentumors gelten das Rauchen, das Übergewicht bei Frauen sowie der regelmäßige und enorme Verbrauch von Schmerzmitteln und ausscheidungsfördernden Medikamenten (Diuretika). Die wachsende Zahl der Nierenzellkarzinome, insbesondere in den Industriestaaten, hängt möglicherweise mit einer steigenden Belastung des Organismus mit Schwermetallen wie Kadmium und Blei zusammen. Neben diesen äußeren Risikofaktoren wurden zahlreiche Veränderungen des Erbguts identifiziert, die zu einer

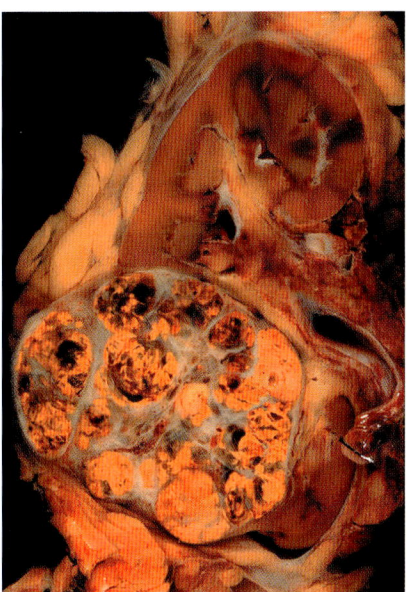

Abb. 3.2: Nierenzellkarzinom. [O439]

frühen Tumorentwicklung beitragen. Eine Untersuchung der genetischen Disposition empfiehlt sich insbesondere in Familien, bei denen mehr als ein Mitglied an einem bösartigen Nierentumor erkrankt ist, oder bei Patienten, die in beiden Nieren bösartige Tumoren entwickeln.

Das Nierenzellkarzinom bleibt im Frühstadium der Erkrankung völlig symptomlos. Es wird meist zufällig im Rahmen von Ultraschalluntersuchungen des Bauchraums entdeckt. Symptome eines Nierentumors im fortgeschrittenen Stadium sind in erster Linie Flankenschmerzen sowie die sichtbare Beimengung von Blut im Urin (Makrohämaturie).

Mithilfe der Ultraschalluntersuchung kann lediglich diagnostiziert werden, ob ein raumfordernder Prozess vorliegt, nicht aber ob es sich um einen gutartigen oder bösartigen Nierentumor handelt. Die weitere Differenzierung erfolgt in der Regel durch die Computertomographie des Bauchraums.

Die Behandlung der Wahl besteht in der operativen Entfernung der tumortragenden Niere. Bei sehr kleinen Nierentumoren und gesunder Gegenniere kann auch ein organerhaltendes Vorgehen gewählt werden. Bei Patienten, die nur noch eine Niere besitzen, wird versucht, den Tumor unter Erhaltung der Niere zu entfernen.

Die Heilungsraten des Nierenzellkarzinoms werden stark vom Tumorstadium und dem Vorliegen von Lymphknoten- oder Fernmetastasen bestimmt. Bei kleinen, organbegrenzten Nierentumoren ist von einer Heilungsrate von ca. 95 % der Patienten auszugehen. Auch bei großen, aber noch auf das Organ Niere begrenzten Tumoren kann mit einer günstigen Heilungsrate von 85–90 % gerechnet werden. Sind Lymphknoten oder andere Organe befallen, so sinken die Heilungsraten ohne zusätzliche Therapie auf 20 %.

■ Nephroblastom (Wilms-Tumor)

Das Nephroblastom ist häufigster Tumor im Kindesalter mit Häufigkeitsgipfel im Lebensalter zwischen 11 und 24 Monaten. Es ist nach dem Chirurgen Wilms benannt. Symptomatisch für den häufig zufällig entdeckten Tumor sind Allgemeinsymptome wie Appetitlosigkeit, Erbrechen, Müdigkeit sowie Anämie, gelegentlich Hämaturie, der auffallende Flankentumor sowie in 60 % der Fälle eine Hypertonie. Der solide oder zystische Nierentumor wird sonographisch entdeckt und mittels i. v.-Pyelogramm und/oder Computertomographie gesichert. Insbesondere die lokale Infiltration umliegender Organe und die Tumoraussaat über die Nierenvenen sind gefürchtete Komplikationen. Die Therapie besteht in einer operativen Entfernung, unter Umständen mit präoperativer Chemotherapie und postoperativer Nachbestrahlung. Je nach Tumorstadium und Ausdehnung überleben nach zwei Jahren 50–95 % der Kinder.

Akutes Nierenversagen

> **Merke**
> Das akute Nierenversagen (ANV) ist eine Form der Niereninsuffizienz, die sich durch eine schnelle Abnahme der Nierenfunktion auszeichnet und sich wieder zurückbilden kann. Die Dauer eines akuten Nierenversagens schwankt zwischen einigen Stunden und mehreren Wochen.

Klinisch unterteilt man das akute Nierenversagen in **ein oligurisches ANV** (Harnmenge < 400 ml/d) und in ein **nicht-oligurisches ANV** (Harnmenge normal). Die Prognose ist für die nicht-oligurische Form wesentlich besser. Pathophysiologisch unterscheidet man im Fall des akuten Nierenversagens prärenale (70 %), renale (20 %) und postrenale Formen (10 %).

Alle Formen des **prärenal** (vor der Niere) ausgelösten akuten Nierenversagens beruhen auf einer Verminderung des Blut-volumens. Dadurch bedingt kommt es zu ischämisch (durch Minderdurchblutung) bedingte Schädigungen von Nephronen.

Die wichtigsten Ursachen der prärenalen Form sind:

- Massive Blutverluste, z. B. im Rahmen von schweren Verletzungen oder Opera-tionen
- Verbrennungen (Verlust von Plasma-proteinen und Flüssigkeit)
- Flüssigkeitsverluste, z. B. durch Diarrhö
- Perforationen von Hohlorganen mit Flüs-sigkeits- und/oder Blutverlust in Körper-höhlen
- Hypoproteinämie (Eiweißmangel)

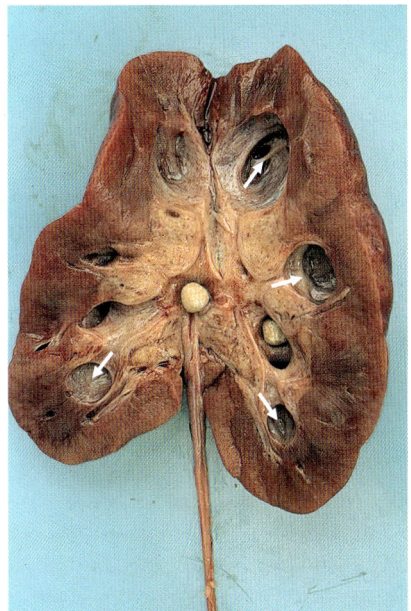

Abb. 3.3: Nierensteine. [R175]

- Herzinsuffizienz
- Sepsis oder septischer Schock
- Hepatorenales Syndrom

Der Organismus versucht im Rahmen der Minderdurchblutung der Niere, durch Aktivierung des Renin-Angiotensin-Aldo-steron-Systems (RAAS → 11), Katechol-amin-Ausschüttung und erhöhte ADH-Aus-schüttung gegenzusteuern. Dies wiederum führt zu einer verminderten Ausscheidung von Wasser und Natrium.

Intrarenal ausgelöste Formen des akuten Nierenversagens zeichnen sich durch eine direkte Schädigung von Nephronen aus. Im Rahmen dieser Schädigung kommt es häufig zu ausgedehnten Tubulusnekrosen, die zur Ablagerung von Zelltrümmern im Tubulussystem führen.

Die Ursachen für die intrarenale Form kön-nen sowohl toxisch, entzündlich als auch in-fektiös sein. Hervorgerufen wird sie häufig durch:

- Medikamente
  - Zytostatika
  - Antibiotika
- Kontrastmittel
- Pflanzengifte, Tiergifte und Chemikalien
- Drogen (im Sinne von Rauschmitteln)
- Hämolyse
- Rhabdomyolyse (akute Degeneration quer gestreifter Muskeln)
- Bence-Jones-Proteinen und Hyperkalz-ämie im Rahmen eines Plasmozytoms
- Glomerulonephritis, z. B. im Rahmen eines Goodpasture-Syndroms
- Infektion mit dem Hantavirus

Postrenale Formen des Nierenversagens ent-stehen durch Obstruktionen (Verstopfun-gen) in den ableitenden Harnwegen, auf-grund derer es zur Anurie und zur Druck-erhöhung oberhalb des Abflusshindernisses kommt. Die Durchblutung der Niere wird gedrosselt.

Mögliche Ursachen für Obstruktionen in den ableitenden Harnwegen sind:

- Urolithiasis (Nierensteine → Abb. 3.3)
- Prostatahypertrophie
- Tumoren der Harn- und Geschlechtsorgane und des Retroperitonealraums
- Stenosen des Ureters und der Urethra
- Andere mechanische Hindernisse

In der Anfangsphase des akuten Nierenversagens bleibt die Niere meist asymptomatisch. Vielmehr steht die Symptomatik der jeweils auslösenden Grunderkrankung im Vordergrund. Wenn sich im Verlauf das Nierenversagen manifestiert, äußert sich dies in einer stetigen Abnahme der glomerulären Filtrationsrate (GFR) und einer daraus resultierenden Erhöhung der Retentionswerte (z. B. Kreatinin). Dieses Stadium des akuten Nierenversagens kann bis zu mehreren Wochen dauern.

Im günstigen Falle folgt eine **polyurische Phase**, die die Wiederherstellung der Nierenfunktion einläutet. Diese ist jedoch mit Tücken behaftet, da durch die massive Ausscheidung von bis zu 10 l Harn pro Tag der Wasser- und Elektrolythaushalt sehr hohen Schwankungen unterworfen ist. Die polyurische Phase besitzt daher eine hohe Mortalität (Sterblichkeit).

Eine kausale Therapie des akuten Nierenversagens bietet sich nur im Fall einer postrenalen Obstruktion an. Hier besteht die Möglichkeit, den Grund für die Obstruktion zu entfernen bzw. zu beheben. Deshalb ist es wichtig, bei einem akuten Nierenversagen Nieren und Harnwege zum Ausschluss eines postrenalen Abflusshindernisses zu sonographieren.

Bei den prärenalen und intrarenalen Formen des akuten Nierenversagens gibt es keine kausale Therapieform. Die Therapie orientiert sich an den Symptomen und Komplikationen, eine zeitweilige Nierenersatztherapie kann erforderlich werden. Nur durch die Behandlung der Ursache kann das akute Nierenversagen therapiert werden.

Resümee

Die der chronischen Niereninsuffizienz zugrunde liegenden Ursachen sind vielfältig und oft sehr heimtückisch. Leider werden auch heute noch viele Erkrankungen erst entdeckt, wenn die terminale Niereninsuffizienz schon vor der Tür steht. Bereits ein leichter Kreatininanstieg im Routine-Laborcheck beim Hausarzt kann ein ernst zu nehmender Hinweis sein, dem zwingend durch eine differenzierte Diagnostik nachgegangen werden muss.

⚠ VORSICHT: Prüfung!

1. Welcher Laborwert ist entscheidend für die Beurteilung der Nierenfunktion?

2. Durch welche Maßnahmen kann das Fortschreiten einer diabetischen Nephropathie verzögert werden?

3. Welche drei Verlaufsformen einer Glomerulonephritis kennen Sie?

4. Welche Strukturen der Niere sind bei interstitiellen Nierenerkrankungen primär betroffen?

5. Ab welchen Blutdruckwerten spricht man von einer arteriellen Hypertonie?

6. Nennen Sie die häufigste erbliche Nierenerkrankung.

7. Wie unterteilt man klinisch das akute Nierenversagen?

(→ ➕ auf www.pflegeheute.de)

4 Folgeerkrankungen der chronischen Niereninsuffizienz

In diesem Kapitel versuchen wir, die komplexen Auswirkungen der chronischen Niereninsuffizienz auf die für den klinischen Alltag relevanten zu reduzieren. Wir stellen besonders die Komplikationen der chronischen Niereninsuffizienz, mit denen Sie im beruflichen Alltag z. B. im Rahmen einer Visite oder bei Fragen Ihrer Patienten häufiger konfrontiert werden, ausführlicher dar.

4.1 Sekundärer Hyperparathyreoidismus

Sie kennen die Aversion mancher Patienten gegen die Einnahme von z. B. 3 × 2 Kalziumkarbonat-Tabletten täglich? Genau, das hat was mit dem sekundären Hyperparathyreoidismus zu tun. Wenn wir das schier unaussprechliche Wort Hyperparathyreoidismus zerlegen und erneut zusammensetzen, erschließt sich uns die Bedeutung: hyper (griech. = übermäßig), para (griech. = neben), thyreoidea (griech. = Schilddrüse) = Überfunktion der Nebenschilddrüse. Es geht also um die Nebenschilddrüse, die wir uns mal kurz näher ansehen:

Normalerweise besitzt jeder Mensch vier Nebenschilddrüsen. Sie liegen an der hinteren Seite der Schilddrüsenlappen. Die Nebenschilddrüsen haben zunächst die Aufgabe, den Kalziumspiegel im Blut zu messen. Hierzu verfügen sie über Sensoren, die so genannten Kalzium-Sensing-Rezeptoren (CaSR). Diese Rezeptoren haben entsprechende Bindungsstellen für Kalzium. Ist der Kalziumspiegel im Blut ausreichend, so besetzen Kalziummoleküle die Bindungsstellen der Rezeptoren. Bei niedrigen Kalzi-

umspiegeln und damit freien Bindungsstellen reagiert die Nebenschilddrüse mit einer gesteigerten Produktion von Parathormon, bei hohen Kalziumkonzentrationen mit einer verminderten Parathormonfreisetzung. Das Parathormon hat u. a. folgende Wirkungen:

- Es stimuliert die Freisetzung von Kalzium und Phosphat aus den Knochen.
- Es regt die Niere an, mehr Kalzium aus dem Primärharn zurückzubehalten.
- Es regt die Niere an, vermehrt Phosphat auszuscheiden.
- Es regt die Niere an, mehr aktives Vitamin D zu bilden. Aktives Vitamin D_3 bewirkt, dass Kalzium aus den Knochen freigesetzt und im Darm vermehrt aufgenommen wird.

Kalzium und Phosphat sind für eine Reihe von Körperfunktionen unentbehrlich. Daher ist es äußerst wichtig, dass der Kalziumphosphathaushalt präzise geregelt wird. Kalzium wird mit der Nahrung aufgenommen und zu 99 % im Skelett gespeichert. Bei ungenügender Zufuhr bzw. bei Kalziummangel stehen dem Körper eine Reihe von Mechanismen zur Verfügung, diesen wieder auszugleichen. Doch dazu kommen wir später. Neben seiner Bedeutung für die Stabilität der Knochen ist Kalzium u. a. für die Blutgerinnung, die normale Erregbarkeit von Nerven und Muskelgewebe sowie für die Muskelkontraktion von Bedeutung. Phosphat ist in vielen Zellbestandteilen, z. B. in Zellmembranen und im Erbgut, enthalten und dient als Energieträger. Ähnlich wie bei Kalzium liegt auch bei Phosphat der Großteil, nämlich ca. 80 % des Gesamtkörperbestands, im Knochengewebe gespeichert vor. Der Rest verteilt sich in Weichteilgeweben und im Blut.

Bevor wir die Veränderung der Kalzium-Phosphat-Regulation in Folge einer chronischen Niereninsuffizienz näher betrachten, schauen wir uns zunächst den Kalzium- und Phosphathaushalt eines gesunden Menschen an. Dieser funktioniert folgendermaßen: Sinkt der Kalziumgehalt im Blut stark ab, so schüttet die Nebenschilddrüse verstärkt Parathormon aus. Das Parathormon regt die Niere an, mehr Phosphat auszuscheiden und mehr Kalzium aus dem Primärharn zurückzuhalten. Ferner produziert die Niere mehr aktives Vitamin D (Calcitriol). Dies steigert wiederum die Aufnahme von Kalzium und Phosphat aus dem Darm. Zu guter Letzt stimuliert das Parathormon die Freisetzung von Phosphat und Kalzium aus den Knochen. In der Summe dienen diese Maßnahmen dazu, den Kalzium- und den Phosphatspiegel auf ein Normalniveau zu regulieren. Wenn der Kalziumspiegel im Blut wieder einen normalen Wert erreicht hat, reduziert die Nebenschilddrüse die Ausschüttung von Parathormon und die oben beschriebenen Freisetzungsprozesse unterbleiben.

Nun aber zurück zur Nebenschilddrüsenüberfunktion, dem Hyperparathyreoidismus. Man unterscheidet zwei Formen:

- Der **primäre Hyperparathyreoidismus** entsteht durch eine Erkrankung der Nebenschilddrüse selbst.
- Der **sekundäre Hyperparathyreoidismus** ist auf die Erkrankung eines anderen Organs zurückzuführen. Zumeist handelt es sich dabei um die Niere (chronisches Nierenversagen).

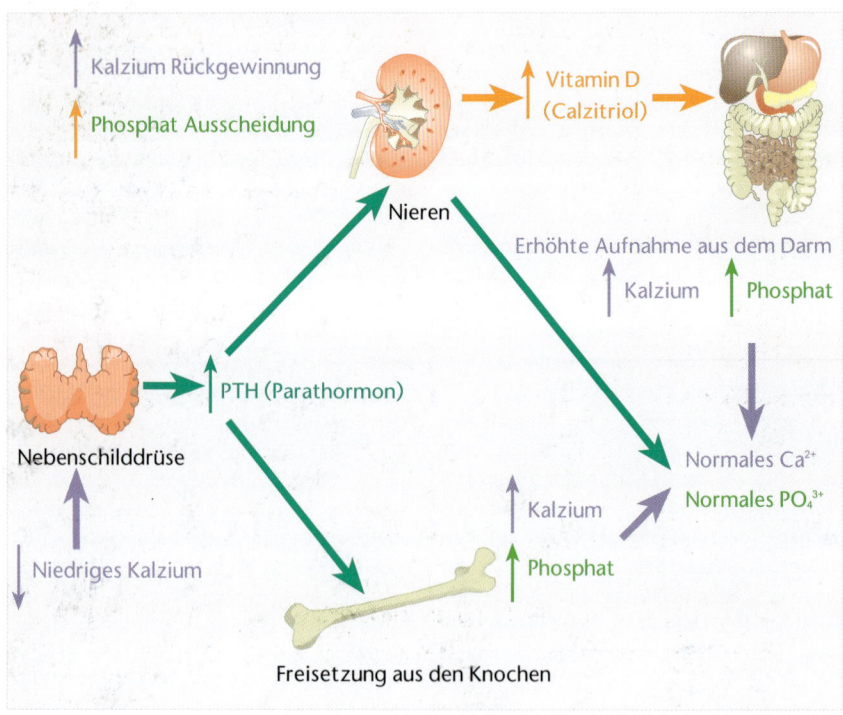

Abb. 4.1: Mineralstoffwechsel beim Gesunden. [L138]

Wir interessieren uns natürlich für den sekundären Hyperparathyreoidismus bei chronischer Niereninsuffizienz und der entsteht so:

Eine kranke Niere produziert weniger aktives Vitamin D. Dies hat eine verringerte Aufnahme von Kalzium aus der Nahrung im Darm zur Folge. Gleichzeitig scheidet die Niere weniger Phosphat aus. Der Phosphatspiegel im Blut steigt, während der Kalziumspiegel vorübergehend sinkt. Der niedrige Kalziumspiegel und der Mangel an aktivem Vitamin D aktiviert die Parathormonausschüttung in der Nebenschilddrüse. Das

Parathormon steigert den Kalziumabbau in den Knochen und normalisiert so scheinbar den Kalziumspiegel. Um den Phosphatüberschuss im Blut zu verringern, bildet der Körper aus Phosphat und Kalzium ein Salz (Kalziumphosphat = Hydroxylapatit). Hydroxylapatit kann sich im gesamten Körper ablagern, v. a. aber in den Blutgefäßen, wodurch gefährliche Gefäßverkalkungen entstehen. Bei schweren Verkalkungsprozessen sinkt der Kalziumspiegel bisweilen noch weiter ab, so dass vorübergehend ein messbarer Kalziummangel (Hypokalzämie) entstehen kann.

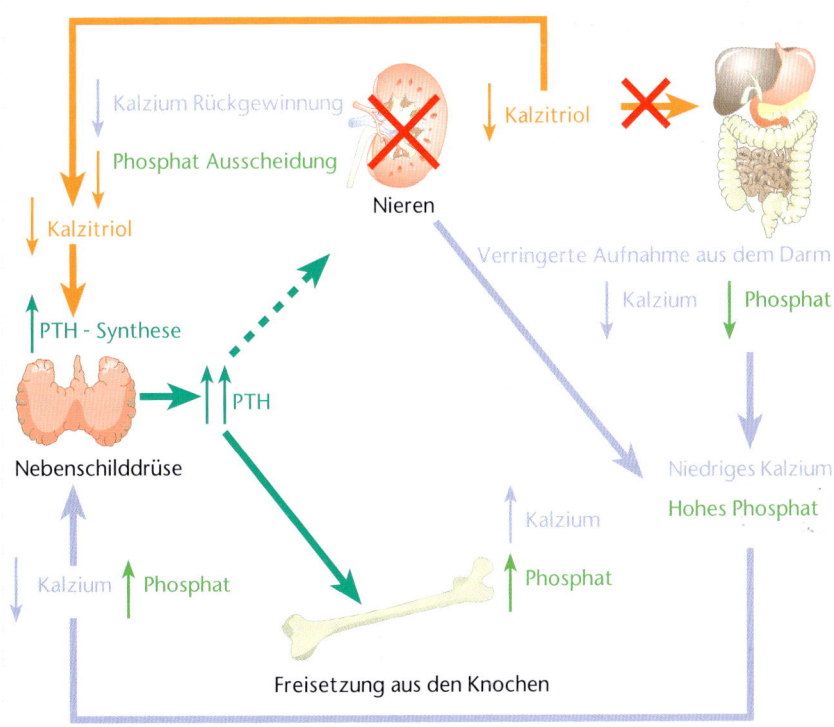

Abb. 4.2: Mineralstoffwechsel bei chronischer Niereninsuffizienz. [L138]

> **Merke**
> Der sekundäre Hyperparathyreoidismus bei chronischer Niereninsuffizienz hat vielfältige Folgen. V.a. die Verkalkung von Gefäßen und Weichteilen sowie die Schädigung des Knochenstoffwechsels führen zu schweren Komplikationen.

In Folge des gestörten Kalziumphosphathaushalts kann es zu Kalkablagerungen in Gefäßen und Weichteilen kommen. Die Kalkablagerungen verhärten die entsprechenden Gefäße und Gewebe. Die Betroffenen haben ein erhöhtes Risiko, einen Schlaganfall oder Herzinfarkt zu erleiden.

Bilden sich Verkalkungsherde in der Haut, können daraus schlecht heilende Geschwüre entstehen. Oftmals verursachen der erhöhte Parathormonspiegel bzw. die Kalziumphosphatablagerungen ein lästiges Hautjucken.

Weil die Niere Einfluss auf den Kalzium- und Phosphathaushalt, auf Vitamin D und den Parathormonspiegel (PTH-Spiegel) ausübt, ist sie auch am Knochenstoffwechsel beteiligt. Im Rahmen der chronischen Niereninsuffizienz kommt es daher zu einer Reihe von Veränderungen im Bereich des Knochens. Sie werden unter dem Begriff **renale Osteopathie** zusammengefasst und sind bei fast allen Patienten mit fortgeschrittener Niereninsuffizienz zu finden.

Zum besseren Verständnis wieder ein kurzer anatomischer Exkurs: Unsere Knochen werden ständig renoviert und repariert; pro Woche werden beim Erwachsenen ca. 5–7 % der gesamten Knochenmasse ausgetauscht. Kleinste Frakturen, die der Mensch gar nicht wahrnimmt, werden so behoben. Der Knochenumbau erfolgt durch das Zusammenspiel von zwei verschiedenen Zelltypen, den Osteoklasten (Abbau) und den Osteoblasten (Aufbau). Eine Matrix aus Kollagenfasern (Elastizität) und Kalziumphosphatpartikeln (Festigkeit) bildet das Knochengewebe, das von einer mit Nerven und Blutgefäßen durchzogenen Knochenhaut umschlossen wird.

Was passiert nun mit den Knochen bei einer renalen Osteopathie? Ein erhöhter Knochenumsatz durch eine Stimulierung der Osteoklasten und -blasten führt zu minderwertiger und brüchiger Knochensubstanz. Erhöhte Knochenumsätze können in Folge eines hohen PTH-Spiegels entstehen. Bei einem erniedrigten Knochenumsatz entsteht eine unzureichend mineralisierte Knochensubstanz. Die Knochen werden weich. Der Knochenumsatz geht zurück, wenn in Folge eines hohen PTH-Spiegels ein Minderangebot an Kalzium und/oder Phosphat im Knochen entsteht. Die renale Osteopathie stellt vereinfacht dargestellt eine Kombination aus Osteomalazie (verminderte Knochenmineralisierung durch Mangel an aktivem Vitamin D) und Osteoklasie (vermehrter Knochenabbau durch Hyperparathyreoidismus) dar.

Symptome der renalen Osteopathie sind:
- Belastungsabhängige Knochenschmerzen
- Knochendeformierungen (Femur, Tibia)
- Pathologische Frakturen (eher selten)
- Patellafraktur, Sehnenausriss (Achillessehne)
- Reduktion der Körpergröße durch Abnahme der Wirbelkörper
- Kutane Kalkablagerungen, Red-Eye-Syndrom, Pruritus, Pseudogicht
- Weichteilverkalkungen insbesondere auch in den Koronarien, Herzklappen und Lungengeweben bis zur „Bimssteinlunge"

Laborchemisch finden sich beim sekundären Hyperparathyreoidismus normale bis erniedrigte Serumkalziumwerte und erhöhte Serumphosphatwerte. Die alkalische Phosphatase (AP) ist meist deutlich erhöht und zeigt den gesteigerten Knochenumbau an. Auch das Parathormon im Serum ist häufig erhöht.

Zur genauen Feststellung, ob ein Knochenschaden bei einem Dialysepatienten aufgrund eines sekundären Hyperparathyreoidismus entstanden ist, muss eine Knochenbiopsie erfolgen. Die Knochenhistologie erlaubt die Unterscheidung des Hyperparathyreoidismus von der so genannten Low-Turn-over-Osteopathie in Folge einer Aluminiumintoxikation. Diese Form der Osteopathie wird nur noch sehr selten diagnostiziert, da die Einnahme von aluminiumhaltigen Phosphatbindern seit geraumer Zeit nur noch Patienten mit schwerer therapieresistenter (Therapie spricht nicht an) Hyperphosphatämie vorbehalten ist.

Ab einem mittelschweren Grad des sekundären Hyperparathyreoidismus zeigen sich auch radiologisch erste Hinweise auf eine renale Osteopathie. Am besten lassen sich diese Veränderungen an den Handknochen darstellen.

> **Merke**
> Bei der Therapie des sekundären Hyperparathyreoidismus geht es zunächst darum, einen stark erhöhten Phosphatspiegel zu korrigieren, die Parathormonspiegel innerhalb des empfohlenen Zielbereichs einzustellen, den Serumkalziumspiegel zu normalisieren und den Vitamin-D-Mangel auszugleichen. Langfristiges Ziel ist, die Regulationsfähigkeit der Nebenschilddrüsen aufrechtzuerhalten, kardiovaskuläre Folgen zu verringern und einen normalen Knochenumsatz zu gewährleisten.

Da die Niere im Endstadium nicht mehr in der Lage ist, Phosphat auszuscheiden, muss der Patient versuchen, primär über die Ernährung die Phosphataufnahme auf ein Mindestmaß zu beschränken. Dies fällt jedoch den meisten Patienten sehr schwer, da Phosphat in der modernen Ernährung fast allgegenwärtig ist. Zusätzlich oder alternativ stehen zur Reduktion des überschüssigen Phosphats **Phosphatbinder** zur Verfügung. Sie binden das im Speisebrei

vorhandene Phosphat und verhindern dadurch die Aufnahme ins Blut.

Um die Hyperphosphatämie zu vermeiden, wurden ursprünglich aluminiumhaltige Phosphatbinder eingesetzt. Diese haben sich aber als problematisch erwiesen, da schon eine geringe Ansammlung von Aluminium im Körper schwere Nebenwirkungen hervorrufen kann. Inzwischen sind kalziumhaltige Phosphatbinder weit verbreitet, da Kalzium weniger toxisch ist als Aluminium. Mit den konventionellen Phosphatbindern, Kalziumkarbonat und Kalziumazetat, kann zwar eine Hyperphosphatämie behandelt werden, langfristig besteht jedoch unter kalziumhaltigen Phosphatbindern, speziell bei gleichzeitiger Therapie mit aktivem Vitamin D, die Gefahr der Hyperkalzämie und einer daraus resultierenden Gefäßverkalkung. Deshalb gibt es seit geraumer Zeit ein gesteigertes Interesse an kalziumfreien Phosphatbindern. Der Phosphatbinder Sevelamer-Hydrochlorid hat in ersten Studien bewiesen, dass die Phosphatabsorption bei Einnahme von Sevelamer-Hydrochlorid während der Mahlzeiten vermindert wird. Allerdings ist die Substanz im Vergleich zu konventionellen Phosphatbindern wesentlich teurer und kann zu gastrointestinalen Nebenwirkungen führen.

> **Merke**
> Wichtig ist, dass Phosphatbinder zu den Mahlzeiten eingenommen werden und dass deren Dosis individuell auf den Phosphatgehalt des jeweiligen Essens abgestimmt wird.

Durch die Verabreichung von inaktivem Vitamin D (Cholecalciferol) und/oder aktivem Vitamin D (Calcitriol) wird zunächst der Vitamin-D-Mangel ausgeglichen. Darüber hinaus reduziert Vitamin D die Produktion von Parathormon. Dieser Effekt wurde bislang dazu genutzt, den Parathormonspiegel zu normalisieren. Vitamin D hat jedoch die Eigenschaft, die Aufnahme von Kalzium und Phosphat zu steigern. Bei einer zu hohen Dosierung von Calcitriolpräparaten kann es daher zu erhöhtem Kalzium- und Phosphatspiegel und dem damit verbundenen Verkalkungsrisiko kommen.

Die dritte Säule der medikamentösen Therapie des sekundären Hyperparathyreoidismus bildet das **Calcimimetika** Cinacalcet (Mimpara®). Es verändert die Kalzium-Sensing-Rezeptoren auf den Nebenschilddrüsen, indem es sie für Kalzium deutlich empfindlicher macht. Unabhängig vom Kalziumspiegel wird somit die Ausschüttung von Parathormon stark unterdrückt. Neben einer Reduktion des Parathormonspiegels kommt es gleichzeitig zu einer Absenkung der Kalzium- und Phosphatwerte.

Sollten all diese Maßnahmen nicht ausreichen, steht als letzte therapeutische Möglichkeit die totale Parathyreoidektomie, eventuell mit einer gleichzeitigen Transplantation des Rests der Nebenschilddrüse in den Unterarm, sowie die Kryokonservierung (Tiefgefrieren) der Nebenschilddrüsen zur Verfügung.

4.2 Renale Anämie

Eine weitere Folgeerkrankung der chronischen Niereninsuffizienz, mit der Sie in Ihrem beruflichen Alltag täglich zu tun haben, ist die renale Anämie – oder wer verabreicht den Patienten regelmäßig Ihre Erythropoetindosis?

Bei chronischem Nierenversagen nimmt die Leistungsfähigkeit der Nieren kontinuierlich ab. Dabei geht die Verminderung der Reinigungs- und Entwässerungsfunktion der Nieren oft mit der Entstehung einer Blutarmut (Anämie) einher. Diese wird auch als »renale Anämie« bezeichnet, da sie infolge einer Nierenerkrankung (ren = griech.

Niere) entsteht. Im Laufe der chronischen Nierenerkrankung entwickeln ca. 90 % aller Betroffenen mit chronischer Niereninsuffizienz eine Anämie.

In Abhängigkeit vom Ausmaß der Nierenfunktionseinschränkung, beginnend bei einer glomerulären Filtrationsrate von ca. < 60 ml/min, sind bei Erreichen der Dialysepflichtigkeit nahezu alle Patienten anämisch. Das Ausmaß der Anämie ist auch von der Erkrankung abhängig, die zur Niereninsuffizienz geführt hat. So entwickelt sich eine ausgeprägte Anämie bei Patienten mit Zystennieren später als bei Patienten mit Glomerulonephritis, diabetischer Nephropathie oder Analgetikanephropathie.

[L190]

> **Merke**
> Hauptursache der Anämie bei Niereninsuffizienz ist die verminderte Produktion des in der Niere gebildeten Hormons **Erythropoetin** (EPO), das die Blutbildung im Knochenmark stimuliert. Im Laufe der Niereninsuffizienz entwickelt sich kein absoluter, sondern lediglich ein relativer Mangel an Erythropoetin. Dies bedeutet, dass die EPO-Plasmaspiegel der betroffenen Patienten trotz unter Umständen ausgeprägter Anämie überwiegend im Normbereich nichtanämischer Patienten liegen. Der ausbleibende Anstieg des EPO-Spiegels trotz Anämie ist der entscheidende Grund, warum niereninsuffiziente Patienten nicht in der Lage sind, ihre Anämie zu korrigieren.

Darüber hinaus müssen zusätzliche Faktoren berücksichtigt werden, um zu erklären, warum sich überhaupt eine Anämie entwickelt. Eine wichtige Rolle spielen hierbei:

- Die Verkürzung der Erythrozytenüberlebenszeit auf etwa die Hälfte der Norm (Normwert: 120 Tage), verursacht durch eine urämiebedingte Hämolyse
- Die Hemmung der Erythropoese (Bildung von Erythrozyten) durch Urämietoxine
- Die Fibrosierung (Vermehrung des Bindegewebes) des Knochenmarks bei sekundärem Hyperparathyreoidismus
- Ein möglicher Mangel an Eisen oder Vitaminen (Vitamin B_{12}, Folsäure) sowie Blutverluste durch Restblut im extrakorporalen System durch häufige Blutabnahmen und intestinale Blutungen aufgrund einer urämischen Gastritis

Die renale Anämie gilt seit Beginn der Nierenersatztherapie als einer der wesentlichen Faktoren, die zur Reduzierung der Leistungsfähigkeit und Lebensqualität von Dialysepatienten beitragen. Wie bedeutend die Auswirkungen der Anämie sind, wurde aber erst durch die Therapiemöglichkeit mit Erythropoetin offensichtlich. Viele der Symptome, die bis dahin als Ausdruck der Urämie galten, besserten sich oder verschwanden gänzlich durch die Behandlung mit EPO. Zahlreiche Körperfunktionen wie die geistige und körperliche Leistungsfähigkeit, die Skelettmuskelfunktion, die Funktion des Immunsystems, die Sexualfunktion, der urämische Pruritus (Juckreiz) sowie die mit der Niereninsuffizienz assoziierte Blutungsneigung bessern sich unter einer Anämietherapie mit EPO erheblich. Obwohl die Ursachen vieler dieser Störungen komplexer Natur sind, ist es bemerkenswert, dass sie offensichtlich direkt oder indirekt mit der Sauerstoffversorgung in Zusammenhang stehen.

Ferner ist die Anämie ein Risikofaktor für die Entwicklung einer linksventrikulären Hypertrophie und kann dadurch zur kardiovaskulären Morbidität und Mortalität beitragen. Ursache dafür ist ein Anstieg des Herzzeitvolumens, durch den der Abfall der Sauerstofftransportkapazität aufgrund der verringerten Erythrozytenzahl ausgeglichen wird. Langfristig führt die damit verbundene Volumenbelastung des Herzens zu einer Größenzunahme des linken Herzventrikels.

Die Diagnose der renalen Anämie ergibt sich im Wesentlichen aus den nachfolgenden drei Aspekten:

- Abfall der Hämoglobinkonzentration (Hb) im Blut
- Ausmaß der gleichzeitigen Nierenfunktionsverschlechterung
- Fehlende Hinweise für andere Anämieursachen

Grundsätzlich ist jeder Abfall der Hb-Konzentration unter den geschlechtsspezifischen Normbereich (Männer 14–18 g/dl, Frauen 12–16 g/dl) abklärungsbedürftig. In den aktuellen Therapierichtlinien zur Behandlung der renalen Anämie wird eine Abklärung bzw. Therapie bei Hb-Werten unter 11g/dl (prämenopausale Frauen) und unter 12g/dl (Männer und postmenopausale Frauen) empfohlen (European Best Practice Guidelines 1999, National Kidney Foundation 2001).

In der Regel ist mit Hb-Werten unter 12g/dl zu rechnen, wenn die glomeruläre Filtrationsrate auf ein Drittel der Norm reduziert ist. Insbesondere bei Diabetikern kann es auch bei weniger ausgeprägter Niereninsuffizienz zur Anämie kommen. Die renale Anämie ist normochrom (der Hb-Gehalt des einzelnen Erythrozyten ist normal) und normozytär (die Erythrozyten sind normal groß).

Ergibt sich aus der Bestimmung des Blutbildes und der klinischen Untersuchung kein Hinweis auf eine andere Anämieursache und liegt eine entsprechende Nierenfunktionsstörung vor, ist keine weitere Diagnostik notwendig. Die Bestimmung des Serum-EPO-Spiegels kann nur in Einzelfällen sinnvoll sein, um die renale Ursache einer Anämie zu bestätigen oder auszuschließen.

Bis Mitte der Achtzigerjahre bestand die Therapie der renalen Anämie im Wesentlichen aus der mehr oder minder regelmäßigen Gabe von Bluttransfusionen. Erst durch die Verfügbarkeit von gentechnologisch hergestelltem Erythropoetin wurde die Anämie zu einer weitgehend vermeidbaren Komplikation der chronischen Niereninsuffizienz.

Grundsätzlich können EPO-Präparate sowohl i. v. als auch s. c. verabreicht werden. Die Applikationsintervalle sind, abhängig vom gewählten Präparat und der Applikationsform, sehr unterschiedlich. Bei Hämodialysepatienten wird Erythropoetin häufig dreimal wöchentlich im Zusammenhang mit der Dialyse verabreicht. Bei vielen Patienten ist jedoch auch eine Einmalgabe pro Woche ohne Wirkungsverlust möglich. Für Darbepoetin α (Präparat der zweiten Generation mit einer dreimal so langen Halbwertszeit wie bei konventionellem EPO) wird primär eine ein- oder zweiwöchentliche Verabreichung empfohlen. Unter dem Aspekt einer längeren Wirkungsdauer wurde von Roche das EPO-Derivat CERA (continuous erythropoiesis receptor activator) entwickelt. Die Serumhalbwertszeit nach i. v. Gabe liegt gemäß Untersuchungen aus der klinischen Phase II bei rund 133 Stunden und ist damit mehr als fünfmal länger als bei Darbepoetin α. Aufgrund der sehr langen Halbwertszeit eignet sich CERA insbesondere für Peritonealdialysepatienten und Patienten in der Prädialyse, da die Applikationsintervalle auf mehrere Wochen gestreckt werden können. Eine engmaschige Therapiekorrektur ist mit CERA jedoch nicht möglich.

Bei gleichen Applikationsintervallen ist der Dosisbedarf bei konventionellen EPO-Präparaten unter s. c. Gabe im Mittel um ca. 25 % geringer als bei einer i. v. Applikation. Bei Patienten im Prädialysestadium, aber auch bei Peritonealdialysepatienten ist die s. c. Gabe von Vorteil, da sie das Medikament auch selbst applizieren können.

Nahezu alle Hämodialysepatienten, viele Peritonealdialysepatienten, aber auch Patienten, die noch nicht dialysiert werden, benötigen eine regelmäßige Eisentherapie, um kontinuierliche Eisenverluste auszugleichen und eine optimale Effizienz von EPO zu sicherzustellen.

Mittels einer EPO-Therapie ist vielfach eine Normalisierung des Hb-Werts möglich. Die Zielwerte der European Best Practice Guidelines (EBPG 2004) und der National Kidney Foundation Disease Quality Initiative (KDOQI 2006) sind hinsichtlich der unteren Schwelle des Hb-Wertes einheitlich: Der Hb-Wert sollte das Niveau von mehr als 11 g/dl erreichen. Jedoch variiert die Hb-Zielkonzentration bei Patienten mit Begleiterkrankungen wie Herz-Kreislauf-Erkrankungen. Dies muss bei der Festlegung der optimalen Zielgröße für diese Patienten berücksichtigt werden. Es ist jedoch nach wie vor umstritten, inwieweit ein Anstieg des Hb-Werts über 11 g/dl von Vorteil ist, zumal eine EPO-Therapie potenzielle Nebenwirkungen bieten kann.

Bisher wurden folgende **Nebenwirkungen** beschrieben:

- Bei ca. 20 % der Patienten kommt es zu einer Verschlechterung oder Entwicklung einer arteriellen Hypertonie.
- Als Folge der Hämatokritanstiegs kann die Dialyseeffektivität abnehmen. Dieser Effekt ist jedoch gering und steht in keinem Verhältnis zum Nutzen einer Anämiekorrektur.
- In sehr seltenen Fällen kann die EPO-Therapie zu einer Antikörperbildung (nur bei s. c.-Applikation) führen. Die Antikörper neutralisieren nicht nur die Wirkung des verabreichten EPO-Präparats, sondern führen zu schweren Anämien mit regelmäßigem Transfusionsbedarf.
- Der Anstieg der Hb-Konzentration bewirkt eine Zunahme der Blutviskosität. Dies kann einen ungünstigen Einfluss auf kardiovaskuläre Komplikationen ha-

ben und eine erhöhte Verschlussrate von Dialysefisteln nach sich ziehen.

4.3 Kardiovaskuläre Erkrankungen

Dialysepatienten haben im Vergleich zu nierengesunden Patienten eine erhöhte Morbidität und Mortalität an kardiovaskulären Erkrankungen. Sie leiden wesentlich häufiger an einem arteriellen Hypertonus (→ Kap. 4.4) und Diabetes mellitus. Darüber hinaus spielen auch andere Gefäßrisikofaktoren eine gewichtige Rolle bei der Entstehung von kardiovaskulären Komplikationen:

- **Veränderungen des Lipidstoffwechsels (Fettstoffwechsels)**
  Ungefähr ein Drittel der Dialysepatienten weist eine Hyperlipidämie mit Triglyceridwerten von 200–300 mg/dl auf, gelegentlich sogar mit Werten über 600 mg/dl. Neben dieser Veränderung findet man meist auch eine Erniedrigung des HDL-Cholestrins und häufig auch des LDL-Cholesterins. Ferner sind bei 50–70 % der Dialysepatienten erhöhte Lipoprotein-(a)-Werte nachweisbar. Lipoprotein (a) ist ein eigenständiger kardiovaskulärer Risikofaktor.
- **Homozysteinämie**
  Dialysepatienten haben häufig einen erhöhten Homozysteinwert im Serum. Eine erhöhte Serumkonzentration von Homozystein ist ein eigenständiger Risikofaktor für kardiovaskuläre Komplikationen. Eine homozysteinsenkende Therapie mit hoch dosiertem Vitamin B_{12}, B_6 und Folsäure erscheint sinnvoll, gesicherte Erkenntnisse liegen jedoch noch nicht vor.
- **Hyperparathyreoidismus** (→ Kap. 4.1)
  Wichtig ist eine kardiovaskuläre Prophylaxe bereits in frühen Stadien der Niereninsuffi-

zienz durch eine konsequente Therapie der behandelbaren Risikofaktoren:
- Einstellung des Hypertonus
- Einstellung von erhöhten Cholesterin- und Blutzuckerwerten
- Absolute Nikotinkarenz
- Strenge Kontrolle des Kalziumphosphatprodukts.

4.4 Arterieller Hypertonus

Die Mehrzahl aller Dialysepatienten leidet an einem Bluthochdruck. Eine arterielle Hypertonie liegt vor, wenn bei mindestens zwei Gelegenheitsblutdruckmessungen an zwei unterschiedlichen Tagen Blutdruckwerte von ≥ 140 mmHg systolisch und/oder ≥ 90 mmHg diastolisch vorliegen. Diese Definition bezieht sich auf manuelle Messungen im klinischen Umfeld, die durch einen Arzt oder geschultes medizinisches Personal durchgeführt werden.

Die Ursache dieser Hypertonie ist multifaktoriell, das bedeutet, dass meist mehrere Faktoren, z. B. die Nierenerkrankung selber (renale Hypertonie), aber auch bis dato unbekannte Faktoren (essenzielle Hypertonie) an der Entstehung beteiligt sind. Der Hypertonus ist einer der wichtigsten Risikofaktoren für eine Reihe von Komplikationen, die besonders das kardiovaskuläre System betreffen. Ein hoher Blutdruck beschleunigt die Entwicklung der Arteriosklerose, führt zu koronare Herzkrankheiten (KHK) und Myokardinfarkt und ist die Hauptursache der linksventrikulären Hypertrophie (Vergrößerung des linken Ventrikels). Dabei ist zu bedenken, dass das Herz der Dialysepatienten nicht nur einer erhöhten Druckbelastung durch die Hypertonie, sondern auch einer chronischen Volumenbelastung durch die Überwässerung ausgesetzt ist.

Ferner kann auch das Gefäßsystem der Netzhaut durch den hohen Blutdruck (Arteriosklerose) geschädigt werden. Die geschädigten Gefäße können verstopfen und platzen, was zu einer zunehmenden Verschlechterung der Sehschärfe führt. Grundsätzlich kann die **Retinopathie** bei jeder Art des Bluthochdrucks auftreten. Bei bestimmten Arten, z. B. der renalen Hypertonie, tritt die Erkrankung besonders häufig auf.

Auch an den Gefäßen des zentralen Nervensystems führt die Hypertonie zu einer Arteriosklerose mit den möglichen Folgen ischämischer Insulte (Schlaganfall) und interzerebraler Blutungen (Gehirnblutungen).

> **Merke**
> Wichtig ist eine rigorose Einstellung des Blutdrucks, um mögliche Spätfolgen hinauszuzögern.

Eine Normalisierung einer bestehenden Überwässerung (Optimierung des Trockengewichts) ist häufig die effektivste Maßnahme zur Senkung des Blutdrucks. Solange der Patient überwässert ist, wird die beste Medikation kaum wirken. Des Weiteren können sich die Erhöhung der Dialysedosis und eine kochsalzarme Diät gepaart mit einer Herabsetzung des Natriums in der Dialysierlösung günstig auswirken. Unter den antihypertensiv wirksamen Medikamenten haben ACE-Hemmer, AT-II-Rezeptor-Antagonisten und β-Blocker einen besonderen Stellenwert.

> **Merke**
> Ihr wichtigster Beitrag zur Blutdruckeinstellung ist eine regelmäßig und vor allem genaue Messung des Blutdrucks vor, während und nach der Dialyse.

4.5 Infektionen

Dialysepflichtige Patienten entwickeln häufiger Infektionen als nierengesunde Patienten. Die Ursachen dafür sind:

- Eine beeinträchtigte Immunsituation
- Regelmäßige Verletzungen der Haut durch die dreimal wöchentliche Punktion der Fistel
- Einschleppen von Keimen während der Dialysebehandlung durch den extrakorporalen Kreislauf

Zudem scheinen bakterielle Infekte bei Dialysepatienten sowohl einen schnelleren Verlauf als auch eine langsamere Heilungstendenz zu zeigen als bei nierengesunden Patienten.

Deshalb sollte bei einem ausreichenden Verdacht frühzeitig mit einer antibakteriellen Therapie begonnen werden, auch ohne Nachweis eines Erregers oder ausgeprägte Entzündungszeichen.

> **Merke**
> Viele urämische Patienten haben eine leicht erniedrigte Körpertemperatur und reagieren im Rahmen einer Infektion nicht mit dem zu erwartenden Temperaturanstieg.

Der Gefäßzugang ist in etwa der Hälfte der Fälle die Eintrittspforte für bakterielle Erreger. Dabei sind temporäre Gefäßzugänge (Katheter) häufiger ursächlich dafür verantwortlich als permanente Gefäßzugänge (Fistel).

> **Merke**
> Sollten Sie im Vorfeld einer Behandlung eindeutige Infektionszeichen (Rötung, Schwellung, Überwärmung) am Gefäßzugang beobachten, darf die Dialyse auf keinen Fall begonnen werden. Entwickelt der Patient während einer Behandlung Fieber oder Schüttelfrost, muss die

Dialyse sofort abgebrochen werden, da der Gefäßzugang als mögliche Infektionsquelle die wahrscheinlichste Ursache darstellt.

Darüber hinaus möchten wir Sie noch auf zwei nicht zu unterschätzende Infektionswege hinweisen, die Ihnen unter dem Aspekt einer ganzheitlichen Krankenbeobachtung geläufig sein sollten:

- Dialysepatienten leiden überaus häufig an Harnwegsinfekten, die insbesondere auf Störungen des Harnabflusses bei verminderter oder fehlender Restdiurese zurückzuführen sind.
- Entwickelt ein Dialysepatient aufgrund eines zu hoch gewählten Sollgewichts eine latente oder manifeste pulmonale Stauung, besteht die Gefahr, dass es in diesen Regionen der Lunge zu einer bakteriellen Besiedlung und einer daraus resultierenden Pneumonie kommt.

4.6 Hauterkrankungen

Dialysepatienten leiden sehr häufig unter Hautveränderungen, deren Ursachen bisher noch nicht abschließend geklärt sind. Im Verdacht stehen, wie so oft, die Urämietoxine, wobei die letztendlich verantwortlichen Substanzen bisher unbekannt sind. Nachfolgend finden Sie eine Auflistung der häufigsten Hautveränderungen bei Dialysepatienten:

- Juckreiz (Pruritus) sowohl während der Dialyse als auch im dialysefreien Intervall
- Trockene Haut
- Verminderte Schweißsekretion
- Gelb-grau vorgealtertes Hautkolorit
- Nagelveränderungen
- Haarausfall
- Hautverkalkungen

- Punktförmige Haut- oder Schleimhautblutungen (Petechien) begünstigt durch die urämische Blutungsneigung
- Flächenhafte Dunkelfärbung (Hyperpigmentierung) der Haut oder Schleimhaut durch vermehrte Ablagerung von Melanin (Melanose)
- Ischämische Ulzerationen

Der Verlauf vieler dieser Hautveränderungen ist relativ schicksalhaft und kann selbst durch eine Erhöhung der Dialyseeffektivität oft nur unwesentlich beeinflusst werden. Lesen Sie in diesem Zusammenhang auch die Ausführungen in Kapitel 15. Dort finden Sie therapeutische Ansätze und pflegerische Interventionsmöglichkeiten, die zur Linderung dieser oft lästigen und quälenden Hautveränderungen beitragen können.

4.7 Polyneuropathie

Eine Reihe von chronisch niereninsuffizienten Patienten entwickeln als Folge der eingeschränkten Nierenfunktion zunehmend neurologische Schädigungen, vor allem des peripheren und autonomen Nervensystems.

Anfänglich kommt es häufig zu Störungen der Oberflächen- und Tiefensensibilität an Händen und Füßen. Die Patienten klagen, insbesondere nachts über Brennen und Kribbeln in den betroffenen Gebieten bei einer gleichzeitig herabgesetzten Empfindung. Häufig münden diese Beschwerden in ein so genanntes Restless-Legs-Syndrom (ruhelose Beine), bei dem es zu unwillkürlichen Beinbewegungen in kurzen Zeitabständen kommt. Des Weiteren klagen die Patienten vielfach über brennende Füße (Burning Feet). Diese Beschwerden beeinträchtigen die Betroffenen nicht selten derartig, dass eine geregelte Nachtruhe oder gar ein normaler Lebenswandel nicht mehr möglich ist.

> **Merke**
> Das Auftreten von sensorischen Störungen bei urämischen Patienten im Prädialysestadium ist eine Indikation für den Dialysebeginn.

Erst in einem späteren Stadium kommt es zu motorischen Ausfällen einhergehend mit Lähmungen und einer Atrophie (Schwund) der peripheren (oberflächlichen) Extremitätenmuskulatur.

> **Merke**
> Störungen des autonomen Nervensystems äußern sich vor allem in einer verschlechterten Herz-Kreislauf-Regulation. Dies hat zur Folge, dass der Blutdruck bei einer Lageveränderung (Aufstehen aus dem Bett) oder bei einem Blutdruckabfall während der Dialyse aufgrund einer mangelnden Aktivierung der Blutgefäße nicht mehr schnell genug durch eine Engstellung der peripheren Blutgefäße und einem Herzfrequenzanstieg aufgefangen werden kann.

Ein weiteres Problem ist der Ausfall der Schmerzleitung aus inneren Organen. Dies kann dazu führen, dass Dialysepatienten z. B. Schmerzen bei einem Herz- oder Darminfarkt nicht oder nur abgeschwächt wahrnehmen.

Chronisch niereninsuffiziente Patienten mit Diabetes mellitus entwickeln die beschriebenen neurologischen Störungen früher und mit einem rascheren Verlauf.

Eine Polyneuropathie ist in der Regel kaum durch eine erhöhte Dialyseeffektivität zu verbessern. Die einzig wirklich wirksame Therapie ist die Nierentransplantation. Sie führt nicht selten innerhalb von Tagen zu einer deutlichen Besserung der quälenden Beschwerden.

Eine Linderung der Beschwerden kann u. U. durch Verabreichung folgender Medikamente erzielt werden:

- α-Liponsäure
- Vitamin-B-Komplex
- Magnesium
- Keltican (rezeptfreies Mittel mit natürlichen Substanzen, die für Aufbau und Reparatur von Nerven förderlich sind)
- Antikonvulsiva (auch Antiepileptika genannt, krampflösende bzw. krampfverhindernde Substanzen, die eigentlich zur Therapie von Epilepsien eingesetzt werden. Es hat sich aber herausgestellt, dass Antikonvulsiva nicht nur bei Epilepsie, sondern auch bei neuropathischen Schmerzen helfen können)
- Dopaminantagonisten (Medikament aus der Anti-Parkinson-Therapie)
- Antidepressiva

Häufig benötigen die betroffenen Patienten Tranquilizer (z. B. Diazepam), um zumindest einige Stunden Schlaf zu finden.

4.8 Dialyseassoziierte Amyloidose und Arthropathien

Unter einer Amyloidose versteht man eine Gewebsentartung, bei der Gewebe durch Einlagerung von Amyloid (Protein-Polysaccharid-Komplex) starr, oft bretthart, speckig glänzend und durchscheinend wird.

Bei ca. 20–50 % aller Patienten kommt es im Laufe einer chronischen Hämodialysebehandlung zu einer dialyseassoziierten Amyloidose. Ursächlich verantwortlich dafür ist ein normalerweise über die Niere ausgeschiedenes Protein, das β_2-Mikroglobulin. Bei Patienten mit terminaler Niereninsuffizienz lagert es sich im Gegensatz zu anderen Amyloidoseformen fast ausschließlich in knöchernen Strukturen und in der Umgebung der Gelenke ab. Als Folge dieser Ablagerungen können eine Reihe eigener Krankheitsbilder entstehen.

Ca. 10 % aller Hämodialysepatienten, die länger als 5 Jahre dialysieren, leiden an einem **Karpaltunnelsyndrom**. Der Karpaltunnel oder Canalis carpi ist eine physiologische Engstelle im Bereich des Handgelenks. Die Sehnen für die Fingerbeugemuskulatur und der Nervus medianus werden an dieser Stelle durch ein Sehnenhalteband (Retinaculum flexorum) gebündelt. Dieses Sehnenhalteband, das sich zwischen dem Ballen des kleinen Fingers und des Daumens spannt, und die Handwurzelknochen begrenzen den zur Verfügung stehenden Platz. Der Nervus medianus versorgt einen Teil des Daumens, den Zeige- und Mittelfinger und einen Teil des Ringfingers.

Durch eine Ablagerung von Amyloid in und um das Gewebe des Karpaltunnels herum wird der Nervus medianus zunehmend komprimiert. Die Patienten klagen über Schmerzen und Schwellungen der betroffenen Hand, Empfindlichkeitsstörungen (Ameisenlaufen, Kribbeln), Taubheitsgefühl und motorische Schwäche. Häufig kommt es nachts und insbesondere während der Dialyse zu einer Zunahme der Beschwerden. Diese Erkrankung tritt oft beidseitig auf, bei einseitigem Befall ist eher die Extremität mit der AV-Fistel ($\rightarrow$ Kap 10.3) betroffen. Ähnliche Symptome können aufgrund einer urämischen oder diabetischen Polyneuropathie und einem Steal-Syndrom durch die AV-Fistel entstehen.

Eine zuverlässige Diagnose kann mithilfe einer neurophysiologischen Untersuchung mit Elektromyographie (EMG) und der Messung der Nervenleitgeschwindigkeit gestellt werden. Die Therapie der Wahl ist ein frühzeitiger chirurgischer Eingriff in Lokalanästhesie, der den Nervus medianus entlastet. In der Regel führt dies zu einer sofortigen Schmerzlinderung, wobei Empfindlichkeitsstörungen und motorische Ein-

schränkungen auch über längere Zeit noch fortbestehen können.

Eine weitere Folge der Amyloidablagerungen bei Hämodialysepatienten sind oft äußerst quälende Gelenkbeschwerden. Betroffen sind insbesondere Handgelenke, Schultern, Hüfte, Knie und Wirbelsäule. Diese Beschwerden werden unter den Begriffen Arthropathie und Arthritis zusammengefasst.

Arthropathie ist der medizinische Überbegriff für Gelenkerkrankungen allgemein. Der Begriff leitet sich ab von griech. arthros = Gelenk und griech. pathos = Leid oder Krankheit. Von **Arthritis** reden wir dann, wenn ein Gelenk oder Teile eines Gelenks entzündet sind, als Folge bakterieller, chemischer, thermischer oder mechanischer Reize. Typische Reaktionen sind lokale Rötungen, Schwellungen, Überwärmung, Funktionsbehinderungen und Schmerzen.

Ebenso vielfältig wie die zu Gelenkbeschwerden führenden medizinischen Ursachen sind auch die auftretenden Formen. Sie können meistens weder klinisch noch laborchemisch ausreichend differenziert werden. Bei Dialysepatienten ist es wichtig, einen schweren Hyperparathyreoidismus mit den entsprechenden Veränderungen des Kalzium-Phosphat-Haushalts auszuschließen, da in diesem Fall gezielte therapeutische Maßnahmen Linderung verschaffen können. Ferner ist es differenzialdiagnostisch bei Dialysepatienten schwer, eine nicht seltene bakterielle Arthritis von einer nichtinfektiösen Arthritis zu unterscheiden. Bei geringstem Verdacht sollte deshalb das betroffene Gelenk punktiert werden. Ist das Punktat eitrig, so muss nach Anlegen einer Kultur sofort mit einer systemischen Antibiotikatherapie begonnen werden.

4.9 Malnutrition (Protein- und Energie-Mangelernährung)

Die Protein- und Energie-Mangelernährung bei chronischen Dialysepatienten (beginnend in der prädialytischen Phase) stellt ein sehr häufiges Problem dar. Malnutrition ist eine wesentliche Ursache für eine erhöhte Morbidität (Krankheitshäufigkeit) und Mortalität (Sterblichkeitsrate) von Dialysepatienten. Der Ernährungsstatus gilt als einer der wichtigsten Faktoren mit Einfluss auf die Langzeitprognose von Dialysepatienten. Insbesondere ältere Dialysepatienten sind vielfach unterernährt. Soziale Vereinsamung, schlechte ökonomische Situation, Depressionen, ein schlecht sitzendes Gebiss, reduzierter Geschmacks- und Geruchssinn, gastrointestinale Erkrankungen, metabolische Azidose, die den Abbau von Muskelprotein verstärkt, Eiweißverlust während der Dialyse und Nebenwirkungen von Medikamenten stellen einige der komplexen Ursachen für eine Mangelernährung von Dialysepatienten dar. Oft ist das Dialyseteam die einzig wichtige Bezugsgröße, vor allem für ältere Dialysepatienten.

Beobachten Sie deshalb die von Ihnen betreuten Patienten regelmäßig unter dem Aspekt eines ausreichenden Ernährungszustands. Sie erfahren als Erste von sozialen Veränderungen, die auch die Qualität der persönlichen Ernährung beeinflussen können, Sie wiegen die Patienten regelmäßig und Sie beobachten, ob der Patient das Essensangebot im Dialysezentrum wahrnimmt.

> **Merke**
> Die subjektive Einschätzung des Ernährungszustands im Rahmen der Krankenbeobachtung ist ein wesentliches Kriterium bei der Ermittlung eines individuellen Ernährungsstatus.

Ein wichtiger laborchemischer Marker diesbezüglich ist das Serumalbumin. Schon geringfügige Abfälle dieses Parameters können auf eine Mangelernährung hindeuten. Auch ein kontinuierlicher Abfall des Sollgewichts lässt auf eine Mangelernährung schließen. Die wichtigsten Möglichkeiten zur Vorbeugung und Therapie der Mangelernährung sind:

Prädialysepatienten

- Optimale diätetische Eiweiß- (0,6–0,8 g/kg/Tag) und Kalorienzufuhr (> 35 kcal/kg/Tag)
- Beginn der Dialysebehandlung, bevor Zeichen der Mangelernährung auftreten
- Korrektur der metabolischen Azidose durch orale Bikarbonatgabe

Dialysepatienten

- Ausreichende Eiweiß- (1,2 g/kg/Tag) und Energiezufuhr (> 35 kcal/kg/Tag)
- Effektive Diaysetherapie (Kt/V > 1,4) (→ S. 162)
- Enterale oder parenterale Nahrungszusätze, wenn die Nahrungsaufnahme nicht ausreichend ist
- Ausgleich der metabolischen Azidose durch die Dialysebehandlung (Bikarbonat in der Dialysierlösung)
- Substituierung wasserlöslicher Vitamine (gehen bei der Hämodialyse verloren)
- Regelmäßige Ernährungsgespräche und genaue Beobachtung des Sollgewichts
- Attraktives und diätetisch angepasstes Ernährungsangebot im Dialysezentrum

Der Eiweißverlust bei Peritonealdialysepatienten ist höher als bei Hämodialysepatienten. Täglich kommt es bei Peritonealdialysepatienten zu einem Verlust von 5–15 Gramm Aminosäuren über das Bauchfell. Bei einer Entzündung des Bauchfells (Peritonitis) ist der Eiweißverlust sogar noch größer. Deshalb sollte bei dieser Patientengruppe die Eiweißzufuhr noch höher liegen und 1,3 g Eiweiß pro kg Körpergewicht und Tag betragen.

4.10 Metabolische Azidose

Im Körper liegt ein exakt geregeltes Gleichgewicht zwischen Säuren und Basen vor, dessen mengenmäßiges Verhältnis sich im pH-Wert ausdrückt. Der pH-Wert einer Flüssigkeit hängt von der Säuremenge, genauer gesagt von der Wasserstoffionenkonzentration (H^+) ab.

Achtung, jetzt wird's kompliziert: Der pH-Wert ist der negative Zehnerlogarithmus der H^+-Konzentration und steht damit in einem reziproken (umgekehrt proportionalen) Verhältnis zur Wasserstofffionenkonzentration. Das bedeutet nichts anderes, als dass mit einer steigenden Wasserstofffionenkonzentration der pH-Wert fällt und umgekehrt.

Merke
Je mehr Säuren in einer Flüssigkeit vorhanden sind, desto niedriger ist der pH-Wert. Umgekehrt gilt natürlich, dass bei einem Basenüberschuss der pH-Wert steigt.

Wenn in einer Flüssigkeit genauso viele Säuren wie Basen enthalten sind, ist diese neutral. Eine neutrale Flüssigkeit hat einen pH-Wert von 7. Säuren haben einen pH-Wert von < 7, Basen zwischen 7 und 14.

Uns interessiert hier im Wesentlichen nur eine Flüssigkeit – Blut. Wie das Blut es mit den Säuren und Basen hält, schauen wir uns als Nächstes an.

In der menschlichen Zelle liegt der pH-Wert bei 6,9, außerhalb der Zellen bei 7,4 (7,36–7,44). Schon eine Abweichung des pH-Werts auf unter 6,8 bzw. über 7,7 führt zum Tode.

Merke
Eine Abweichung des pH-Werts im Blut auf unter 7,36 nennt man Azidose (Säureüberschuss), eine Abweichung auf über 7,44 nennt man Alkalose (Basenüberschuss).

Durch den Stoffwechsel fallen im Körper ständig Säuren an. Die meisten Säuren entstehen aus dem Abbau schwefelhaltiger Aminosäuren. Die Azidose schwebt also wie ein Damoklesschwert ständig über uns. Damit dieses Damoklesschwert nicht zu einer ernsthaften Gefahr wird, verfügt der Körper über zwei Organe, die in der Lage sind, die anfallenden Säuren zu eliminieren. Die gesunden Nieren scheiden über den Harn überschüssige Säuren (Wasserstoffionen) aus und resorbieren im Tubulussystem bei Bedarf Bikarbonat (Base) aus dem Primärharn zurück ins Blut. Ferner wird zur Konstanthaltung des pH-Werts Kohlendioxyd (CO_2), auch eine Säure, über die Lunge abgeatmet.

Dialysepatienten weisen in der Regel eine Azidose auf, genauer gesagt eine metabolische (stoffwechselbedingte) Azidose. Ursachen sind die mangelnde Rückgewinnung von Bikarbonat aus dem Primärharn im Tubulussystem und eine fehlende Ausscheidung von Säuren über die Niere. Der Körper versucht, diesen Ausfall der Nieren durch eine vermehrte Abatmung von CO_2 (Säure) in der Lunge auszugleichen. Gelingt dies mit Erfolg, so steigt der pH-Wert wieder in den Normbereich (7,36–7,44). Man spricht dann von einer metabolischen Azidose, die respiratorisch (über die Atmung) kompensiert wird. In den meisten Fällen gelingt diese Kompensation jedoch nicht gänzlich.

Merke
Dialysepatienten haben in der Regel eine metabolische Azidose, die respiratorisch zumindest teilkompensiert wird.

Blutgasanalyse				
	Störung ph*	**pCO₂** [mmHg]	**Bikarbonat** [nmol/l]	**BE** [nmol/l]
Normwerte	7,36–7,44	36–44	22–26	−2 – +2
Metabolische Azidose, z.B. bei Niereninsuffizienz	↓ oder ↔	↔ oder ↓	↓	Negativ
Metabolische Alkalose	↑ oder ↔	↔ oder ↑	↑	Positiv
Respiratorische Azidose	↓ oder ↔	↑	↔ oder ↑	Positiv
Respiratorische Alkalose	↑ oder ↔	↓	↔ oder ↓	Negativ

* Bei kompensierten Veränderungen ist der pH durch erhöhte oder erniedrigte Bikarbonatausscheidung bzw. CO_2-Abatmung noch im Normbereich; pCO_2, BE bzw. Standardbikarbonat sind jedoch pathologisch.

Faustregel: Metabolisch **M**iteinander – bei metabolischen Störungen verändert sich pH, Bikarbonat und pCO_2 stets gleichsinnig.

In der Praxis werden Sie zur Bestimmung des Säure-Basen-Status eines Patienten eine Blutprobe aus dem Shunt entnehmen und eine Blutgasanalyse durchführen. Die Blutprobe entspricht meist einer arteriellen Blutprobe, da das venöse Shuntgefäß arterialisiertes Blut enthält. In der nachfolgenden Tabelle finden Sie den Normalwertbereich für eine Blutgasanalyse aus dem Shunt und die entsprechende Abweichung je nach Ursache und Auswirkung.

Die Symptome einer metabolischen Azidose sind unspezifisch. Häufig werden Sie bei Dialysepatienten eine erhöhte Atemfrequenz (Hyperventilation, Kussmaul-Atmung), mit dem Ziel einer respiratorischen Teilkompensation der Übersäuerung vorfinden. Darüber hinaus können Schwindel, Übelkeit, Schwäche und Kopfschmerzen auftreten. Aber auch nahezu alle anderen Organsysteme wie das Herz (Tachykardie, unzureichende Kontraktion) oder die Knochen (Demineralisierung) leiden unter einer metabolischen Azidose. Es kommt zu Störungen wie einem Anstieg des Parathormons (Aktivierung der Nebenschilddrüsen), einer Insulin- und Erythropoetinresistenz sowie einem Anstieg des ionisierten Kalziums. Die metabolische Azidose kann katabole Auswirkungen (Eiweißabbau zur Energiegewinnung) haben und den Eiweißabbau in der Muskulatur fördern.

Auf zwei bedeutsame Aspekte für die tägliche Praxis möchten wir Sie im Besonderen hinweisen:

■ **Die Azidose verstärkt eine ohnehin vorhandene Hyperkaliämie.** Zugrunde liegt dabei der Anstieg von Kaliumionen, die zur Erhaltung der elektrischen Neutralität der Zelle im Austausch für H^+-Ionen aus der Zelle freigesetzt werden. Durch diesen Mechanismus kann der Organismus auf Kosten eines Anstiegs der extrazellulären Kaliumkonzentration überschüssige Säure (H^+-Ionen) abpuffern. Die durch eine metabolische Azidose bedingte Hyperkaliämie kann eine Bradykardie auslösen. Wenn ein Patient vor der Dialyse immer inakzeptable Kaliumwerte (> 5,9 mmol/l) bietet, sollten Sie neben einem meist ursächlichen Diätfehler auch an eine Überprüfung des Säure-Basen-Status mittels einer Blutgasanalyse denken. Andererseits müssen Sie bedenken, dass Sie bei einem azidotischen Patienten durch den Ausgleich der Azidose während der Dialyse den Serumkaliumwert nicht unerheblich senken können (Vorsicht: Hypokaliämie!)

■ **Die Azidose hat einen gefäßerweiternden Effekt (Vasodilatation).** Dies begünstigt Blutdruckabfälle, insbesondere während der Behandlung.

Nun zur entscheidenden Frage: Was können wir gegen die Übersäuerung des Blutes bei chronischer Niereninsuffizienz und den damit verbundenen Konsequenzen unternehmen? Die chronische metabolische Azidose bei Dialysepatienten wird im Wesentlichen durch zwei Vorgänge während der Dialyse behandelt bzw. ausgeglichen. Nach dem physikalischen Prinzip der Diffusion/Konvektion werden Säuren aus dem Blut entfernt. Dies spielt bei der Azidosekorrektur jedoch nur eine geringe Rolle. Entscheidend ist die Zufuhr von Bikarbonat (Puffersubstanz) während der Dialyse. Da die Bikarbonatkonzentration in der Dialysierlösung, je nach Einstellung am Dialysegerät, wesentlich höher ist als im Blut, diffundiert Bikarbonat zum Azidoseausgleich aus der Dialysierlösung ins Blut. Eine adäquate Azidosekorrektur ist erreicht, wenn die Bikarbonatkonzentration im Blut nach der Dialyse über 28 mmol/l und vor der Dialyse nicht geringer als 22 mmol/l ist. Zu diesem Zweck stellt man die Bikarbonatkonzentration in der Dialysierlösung, je nach Ausprägung der Azidose, auf einen Wert zwischen 30 und 36 mmol/l ein. In seltenen Fällen ist die zusätzliche Gabe von oralen Bikarbonatpräparaten im dialysefreien Intervall notwendig.

4.11 Dialyse und Schwangerschaft

Eine Schwangerschaft ist bei Dialysepatientinnen sehr selten (ca. 0,5–2 % der jüngeren Dialysepatientinnen), oft unerwartet und riskant. Spontanaborte, Totgeburten und perinatale Mortalität sind für eine sehr hohe fetale Sterblichkeit verantwortlich.

Terminal niereninsuffiziente Schwangere müssen sehr frühzeitig und häufig dialysiert werden (mindestens 20 Stunden pro Woche bis 6 Dialyseeinheiten pro Woche), um hohe Harnstoffwerte möglichst zu vermeiden. Der Flüssigkeitshaushalt und eine sich einstellende oder zunehmende Hypertonie können oft mittels einer erhöhten Dialysefrequenz relativ gut kontrolliert werden.

> **Merke**
> Blutdruckabfälle während der Dialyse müssen aufgrund der daraus resultierenden Minderdurchblutung der Plazenta zwingend vermieden werden.

Bei der Hämodialyse sollte eine niedrig dosierte Heparinisierung (ACT 100–120 Sekunden, → S. 89) angesichts der speziellen Blutungsrisiken erfolgen. Wichtig ist eine optimale Behandlung der Anämie mittels Erythropoetin und Eisenpräparaten und eine bestmögliche Blutdruckeinstellung. Die Ernährung ist im Unterschied zur regulären Dialysekost auf die speziellen Erfordernisse der Schwangerschaft mit einer erhöhten Eiweiß- und Kalziumzufuhr sowie einer Vitaminsubstitution einzustellen.

Die Peritonealdialyse (CAPD) bietet gegenüber der Hämodialyse den Vorteil eines konstanten Flüssigkeits- und Elektrolythaushalts. Außerdem sind die Schwankungen der Retentionswerte geringer, der Hämatokrit auch ohne Erythropoetingabe höher und Blutdruckabfälle während der

Behandlung nicht zu erwarten. Eine Blutungsgefährdung durch die bei der Hämodialyse zwingende Heparinisierung entfällt ebenfalls. Mit fortschreitender Uterusgröße ergeben sich jedoch Probleme mit dem Dialysatvolumen pro Austausch. Ferner kann eine Peritonitis (Bauchfellentzündung), nicht zuletzt aufgrund des nur eingeschränkt möglichen Antibiotikaeinsatzes, zu erheblichen Schwierigkeiten führen.

Das vorrangige Risiko für das Kind ist eine Wachstumsretardierung mit niedrigem Geburtsgewicht sowie die Frühgeburtlichkeit mit den damit verbundenen Komplikationen. Bei Frauen mit Nierenersatztherapie ist jedoch trotz der zu erwartenden Risiken keine medizinische Indikation zum Schwangerschaftsabbruch gegeben.

können sich Entzündungen und Ulzerationen im Magen- und Dünndarmbereich (Gastroduodenitis) entwickeln.

Vor allem Dialysepatienten mit polyzystischer Nierenerkrankung haben häufig Kolondivertikel (birnen- oder sackförmige Ausstülpungen im Dickdarm), die zu Blutungen, Obstruktion und Perforation führen können.

> **Merke**
> Wichtig für die tägliche Praxis ist es zu wissen, dass der Magen-Darmbereich bei Dialysepatienten immer eine potenzielle Blutungsquelle darstellt. Deshalb hier noch einmal der Hinweis: Gehen Sie grundsätzlich sparsam mit Antikoagulantien (Heparin, Fragmin) um!

4.12 Gastrointestinale Störungen (Störungen im Magen-Darm-Bereich)

Zu den möglichen gastrointestinalen Störungen bei chronischem Nierenversagen gehören Magenentleerungsstörungen, Störungen der Darmmotorik, der verdauungs- und absorptiven Funktionen, der Sekretion der Galle und der Bauchspeicheldrüse sowie Änderungen der Bakterienflora im Darm. Die Fettresorption im Darm ist verzögert. Klinisch besonders relevant sind die Störungen der Darmmotorik und die Tendenz zur Obstipation, die durch Phosphatbinder verstärkt werden kann. Bei einigen Patienten kommt es, vorwiegend medikamentös bedingt, auch zu Diarrhöen.

Eine **Gastroparese** (lat. paresis = Erschlaffung) tritt besonders ausgeprägt bei Patienten mit diabetischer Nephropathie auf. Insbesondere bei einer ausgeprägten Urämie

4.13 Sexualfunktion

Die Nierenerkrankung verändert häufig das Verlangen nach sexueller Intimität.

Bei Männern kann es zu Impotenz oder Erektionsschwäche kommen. Diese Störungen können sowohl organisch als auch psychisch bedingt sein. Die wesentlichen organischen Ursachen sind neben endokrinologischen Veränderungen eine vaskuläre Insuffizienz sowie eine autonome Neuropathie. Zur Abklärung von sexuellen Funktionsstörungen sollte nach Ausschluss psychologischer Faktoren die aktuelle Medikation (nimmt der Patient Betablocker?) überprüft sowie nach weiteren medizinischen Ursachen (z. B. Diabetes mellitus) geforscht werden. Bei erniedrigten Testosteronwerten, kann eventuell eine Therapie mit Testosteron erwogen werden. Ferner scheint die Erythropoetintherapie und eine effiziente Dialyse einen positiven Einfluss auf sexuelle Störungen des Mannes zu haben.

Bei Frauen ist ein Nachlassen der Libido zu beobachten, unter anderem bedingt durch krankheitsbedingte Depressionen und hormonbedingte Veränderungen, die auch das Empfinden sexueller Lust verändern. Darüber hinaus kommt es zu einem Verlust der typischen zyklischen Veränderungen des Östrogenspiegels. Klinisch macht sich dies bei etwa der Hälfte aller Patientinnen mit einem Ausbleiben der Regelblutung bemerkbar. Wenn es weiterhin zu Regelblutungen kommt, so sind diese häufig unregelmäßig.

Merke
Über die Medien wird ein leistungsorientiertes, oft wenig realistisches Bild von Sexualität vermittelt, gleichzeitig wird über die eigene Sexualität in unserer Gesellschaft traditionell nicht gesprochen – dies vergrößert die Probleme für Dialysepatienten. Selbst in ärztlichen Beratungsgesprächen taucht dieses Thema in der Regel nicht auf. Eine Grundvoraussetzung, um sexuelle Funktionsstörungen im Gespräch zwischen Arzt und Patient oder Pflegenden und Patient zu thematisieren, ist die Schaffung einer offenen, vertrauensvollen und professionell wirkenden Gesprächsatmosphäre.

Viele Patienten können nach einer erfolgreichen Nierentransplantation ihre Sexualität wieder neu genießen. Manche Transplantationsteams raten zu einer vier- bis sechswöchigen Abstinenz nach der Transplantation. Frauen sollten mindestens im ersten Jahr nach der Nierentransplantation sorgfältig verhüten, da eine Schwangerschaft in diesem Zeitraum zu risikoreich wäre. Die Methode der Empfängnisverhütung sollte mit dem Arzt abgeklärt werden.

Lesen Sie zu diesem Themenkomplex auch die Ausführung in Kap. 15.1.

Resümee
Die chronische Niereninsuffizienz ist kein isoliertes Organgeschehen, sondern zieht oft zahlreiche Folgeerkrankungen nach sich. Das erfolgreiche Vermeiden bzw. Hinauszögern dieser Folgeerscheinungen setzt in vielen Fällen einen kooperativen und vor allem aufgeklärten Patienten voraus. Sie sind primärer Ansprechpartner und im besten Fall auch Vertrauensperson der Ihnen anvertrauten Patienten und sollten deshalb auch in der Lage sein, Ihre Patienten fundiert über die möglichen Konsequenzen der chronischen Niereninsuffizienz zu informieren.

⚠ VORSICHT: Prüfung!

1. Wie entsteht der sekundäre Hyperparathyreoidismus bei chronischer Niereninsuffizienz?

2. Welche Nebenwirkungen können im Rahmen einer Erythropoetin-Therapie auftreten?

3. Nennen Sie die wichtigsten Maßnahmen zur Senkung eines erhöhten Blutdrucks bei Dialysepatienten!

4. Ein Patient entwickelt während einer Dialysebehandlung Fieber. Welche Ursache könnte dahinterstecken und wie reagieren Sie?

5. Welche behandlungsrelevanten Auswirkungen hat eine Polyneuropathie bei chronischer Niereninsuffizienz auf die Herz-Kreislauf-Regulation?

6. Erläutern Sie Entstehung und Auswirkungen des Karpaltunnelsyndroms!

7. Was versteht man unter einer respiratorisch teilkompensierten metabolischen Azidose im Rahmen einer chronischen Niereninsuffizienz?

8. Nennen Sie die wichtigsten gastrointestinalen Störungen bei chronischem Nierenversagen!

(→ ➕ auf www.pflegeheute.de)

5 Physikalische Grundlagen der Dialyse

Dieses Kapitel soll Ihnen helfen, die Hintergründe und Abläufe der Dialyse und eventuell auftretende Probleme während der Behandlung besser zu verstehen. Wir versprechen Ihnen: Wenn Sie diese wenigen Begriffe der Physik verinnerlicht haben, dann verstehen Sie auch die Dialyse und darüber hinaus vieles mehr. Wir wünschen viel Spaß beim Studium!

5.1 Diffusion

Bei der Diffusion wandern Teilchen in einer Flüssigkeit, besser gesagt Moleküle wie Harnstoff oder Kreatinin, vom Ort der hohen zum Ort der niedrigen Konzentration, auch dann, wenn sich zwischen den beiden Flüssigkeitsräumen eine Membran befindet. Voraussetzend ist natürlich, dass die Membran durchlässig für die entsprechenden Moleküle ist bzw. über Poren verfügt, deren Größe eine Membranpassage der Moleküle erlaubt. Dieses Phänomen ist das Grundprinzip der Hämodialyse. Im Dialysator fließen Blut und Dialysat durch eine Membran getrennt gegenläufig. Während der Behandlung passieren kontinuierlich die harnpflichtigen Substanzen die durchlässige Dialysemembran und treten somit vom Blut ins Dialysat über. Aber wie ist das Phänomen der Molekulardiffusion zu erklären?

Brownsche Molekularbewegung

Der englische Botaniker Robert Brown (1773–1858) machte im Jahre 1824 eine merkwürdige Entdeckung. Er beobachtete unter einem Mikroskop Blütenpollen in einer wässrigen Lösung, die sich auch nach einer langen Beobachtungszeit eigenständig unkoordiniert bewegten. Er glaubte zunächst, Lebewesen zu sehen. Als er jedoch den Versuch mit Ruß und feinsten Metallspänen wiederholte, bestätigte sich seine Entdeckung: Moleküle besitzen die Fähigkeit, sich eigenständig ohne fremde Krafteinwirkung zu bewegen. Erklären konnte Robert Brown dieses Phänomen jedoch nicht.

Erst Albert Einstein lieferte im Jahre 1905 in seiner nur 21-seitigen Doktorarbeit mit dem Titel „Eine neue Bestimmung der Moleküldimension" und einer weiteren bahnbrechenden Arbeit die theoretischen Erklärungen zur so genannten Brownschen Molekularbewegung. Er erbrachte erstmals den richtigen Nachweis dafür, weshalb leblose Teilchen sich in einer wässrigen Lösung bewegen. Seine Erklärungen führten später zu Experimenten, die letztlich bewiesen, dass sich nicht die Teilchen bewegen, sondern die unsichtbaren Wassermoleküle nach der molekularkinetischen Wärmetheorie, die dann die sichtbaren Teilchen (Moleküle) in Bewegung versetzen.

Heute wissen wir, dass die Brownsche Molekularbewegung die Grundlage der Molekulardiffusion darstellt und diese bei der Dialyse weiteren Gesetzmäßigkeiten unterliegt. Die Diffusion wird beeinflusst durch die Molekulargröße, der Flüssigkeitstemperatur und -dichte sowie den Konzentrationsgradienten zwischen Blut und Dialysierflüssigkeit.

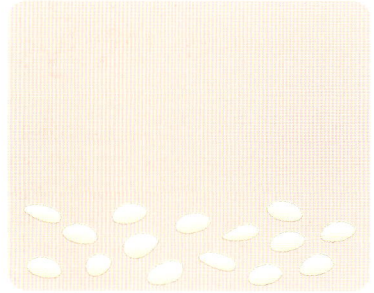 

Abb. 5.1: Prinzip der Diffusion. [L138]

Konzentrationsausgleich

Nach den Gesetzen der Brownschen Molekularbewegung bewegen sich die Moleküle in der Flüssigkeit rein zufällig und in alle

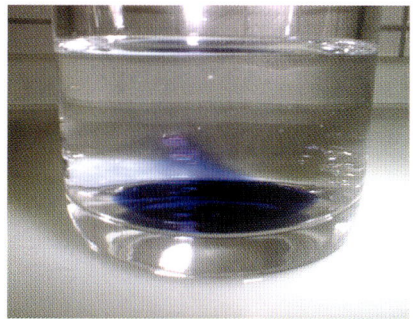

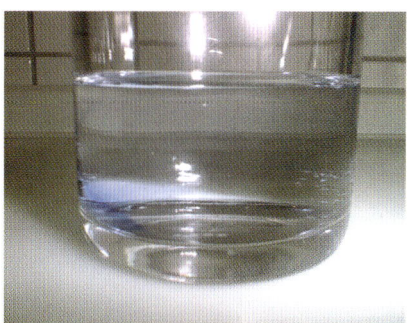

Abb. 5.2: Diffusionsversuch mit Tinte. [M227]

Richtungen. Diesen Vorgang nennen wir Diffusion (Teilchenbewegung). Nach einiger Zeit haben sich die Moleküle im Raum frei verteilt und einen Konzentrationsausgleich geschaffen. Danach geht die Molekularbewegung jedoch weiter. Auch im Zustand des Konzentrationsausgleiches stehen die Moleküle in einer Flüssigkeit nicht still, sondern bewegen sich weiter. Nach dem Zufallsprinzip wandern die Teilchen in der Flüssigkeit weiter frei im Raum. Wenn also in einem Glas Wasser ein Molekül zufällig von links unten nach rechts oben wandert, so wandert wiederum rein zufällig ein anderes Molekül von rechts oben nach links unten. Der Konzentrationsausgleich bleibt somit trotz bestehender Molekularbewegung bestehen.

Versuch

Füllen Sie ein Glas mit handwarmem Wasser und geben Sie, sobald der Flüssigkeitsspiegel glatt ist, ein paar Tropfen handelsübliche Füllertinte hinzu. Nach dem physikalischen Gesetz der Brown'schen Molekularbewegung kommt es nun zum Konzentrationsausgleich in der Lösung und Sie können beobachten, wie sich die Tintenmoleküle von selbst frei im Raum verteilen.

Selektive Diffusion

Wie eingangs erwähnt, wandern die Moleküle nach dem Diffusionsgesetz vom Ort der hohen zum Ort der niedrigen Konzentration auch dann, wenn sich zwischen den beiden Flüssigkeitsräumen eine Membran befindet. Solche Membranen sind semipermeabel, das bedeutet halbdurchlässig oder nur durchlässig für Moleküle bis zu einer bestimmten Größe oder eines bestimmten Molekulargewichts. Die Porengröße in der Membran entscheidet allein darüber, welches Molekül die Membran passieren kann und welches nicht. Es ist Zufall oder gut gemeintes Schicksal der Natur, dass die meisten harnpflichtigen Substanzen kleiner sind als jene Substanzen, die man nicht herausdialysieren möchte. Lediglich Vitamine sind zum Teil so klein, dass sie die Poren der Dialysatormembran leider problemlos passieren und während der Hämodialyse vom Blut mit ins Dialysat übertreten. Ein Grund, weshalb Dialysepatienten täglich (an Dialysetagen immer nach der Behandlung) ein wasserlösliches Vitaminpräparat einnehmen.

Stoffaustausch

Der Stoffaustausch (in späteren Kapiteln auch Clearance genannt) wird maßgeblich vom Konzentrationsgradienten bestimmt. Dieser definiert den Konzentrationsunterschied einer Substanz zwischen Blut und Dialysierflüssigkeit. Je größer der Unterschied ist, desto größer wird auch die Molekülmenge sein, die vom Ort der hohen zum Ort der niedrigen Konzentration wandert bzw. – im Fall der harnpflichtigen Substanzen – vom Blut in die Dialysierflüssigkeit. Daher ist es unabdingbar, dass die Dialysierlösung im Dialysator nicht steht, sondern permanent, in der Regel mit 500 ml pro Minute, durch eine frische, unbelastete Lösung ersetzt wird.

> **Merke**
> Je größer der Konzentrationsunterschied einer Substanz in zwei Lösungen ist, die von einer semipermeablen Membran getrennt werden, desto größer ist der Stoffaustausch.

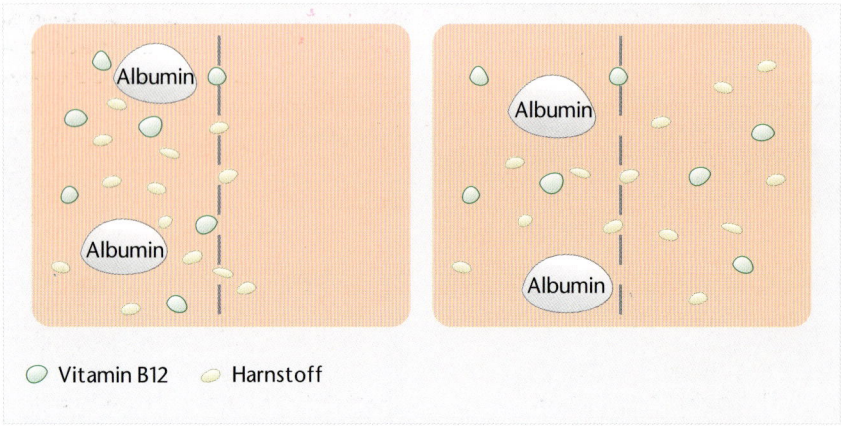

Abb. 5.3: Selektive Diffusion durch eine semipermeable Membran. [L138]

Vitamin B12   Harnstoff

5.2 Osmose

Bei der Osmose wandern nicht die Moleküle, sondern das Wasser. Es bewegt sich vom Ort der niedrigen zum Ort der hohen Konzentration, mit dem Ziel, einen Konzentrationsausgleich zwischen Lösungen zu schaffen, die durch eine semipermeable (halbdurchlässige) Membran voneinander getrennt sind.

Wie ist dieser Übertritt von Wasser durch eine Membran zu erklären? Hierzu starten wir wieder einen Modellversuch mit einem Wassergefäß, das durch eine semipermeable Membran in zwei Hälften unterteilt ist (→ Abb. 5.4). Links befindet sich Wasser mit darin gelösten Zuckermolekülen, rechts reines destilliertes Wasser. Die Poren der semipermeablen Membran zwischen den beiden Flüssigkeitsräumen sind so klein, dass Zuckermoleküle diese nicht passieren können.

Die Zuckermoleküle bewegen sich nach der Brownschen Molekularbewegung frei im Raum, ohne aber dabei von der linken in die rechte Gefäßhälfte zu gelangen. Da sich auch Wassermoleküle mit recht großer Geschwindigkeit frei im Raum bewegen und diese aufgrund ihrer Größe die Poren der Membran passieren können, gelangen Wassermoleküle auf die linke, zuckerhaltige Sei-

te. Einige Wassermoleküle wandern auch von links nach rechts, aber in der Summe wandern mehr Wassermoleküle von rechts nach links, um einen Konzentrationsausgleich zwischen beiden Lösungen zu schaffen. Dadurch steigt der Flüssigkeitsspiegel in der linken, zuckerhaltigen Gefäßhälfte an.

Nach diesem Grundprinzip wird bei der Peritonealdialyse (Bauchfelldialyse) mit einer stark glukosehaltigen Lösung dem gut durchbluteten Peritoneum (Bauchfell) Flüssigkeit entzogen.

> **Merke**
> Bei der Osmose wandert immer die Flüssigkeit **vom Ort der niedrigen zum Ort der hohen Konzentration**, mit dem Ziel, einen Konzentrationsausgleich zwischen den Lösungen zu schaffen.

Nach dem osmotischen Gesetz entstehen in der Natur Flüssigkeitsströme von einem Raum zum anderen, in Zellen hinein oder aus Zellen heraus. Osmotisch wirksame Substanzen sind z. B. Elektrolyte, Glukose, Eiweiße und harnpflichtige Substanzen wie Harnstoff. Flüssigkeitsräume, angereichert mit solchen Substanzen, haben die Fähigkeit, Wasser aus den umliegenden Räumen „anzusaugen", sofern die Lösungen der umliegenden Räume weniger osmotisch wirksa-

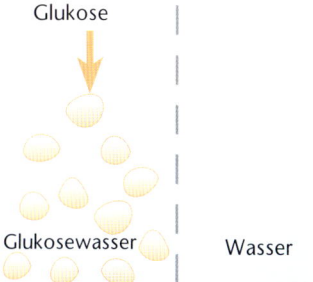
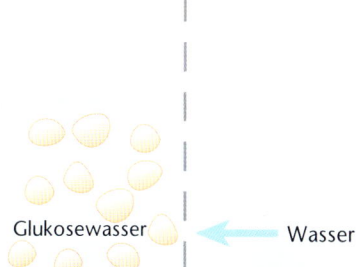

Abb. 5.4: Prinzip der Osmose. [L138]

me Substanzen enthalten. Nachfolgend einige Beispiele in der Natur.

Flüssigkeitseinstrom

■ Beispiel: Kirsche bei Regen

Vielleicht wohnen Sie auf dem Land und in Ihrem Garten steht ein Kirschbaum. Es ist Sommer, die Kirschen sind blutrot, knackigprall und reif zum Pflücken. Aber nun regnet es in der Nacht und am nächsten Morgen sind viele Kirschen aufgeplatzt. Sie denken, der prasselnde Regen war schuld? Richtig, aber nicht so ganz. Folgendes ist passiert:

Regentropfen (destilliertes Wasser) haften auf der Außenhaut (Membran) der Kirsche. Nach dem osmotischen Prinzip wandern nun Wassermoleküle durch die Schale (semipermeable Membran) in das Fruchtfleisch der Kirsche, weil dort eine hohe Zuckerkonzentration herrscht, es dort zuckersüß ist (hohe Osmolarität). Das Flüssigkeitsvolumen in der Kirsche steigt so stark an, dass die Außenhaut nicht mehr standhält und platzt. Fazit: Die Kirschen sind wegen des Flüssigkeitseinstroms nach dem osmotischen Prinzip aufgeplatzt!

■ Beispiel: Ertrinkender im Süßwasser

Ein etwas traurigeres Beispiel für das Prinzip der Osmose liefert ein ertrinkender Mensch im Süßwasser: Sofern dieser nicht beim Eintauchen ins Wasser durch Schock einen akuten Herz-Atem-Stillstand erleidet, atmet er Wasser in seine Lunge. Das Süßwasser, das eine geringere Osmolarität als das umströmende Blut im Kapillarsystem hat, gelangt in die Alveolen (Lungenbläschen). Nach dem osmotischen Prinzip wandert das Wasser blitzschnell durch die Zellmembran ins Blut und erzeugt dort einen erheblichen Verdünnungseffekt, so dass wiederum

nach dem osmotischen Prinzip Wasser in die Erythrozyten eindringen und diese, wie am Beispiel der Kirschen erklärt, zum Platzen bringen. Da sich in den Erythrozyten sehr viel Kalium befindet, wird dieses freigesetzt und der Mensch stirbt, noch bevor er erstickt, am akuten Herztod durch eine Hyperkaliämie.

Plasmolyse

Osmotisch bedingte Flüssigkeitsströme können immer in beide Richtungen entstehen. Wenn Zellen mit Flüssigkeit umgeben sind, die mehr osmotisch wirksame Substanzen beinhalten als sie selbst, dann ist die Fließrichtung umgekehrt als beim Flüssigkeitseinstrom. In diesen Fällen dringt Wasser aus den Zellen in die umströmende Flüssigkeit. Die Zellen verlieren dadurch ihr lebensnotwendiges Wasser, trocknen aus und sterben ab. Dieser Vorgang wird in der Natur auch als Plasmolyse bezeichnet.

Versuch
Nehmen Sie ein Päckchen frische Bäckerhefe. Dieses besteht aus zahllosen lebenden Zellen des einzelligen Hefepilzes *Saccharomyces cerevisiae*. Zerkrümeln Sie eine Portion Hefe (etwa 10 Gramm), geben Sie einen Esslöffel Puderzucker hinzu und kneten Sie sehr schnell, innerhalb von 20 Sekunden, aus dem Ganzen eine Kugel. Legen Sie diese Kugel auf einen Teller. Jetzt brauchen Sie nur noch ein wenig Geduld bei der Beobachtung. Wenn Bewegung in den Klumpen gerät, wissen Sie auch warum:
Der Zucker hat sich in der geringen Feuchtigkeitsmenge der Hefe gelöst. Eine hoch konzentrierte Glukoselösung ist entstanden, die nach dem Prinzip der Osmose das Wasser aus den Hefezellen saugt. Zellwasser wurde freigesetzt, die Kugel ist zerlaufen und die Hefezellen sind zerstört. Es kam zur Plasmolyse.

5.3 Konvektion

Die Konvektion beschreibt die Teilchenbewegung unter Einwirkung einer äußeren Kraft. Im Vergleich zur Diffusion, wo Teilchen (Moleküle) nach dem Brownschen Gesetz in Bewegung sind, werden bei der Konvektion diese Teilchen von ihrer Trägersubstanz ab- und mitgerissen.

Die Konvektion ist ursprünglich ein Begriff aus der Meteorologie und definiert das Aufsteigen von erwärmter Luft bei gleichzeitigem Absinken kälterer Luft in der Umgebung. Konvektion bedeutet also vertikale Luftbewegung. Bei solch einer konvektiven Wetterlage entstehen in der aufsteigenden, abkühlenden Luft Wolken. Die eindrucksvollsten Konvektionswolken sind sicherlich die Gewitterwolken im Sommer. Sie weisen die höchsten Vertikalgeschwindigkeiten auf, die in der Atmosphäre vorkommen, und sind in der Lage, bis zu 10 Zentimeter große Hagelkörner in der Schwebe zu halten. Das Medium Luft reißt also im aufsteigenden Luftstrom die Hagelkörner mit und hält sie in der Schwebe. Dabei handelt es sich um eine konvektive Teilchenbewegung oder, anders gesagt, einen konvektiven Stofftransport.

▪ Beispiel: Hochwasserkatastrophe

Auch eine solche Katastrophe verdeutlicht den konvektiven Stofftransport: Nachdem sich das Hochwasser aus den Straßen und Häusern der überfluteten Orte wieder zurückgezogen hat, bleiben Schlamm und Müll übrig. Alles „Teilchen", die das Wasser konvektiv mitgerissen hat.

▪ Beispiel: Hämofiltration

Die Entgiftung bei der Hämofiltration geschieht ebenfalls nach dem Prinzip der Konvektion. Blut durchströmt den Dialysator. Es findet kein Dialysatfluss statt, sondern dem Blut wird lediglich Wasser entzogen. Von diesem Wasser werden alle Teilchen in der gleichen Konzentration, wie sie im Blut vorkommen, mitgerissen. Doch natürlich nur jene Teilchen, die aufgrund ihrer Größe durch die Poren der Dialysatormembran passen. Parallel dazu wird dem Patienten die gleiche Flüssigkeitsmenge, abzüglich der zu ultrafiltrierenden Menge, in Form einer Substitutionslösung entweder vor dem Dialysator (Prädilution) oder direkt hinter dem Dialysator (Postdilution) wieder zurückgegeben.

5.4 Filtration

Bei der Filtration werden Flüssigkeiten durch poröse Filter geleitet. In der Flüssigkeit enthaltene Partikel oder Moleküle, die größer sind als die Poren der Membran, werden selektiv zurückgehalten. Ob es sich dabei um eine Mikro-, Ultra- oder Nanofiltration handelt, entscheidet allein die Porengröße der Filtermembran (→ Tab. S. 52).

Ultrafiltration

Unter Ultrafiltration verstehen wir in der Dialyse den kontrollierten Flüssigkeitsentzug aus dem Blut des Patienten während der Behandlung. Durch Überdruck auf der Blutseite und Unterdruck auf der Dialysatseite der semipermeablen Dialysemembran tritt Plasmawasser im Dialysator vom Blut in die Dialysierlösung über. Die Filtermembran des Dialysators ist durchlässig für Wasser und Moleküle, je nach Membrantyp unterschiedlich bis zu einem Molekulargewicht von max. 66 000 Dalton und somit knapp unterhalb der Größe von Albumin (→ Tab. S. 52). Nach dem Prinzip der Konvektion (→ Kap. 5.3) enthält die entzogene

Flüssigkeit somit auch alle gelösten Teilchen in gleicher Konzentration, wie sie im Blut vorkommen, die von ihrer Größe her durch die Poren der Filtermembran passen. Diese Flüssigkeit, die dem Patienten mittels Ultrafiltration entzogen wird, nennen wir Ultrafiltrat.

Umkehrosmoseanlage

Eine Umkehrosmoseanlage ist eine Wasseraufbereitungsanlage. Sie trägt ihren Namen daher, weil sie Wasser mit einer Pumpenkraft von 14 bis 20 bar durch eine Filtermembran entgegen dem osmotischen Prinzip, nämlich vom Ort der hohen zum Ort der niedrigen Konzentration presst. Dies ist auch eine Filtration von Wasser, jedoch mit einem Rückhaltevermögen für Partikel mit einer Größe von > 0,0001µm.

Rückhaltevermögen der Filtermembran für Partikel oder Moleküle	
Filtrationsart	**Partikel- oder Molekülgröße**
Mikrofiltration	$\geq$ 0,1 µm
Ultrafiltration	$\geq$ 0,01 µm
Nanofiltration	$\geq$ 0,001 µm
Rückhaltevermögen bei Umkehrosmoseanlagen	$\geq$ 0,0001 µm

5.5 Fässchentheorie nach W. Servos

Nachdem Sie jetzt mit den physikalischen Grundlagen vertraut sind, stellen Sie sich sicherlich die Frage: Wozu benötige ich eigentlich diese Kenntnisse? Wir glauben, Sie benötigen dieses Wissen täglich bei der Verrichtung Ihrer verantwortungsvollen Arbeit am Patienten. Anhand der Fässchentheorie möchten wir Ihnen die einzelnen physikalischen Abläufe am Beispiel eines Dialysepatienten während einer Hämodialysebehandlung darstellen.

In Abbildung 5.5 sehen sie einen dialysepflichtigen Menschen mittleren Alters im normalen Ernährungszustand. Stellen Sie sich einfach vor, dieser Mensch bestände aus drei Fässchen. Daher auch der Name Fässchentheorie. Das erste Fässchen von links stellt den Intravasalraum (Gefäßsystem) dar. Darin befinden sich nur etwa 8 % seiner gesamten Körperflüssigkeit. Das zweite Fässchen, der interstitielle Raum (Zwischenzellraum), enthält ca. 28 % seiner Köperflüssigkeit. In einem dritten Fässchen, dem intrazellulären Raum, befindet sich der größte Teil seiner Körperflüssigkeit, nämlich ca. 64 %.

Für die Hämodialyse stellen wir einen extrakorporalen Kreislauf mit dem ersten Fässchen her, das die zu reinigende Flüssigkeit enthält. Bei einer Dialyse mit einem effektiven Blutfluss von 280 ml/min. wäre nach etwa 20 Minuten das gesamte Körperblut des Patienten einmal durch den Dialysator geflossen. In dieser Zeit wird dem Blut bereits der größte Teil des Harnstoffs durch Diffusion entzogen.

Warum also 5 Stunden Dialysezeit, wenn das Blut schon nach 20 Minuten gut gereinigt ist? Auch diese Frage ist ganz einfach zu beantworten: Wir wollen ja nicht nur die 8 % Blut reinigen, sondern auch die andern zwei Fässchen mit den restlichen 92 % der Körperflüssigkeit. Das Blut benutzen wir dabei nur als Trägersubstanz für den Molekulartransport innerhalb des Körpers bis zum Dialysator. Das bedeutet, dass die Diffusion nicht nur im Dialysator stattfindet, sondern auch zwischen den einzelnen Flüssigkeitsräumen im Körper.

Im ersten oberen Kasten der Abbildung 5.5 sehen Sie die Flüssigkeitsräume eines

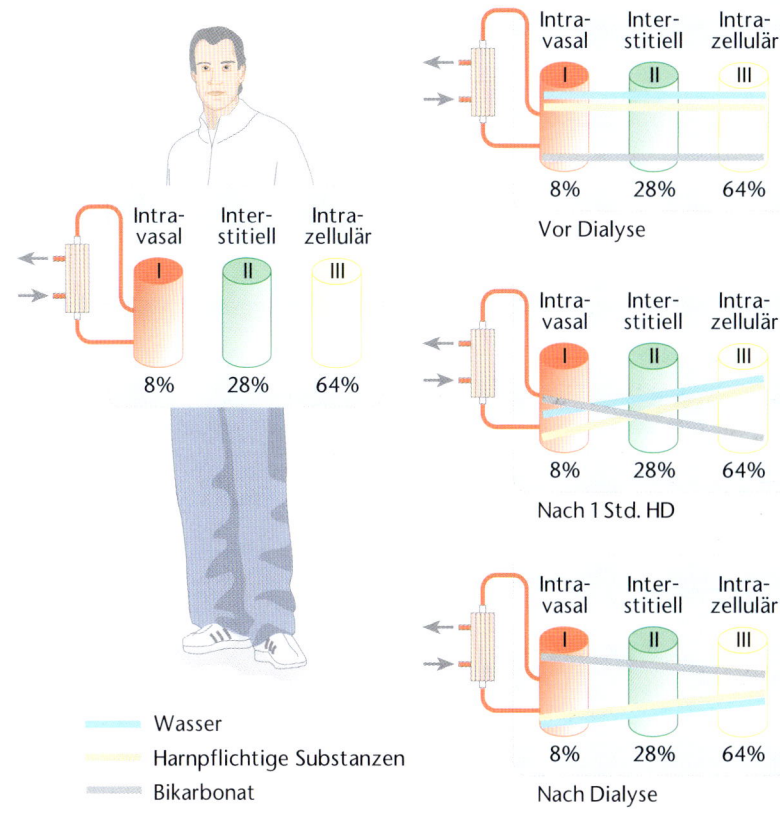

Abb. 5.5: Fässchentheorie nach W. Servos. [L138]

Patienten unmittelbar vor einer Dialysebe-handlung. Sein Wässerungszustand (blaue Linie) ist am oberen Limit. Er hat deutlich Wasser eingelagert, das sich in allen Flüssig-keitsräumen verteilt hat. Auch die harn-pflichtigen Substanzen wie Harnstoff oder Kreatinin (gelbe Linie) sind deutlich er-höht und haben sich in allen Fässchen etwa gleich verteilt. Natürlich nach dem Prinzip der Diffusion – Sie erinnern sich? Die Ausnahme bildet hier das Standard-bikarbonat (graue Linie). Aufgrund einer ausgeprägten metabolischen Azidose ist dieser Wert erniedrigt.

Nun wird der Patient an das Dialysegerät an-geschlossen und sein Blut fließt durch den Dialysator. Die eingelagerte Flüssigkeit wird dem Blut im Dialysator mittels Ultrafiltrati-on entzogen. Die harnpflichtigen Substan-zen wandern nach dem Diffusionsprinzip vom Blut in die Dialysierlösung, Bikarbonat gelangt dagegen von der Dialysierlösung ins Blut, weil die im Gerät programmierte Bi-karbonatkonzentration in der Dialysierflüssigkeit (28–36 mmol/l) deutlich über dem Bikarbonatgehalt des Blutes liegt.

> **Merke**
> Der Diffusionsweg findet immer vom Ort der hohen zum Ort der niedrigen Konzentration statt. Alle Moleküle, die man aus dem Blut entfernen möchte (z. B. Harnstoff oder Kalium), werden der Dialysierflüssigkeit nicht oder nur in reduzierter Form (Kalium) beigemischt. Moleküle, deren Konzentration man im Blut konstant halten möchte (z. B. Natrium), werden in der Dialysierflüssigkeit der Blutkonzentration angeglichen. Moleküle hingegen, die im Blut in einer zu niedrigen Konzentration vorkommen (z. B. Bikarbonat), werden der Dialysierflüssigkeit in erhöhter Konzentration beigemischt.

Im mittleren Kasten der Abbildung 5.5 dialysiert unser Patient nun schon einige Zeit. Die harnpflichtigen Substanzen wie Harnstoff oder Kreatinin sind im Blut schon deutlich reduziert. Dieses gereinigte Blut fließt nun kontinuierlich über das arterielle Gefäßsystem an alle Körperzellen vorbei und belädt sich neu mit harnpflichtigen Substanzen aus dem Gewebe, indem diese aus Fässchen 2 und 3 nach dem Prinzip der Diffusion in Fässchen 1 übertreten.

Die zu ultrafiltrierende Flüssigkeitsmenge wurde dem Blut entzogen. Infolgedessen dickt das Blut im Laufe der Behandlung ein und der Hämatokritwert steigt an. Nach dem Prinzip der Osmose fließt nun Wasser aus den Fässchen 2 und 3 in das erste Fässchen nach. Sie erinnern sich: Nach dem osmotischen Prinzip wandert Wasser vom Ort der niedrigen zum Ort der hohen Konzentration. Aber wehe, Sie entziehen dem ersten Fässchen (Patientenblut) schneller Flüssigkeit, als diese aus Fässchen 2 und 3 nachfließen kann! Dann würde folgendes passieren:

Das zirkulierende Blutvolumen im Gefäßsystem sinkt kontinuierlich ab. Der Druck im Gefäßsystem sinkt. Kompensationsmechanismen wie die Gefäßkontraktion reichen nicht mehr aus, den Blutdruck aufrecht zu erhalten und versagen. Folglich kommt es zum Blutdruckabfall mit Bewusstlosigkeit.

Die Bikarbonatkonzentration im Blut ist aufgrund des Transfers aus der Dialysierflüssigkeit ins Blut wieder angestiegen. Das dem Patienten so zugeführte Bikarbonat wird im Lauf der Behandlung nach dem Prinzip der Diffusion in die Fässchen 2 und 3 übertreten.

Im unteren Kasten der Abbildung 5.5 ist die Dialysezeit unseres Patienten zu Ende. Das Bikarbonat ist von der Dialysierflüssigkeit über das Fässchen 1 in Fässchen 2 und 3 diffundiert. Die metabolische Azidose ist vollständig ausgeglichen. Die harnpflichtigen Substanzen sind in allen 3 Fässchen stark reduziert. In den nächsten Stunden nach der Dialysebehandlung werden sich die Konzentrationen der einzelnen Fässchen nach dem Gesetz der Diffusion ausgleichen.

Kurz nach dem Ende der Hämodialyse ist die Viskosität des Blutes noch erhöht. Nach dem Gesetz der Osmose wird somit in den nächsten Minuten noch überschüssige Flüssigkeit aus Fässchen 2 und 3 in Fässchen 1 (Blut) übertreten und damit den Kreislauf und Blutdruck unseres Patienten stabilisieren.

Unser Patient geht nun mit leeren Fässchen nach Hause. Alles, was seine Nieren nicht mehr ausscheiden, wird sich in seinen Fässchen bis zur nächsten Dialyse ansammeln, sodass der Vorgang wieder von vorne beginnen muss.

Bitte beachten Sie, dass diese Fässchentheorie nur eine stark vereinfachte Schilderung der physikalischen Abläufe bei einem Dialysepatienten außerhalb und während der Dialysebehandlung darstellt und nicht die Komplexität der gesamten physikalisch-biologischen Prozesse eines terminal niereninsuffizienten Menschen berücksichtigt.

Resümee

Die physikalischen Grundlagen sollen Ihnen helfen, die Hintergründe, Abläufe und eventuell auftretende Probleme während der Dialysebehandlung besser zu verstehen. Vieles von dem, was Sie gerade gelesen haben, benötigen Sie als Basiswissen, um Komplikationen während der Behandlung möglichst zügig Ihrer Ursache zuordnen und kompetent und routiniert handeln zu können.

⚠ VORSICHT: Prüfung!

1. Von welchem Ort der Konzentration zu welchem Ort der Konzentration wandern Teilchen (Moleküle) in einer Flüssigkeit nach dem physikalischen Gesetz der Diffusion?

2. Nach wem ist die Molekularbewegung benannt?

3. Was bedeutet der Begriff semipermeabel im Zusammenhang mit der Durchlässigkeit einer Membran?

4. Von welchem Ort der Konzentration zu welchem Ort der Konzentration wandert Wasser nach dem physikalischen Gesetz der Osmose?

5. Was beschreibt das physikalische Gesetz der Konvektion?

6. Was versteht man in der Dialyse unter dem Begriff „Ultrafiltration"?

7. In welche drei Flüssigkeitsräume (Fässchen) wird der menschliche Körper grob unterteilt und wie sind darin in etwa die prozentualen Anteile der Körperflüssigkeit enthalten?

(→ ➕ auf www.pflegeheute.de)

6 Wasseraufbereitung für die Dialyse

Die Fortschritte in der modernen Wasseraufbereitung ermöglichen es uns heute, für jeden Patienten ultrareines Wasser zur Herstellung von Dialysierflüssigkeit zur Verfügung zu stellen.

In diesem Kapitel möchten wir mit Ihnen zusammen den Weg des Wassers, von der Wasseruhr bis zur Permeat-Entnahmestelle am Behandlungsplatz des Patienten, verfolgen, und dabei die eine oder andere technische Raffinesse etwas genauer unter die Lupe nehmen.

6.1 Wasser-vorbehandlung

Prinzipiell wäre jede Umkehrosmoseanlage im Stande, (fast) alle im Wasser gelösten und ungelösten Substanzen zu entfernen. Die Porengröße der Membran erlaubt praktisch nur die Passage von Wassermolekülen und hat ein Rückhaltevermögen für Substanzen mit einer Größe von ca. $\geq 0,0001\ \mu m$. Würde man jedoch Trinkwasser ohne Vorbehandlung direkt zur Umkehrosmoseanlage führen, so würden Verunreinigungen die Poren der Filtermembran verstopfen, z. B. Rost oder Silikate und die Wasserhärte beeinflussenden Elemente (Kalk) Kalzium und Magnesium. Die Filtermodule der Umkehrosmose wären binnen weniger Tage verstopft und nicht mehr zu gebrauchen. Daher bedarf es einer Wasservorbehandlung, bei der alle groben sowie festen Verunreinigungen und Kalzium und Magnesium dem Wasser entnommen werden, bevor es zur Umkehrosmose geleitet wird.

Abbildung 6.1 zeigt die einzelnen Komponenten der Wasservorbehandlung. Vergleichen Sie diese ruhig mal mit der Anlage in Ihrer Dialyseeinrichtung. Sie werden dabei sicherlich (fast) alle Komponenten wieder finden.

Beginnen wir einfach beim Rohwasserzulauf an der Kellerwand. Direkt hinter dem Wasserzulauf befindet sich ein elektrisch gesteuertes Sicherheitsabsperrventil (1), das sich bei Wassereinbruch durch ein Leck im System sofort und sicher verschließt. Das nachfolgende Manometer (2) zeigt ihnen den Wasserdruck auf der Hauptwasserleitung. Es befindet sich an einem Druckminderer, der den Stadtwasserdruck auf den anlagenüblichen Druck reduziert. Danach folgt die Wasseruhr (3), an der Sie oder Ihre Kollegen sicherlich täglich den Wasserverbrauch ablesen. Nun kommen wir schon zur ersten Filterstufe, dem Rückspülfilter.

Rückspülfilter (4)

Dieser Partikelfilter filtert alle festen Substanzen wie Rost oder Sand ab einer Größe von $\geq 50\ \mu m$ aus dem Wasser. Er heißt Rückspülfilter, weil man durch Öffnen der Unterseite die mit Partikel beladene Filteroberfläche in regelmäßigen Zeitabständen freispült und das Spülwasser dabei über einen Schlauch in den Abfluss fließen lässt. Danach fließt das Wasser weiter zum Enthärter.

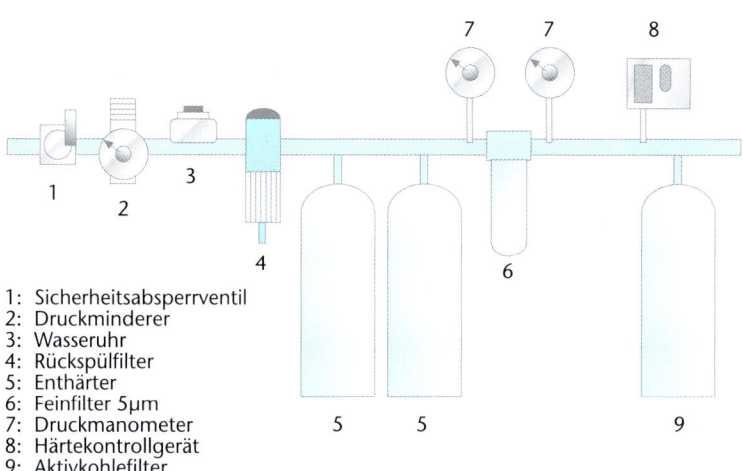

1: Sicherheitsabsperrventil
2: Druckminderer
3: Wasseruhr
4: Rückspülfilter
5: Enthärter
6: Feinfilter 5μm
7: Druckmanometer
8: Härtekontrollgerät
9: Aktivkohlefilter

Abb. 6.1: Komponenten der Wasservorbehandlung. Erklärung der Ziffern im Text. [L138]

Enthärter (5)

Der Enthärter ($\rightarrow$ Abb. 6.2) wird auch Ionenaustauscher genannt, weil er die Ionen Kalzium und Magnesium, die die Wasserhärte beeinflussen, gegen Natrium austauscht. Die Grundlage bilden zwei physikalische Prinzipien: Zunächst zerfallen Salze wie Kalziumchlorid (CaCl), Magnesiumchlorid (MgCl) und Natriumchlorid (NaCl) beim Lösen in Wasser in ihre positiv und negativ geladenen Bestandteile Ca^{++} Cl^-, Mg^{++} Cl^- und Na^+ Cl^-. Auch Trinkwasser enthält alle genannten Ionen, je nach geographischer Lage in mehr oder wenig hoher Konzentration.

Nach der ersten Filterstufe gelangt das Trinkwasser zum Enthärter. Dieser besteht meist aus zwei großen Säulen, gefüllt mit kleinen, negativ geladenen Kunstharzkugeln. Im Enthärter kommt ein weiteres physikalisches Gesetz zum Zuge: Die Bindungskapazität oder die Fähigkeit, sich an ein negativ geladenes Teilchen zu binden, ist bei Ca^{++}

und Mg^{++} aufgrund ihrer 2fach positiven Ladung wesentlich höher als beim 1fach positiven Na^+-Ion.

Die negativ geladenen Kunstharzkugeln beladen sich also mit den positiv geladenen Kalzium- und Magnesium-Ionen, die sie dem vorbeiströmendem Wasser entnehmen. Das Wasser verlässt den Enthärter, befreit von Kalzium und Magnesium. Sind alle Kunstharzkugeln mit Ca^{++} und Mg^{++} beladen, erfolgt die Umschaltung auf die zweite Säule.

Während diese die Wasserenthärtung übernimmt, wird die erste Säule regeneriert. Dazu wird eine gesättigte Kochsalzlösung verwendet, die im Solebehälter (Abb. 6.2) aus Wasser und Natriumchlorid produziert wird. Natriumchlorid finden Sie in Form von Salztabletten in 25-kg-Säcken.

Wie eingangs beschrieben, zerfällt auch Natriumchlorid (Kochsalz) beim Auflösen in Wasser in seine Beistandteile Na^+ und Cl^-. Werden die komplett mit Kalzium und Magnesium beladenen Kunstharzku-

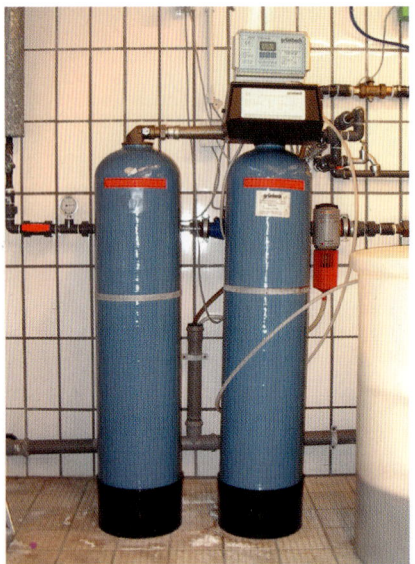 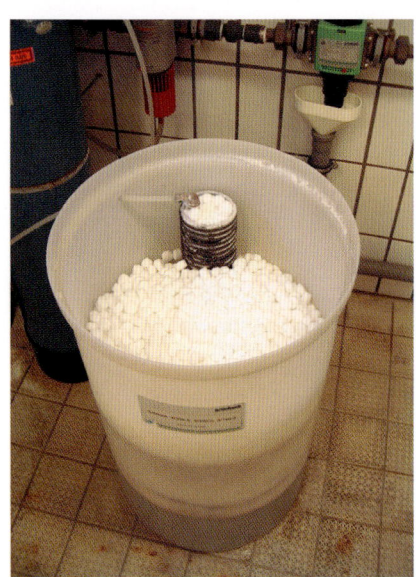

Abb. 6.2: Enthärter (links) und Solebehälter (rechts). [M227]

geln mit einer gesättigten Natriumlösung gespült, so verfügt Natrium, trotz seiner geringen Bindungskapazität über die Fähigkeit, Kalzium und Magnesium von den Kugeln abzusprengen. Dies liegt im Wesentlichen an der höheren Konzentration des Natriums. Nach der Regenerationsphase sind alle Kunstharzkugeln mit Natrium beladen. Es folgt wieder die Umschaltung auf die erste Säule, parallel dazu beginnt die Regeneration in Säule zwei.

Aber warum wird der Enthärter auch Ionenaustauscher genannt? Eine interessante Frage, deren Beantwortung Sie nach dem Studium des nächsten Absatzes selbst vornehmen können.

Fließt nun wieder Trinkwasser über die regenerierten und mit Natrium beladenen Kunstharzkugeln, werden sich die im Wasser befindlichen Kalzium- und Magnesium-Ionen aufgrund der höheren Bindungskapazität an die Kunstharzkugeln binden und dabei Natrium freisetzen.

> **Merke**
> Der Enthärter heißt auch Ionenaustauscher, weil er die Ionen Kalzium (Ca^{++}) und Magnesium (Mg^{++}) gegen Natrium (Na^+) austauscht.

Das Wasser, das den Enthärter wieder verlässt und in Richtung Umkehrosmoseanlage weitergeleitet wird, ist nun von Kalzium und Magnesium befreit und stattdessen mit Natrium angereichert. Dieses Wasser nennen wir Weichwasser.

Hinter dem Enthärter wird in kurzen, regelmäßigen Zeitabständen eine Weichwasserprobe zum Härtekontrollgerät (8) geführt. Ein Härtesensor, bestehend aus einem mit Quellharz gefüllten Säckchen, überprüft kontinuierlich die Resthärte des Wassers. Bei einem Härteeinbruch im Wasser schrumpft das Quellharz und ein Schalter löst einen Härtealarm aus. Die Resthärte im Weichwasser darf nicht über 1° dH liegen.

Feinfilter (6)

Bevor das Weichwasser endgültig der Umkehrosmoseanlage zugeführt wird, muss es noch einen Feinfilter (6) passieren. Solche Feinfilter haben ein Rückhaltevermögen für Partikel von ≥ 5 μm und schützen die hochwertigen Membranen der Umkehrosmose vor Verblockung (Verstopfung) durch feinste Partikel. Um die Filteroberfläche zu vergrößern, sind häufig zwei Filter parallel geschaltet. Feinfilter sind nicht rückspülbar, sondern müssen bei ersten Anzeichen der Verblockung ausgetauscht werden. Daher ist immer ein Manometer (7) davor und eines dahinter (7) geschaltet. Ist der Wasserdruck hinter dem Feinfilter um mehr als 1 bar geringer als davor, ist das ein klares Signal dafür, dass der Filter verblockt ist und bald von einem Techniker ausgetauscht werden sollte.

Aktivkohlefilter (9)

Ein Aktivkohlefilter ist eine optionale Komponente der Wasservorbehandlung und wird meist nur an Standorten eingesetzt, an denen Leitungswasser aufgrund einer behördlichen Verordnung Chlor zugesetzt wurde, um bakterielle Verunreinigungen im Trinkwasser zu verhindern.

Aktivkohlefilter haben die Aufgabe, das von den Wasserwerken zugesetzte Chlor wieder aus dem Wasser zu entfernen. Anstelle des Aktivkohlefilters können neuere Anlagen auch einen speziellen Chlorfilter besitzen, der die gleiche Aufgabe erfüllt.

6.2 Umkehrosmoseanlage

Wie Sie in Abbildung 6.3 sehen, sind alle Komponenten der Umkehrosmoseanlage mit angeschlossener Ringleitung in einen großen Wasserkreislauf eingebunden. Verfolgen Sie einfach die Flussrichtung des Wassers, beginnend beim freien Einlauf (A), über Pumpe (B), Membranfiltermodule (C) und Ringleitung (F) bis zu den Entnahmestellen (G) im Behandlungszimmer und wieder zurück zum freien Einlauf (A). Das überschüssige Wasser, das der Ringleitung auf ihrem Weg durch das Dialysezentrum nicht entnommen wurde, fließt wieder zur Wasseraufbereitung zurück.

Freier Einlauf (A)

Das vom Enthärter bzw. vom Feinfilter kommende Weichwasser wird nun dem freien Einlauf der Umkehrosmose zugeführt. Man könnte diesen Behälter auch Wasservorratsdepot nennen. Hier werden die Temperatur und die Leitfähigkeit des Weichwassers gemessen. Mit sinkender Wassertemperatur reduziert sich die Leistungsfähigkeit der Membranfiltermodule, des Kernstücks der Wasseraufbereitung. Gerade im Winter bei starken Frostperioden kann dies zum Problem werden. Neuere Umkehrosmoseanlagen haben daher im freien Einlauf eine Heizspirale, die das Weichwasser bei Bedarf anwärmt. Weiterhin sorgt ein Schwimmerschalter dafür, dass der Weichwasserzufluss bei Erreichen des maximalen Füllstands gestoppt wird.

Membranfiltermodule (C)

Eine Hochleistungspumpe befördert das Weichwasser nun zu den Membranfilter-

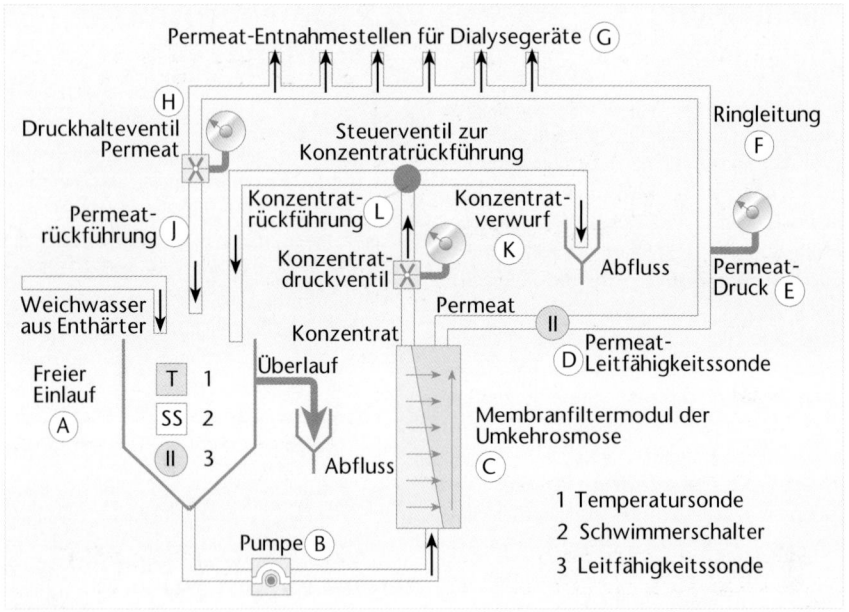

Abb. 6.3: Flussschema einer Umkehrosmoseanlage mit Ringleitungssystem. Die Bedeutung der Großbuchstaben wird im Text erläutert. [L138]

modulen, dem Zentrum der Umkehrosmoseanlage, und presst es mit einem Druck zwischen 14 und 20 bar durch die semipermeable Membran der Wickelmodule. Die Bezeichnung Wickelmodul ergibt sich aus deren Konstruktion: Wie Sie in Abb. 6.4 sehen, sind um ein Sammelrohr bis zu 10 mehrschichtige Membrantaschen gewickelt.

Jede einzelne Membrantasche besteht aus zwei semipermeablen Membranen (halbdurchlässig oder durchlässig für Substanzen bis zu einer bestimmten Größe) mit einem innen liegenden Permeat-Zwischenraum. Alle Seitenränder der Membrantaschen sind fest verklebt, außer jener, die zum Sammelrohr führt. Das durch die semipermeable Membran durchgepresste (permeierte) Wasser hat jetzt die Qualität von destilliertem Wasser und wird innerhalb der Membrantasche über den Permeat-Zwischenraum zum Sammelrohr geleitet. Jede ein-

zelne Membrantasche umschließt am Sammelrohr feinste Löcher, über die das Permeat abgeleitet wird.

Wie Sie sicher bereits festgestellt haben, sprechen wir jetzt nicht mehr von Weichwasser, sondern von **Permeat**. Der Begriff ist vom lateinischen Wort permeare abgeleitet, was hindurchgehen bedeutet. Wenn eine Substanz durch eine semipermeable (halbdurchlässige) Membran tritt, nennt man dies permeieren; permeiertes Wasser wird als Permeat bezeichnet.

Und zu Erinnerung noch einmal die Erklärung eines Begriffs, den wir schon in Abschnitt 5.4 kennen gelernt haben: Umkehrosmoseanlage. Die Anlage heißt so, weil sie Wasser durch eine Membran vom Ort der hohen zum Ort der niedrigeren Konzentration presst, also entgegengesetzt zum osmotischen Prinzip arbeitet.

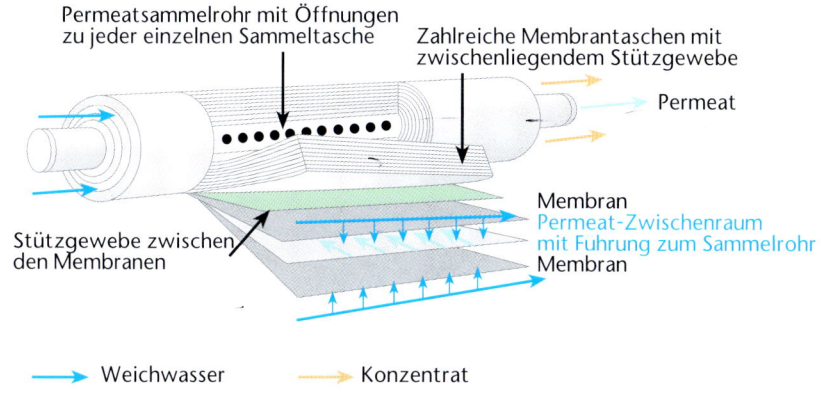

Permeatsammelrohr mit Öffnungen zu jeder einzelnen Sammeltasche

Zahlreiche Membrantaschen mit zwischenliegendem Stützgewebe

Permeat

Stützgewebe zwischen den Membranen

Membran
Permeat-Zwischenraum mit Führung zum Sammelrohr
Membran

→ Weichwasser   → Konzentrat

Abb. 6.4: Schematische Darstellung eines Wickelmoduls. [L138]

Moderne, ökonomisch arbeitende Umkehrosmoseanlagen produzieren aus 100 Liter Weichwasser etwa 70–80 Liter Permeat. Ihre Ausnutzung liegt also bei 70–80 %. Das restliche Wasser, das nicht die Membran der Wickelmodule passiert, sondern das Modul als Konzentrat wieder verlässt, beinhaltet in hoher Konzentration alle (ca. 99 %) im Weichwasser gelösten Substanzen. Ein Teil des Konzentrats wird direkt in den Abfluss (K) geleitet, der verbleibende Teil fließt über die Konzentratrückführung (L) wieder in den freien Einlauf (A) zurück. Auf diese Weise wird teures Trinkwasser eingespart.

> **Merke**
> Verwechseln Sie das Konzentrat, das in der Umkehrosmoseanlage entsteht, nicht mit dem Konzentrat, das am Dialysegerät zum Einsatz kommt. Der Begriff ist im Dialysesprachgebrauch leider doppelt vergeben. Normalerweise müsste das Konzentrat der Umkehrosmoseanlage „Rententat" (das Zurückgehaltene) heißen. Aber so nennt man es (leider) nun mal nicht.

Permeat-Ringleitung (F)

Nachdem das Permeat die Membranfiltermodule verlassen hat, wird es mittels einer Leitfähigkeitssonde (D) auf Elektrolytrückstände überprüft. Wie das mit der Leitfähigkeit (LF) genau funktioniert, erfahren Sie in Kapitel 7. Aber eines schon mal vorweg: Enthält das Wasser keine Elektrolyte mehr, was bei Permeat zu etwa 99 % zutrifft, so besitzt es auch nicht mehr die Fähigkeit, Strom zu leiten. Die Permeat-LF liegt daher üblicherweise nur noch bei ca. 10–30 µS. Ist sie höher, deutet dies auf einen Defekt innerhalb der Anlage hin. Ein geräteseitiger Alarm wird in der Regel erst bei 50 µS ausgelöst.

Anschließend wird das Permeat über ein Ringleitungssystem (F) in die einzelnen Behandlungsräume (G) geleitet. Schauen Sie in Ihrem Osmoseraum einfach mal hoch zur Decke oder zur Wand. Irgendwo verlässt die Permeat-Ringleitung den Raum und tritt an einer anderen Stelle wieder ein. Das überschüssige Permeat wird nicht verworfen, sondern wieder dem freien Einlauf der Umkehrosmoseanlage zugeführt.

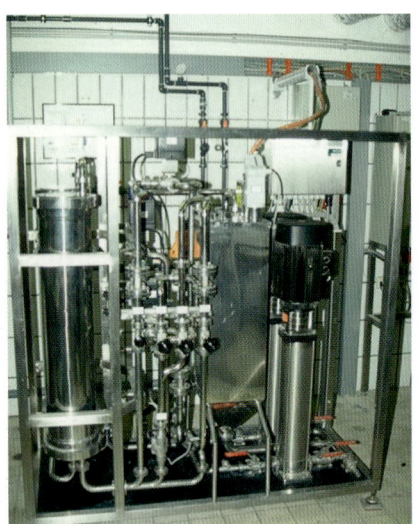

Abb. 6.5: Umkehrosmoseanlage der Firma S-MED Medizintechnik GmbH. [M227]

Der gewünschte Permeatdruck in der Ringleitung wird über das Druckhalteventil (H) erzeugt und über die Druckmessung (E) ermittelt.

Merke
1. Hartwasser: Als Hartwasser bezeichnen wir das Trinkwasser vom Wasserzulauf bis zum Enthärter.
2. Weichwasser: Der Enthärter (Ionenaustauscher) produziert Weichwasser, indem die Härtebildner Kalzium und Magnesium gegen Natrium ausgetauscht werden. Weichwasser hat eine maximale Resthärte von $1°$ dH.
3. Permeat: Die Umkehrosmoseanlage produziert Permeat, indem Weichwasser mit einem sehr hohen Druck durch eine semipermeable Membran mit einem Rückhaltevermögen für Substanzen von $\geq 0,0001$ µm gepresst wird und dabei alle (ca. 99 %) gelösten Substanzen zurückgehalten werden.

Leckageüberwachung

Hohe Wasserdurchflussmengen, eine aufwändige Technik mit vielen Ventilen und Rohrverbindungen und nicht zuletzt versicherungstechnische Sicherheitsaspekte erfordern eine permanente Überwachung der Wasseraufbereitungsanlage auf Leckagen mit Wassereinbruch ins Gebäude.

Die Abbildungen 6.6 a und b zeigen zwei der gängigsten Modelle der „Wasserwächter", wie sie auch genannt werden. Sollten die frei liegenden Pole mit Wasser in Berührung kommen, löst schon die geringste Leitfähigkeit einen Alarm aus. Die Umkehrosmoseanlage schaltet sofort ab und das elektrisch gesteuerte Sicherheitsabsperrventil am Hauptwasserzulauf ($\rightarrow$ Abb. 6.1) schließt. Zusätzlich wird im Überwachungsstützpunkt durch einen akustischen und optischen Alarm auf Wassermangel und Wassereinbruch hingewiesen. Auch im entferntesten Dialyseraum wird dieses Ereignis nicht unbemerkt bleiben. Den Wassermangel bemerken natürlich auch die Dialysegeräte, die ebenfalls Alarm auslösen. Ihre Aufgabe ist es, neben der möglichen Ursachenbeseitigung die Patienten zu beruhigen und mit großer Sorgfalt die Dialysegeräte zu überwachen, denn ein wasserseitiger Alarm zieht häufig einen blutseitigen Alarm nach sich.

Tipps für die tägliche Praxis
1. Bei Wassermangelalarm am Dialysegerät (dialysatseitiger Alarm) läuft zunächst die Blutpumpe weiter. Das sollte Sie jedoch nicht davon abhalten, stetig nach den pfeifenden Geräten zu schauen. Je nach Gerätetyp ändert sich in einem solchen Fall der Transmembrandruck (TMP), was einen blutseitigen Alarm mit Blutpumpenstillstand hervorruft. Bleibt dies von Ihnen unbemerkt, wird das Blut im extrakorporalen System gerinnen und das Chaos ist endgültig perfekt.

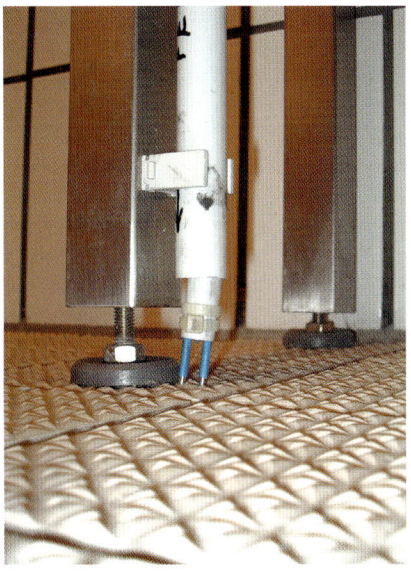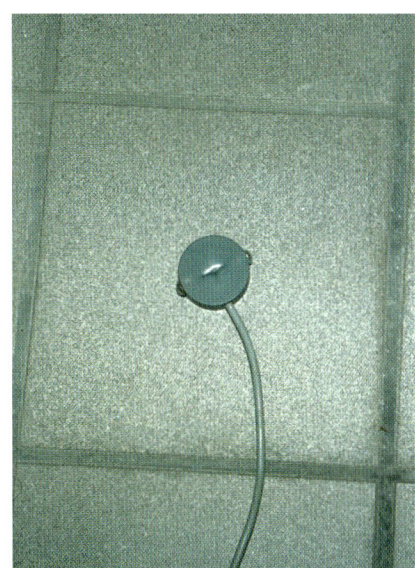

Abb. 6.6 a, b: Leckageüberwachung über Leitfähigkeitssonde. [M227]

2. Wenn Sie über die etwas ältere Version des Wasserwächters (→ Abb. 6.6 b) verfügen, lassen Sie bitte das Kabel mit der LF-Sonde unbedingt auf dem Boden liegen, um einen evtl. Wassereinbruch frühzeitig zu erkennen.

3. Bei hohen Außentemperaturen im Sommer sind die Böden in kalten Kellerräumen häufig mit Kondenswasser feucht belegt. Die Folge sind Fehlalarme bei LF-Sonden in der Kabelversion (→ Abb. 6.6 b). Abhilfe schafft hier ein Einmalhandtuch aus Papier, das Sie zwischen Boden und LF-Sonde legen.

4. Wenn Sie das Reinigungspersonal bitten, den Osmoseraum zu putzen, dann zeigen Sie ihm vorher unbedingt die LF-Sonde der Umkehrosmoseanlage und informieren Sie es darüber, dass diese nicht nass werden darf. Sie ersparen sich damit eine Menge Unruhe im Zentrum.

Standby-Betrieb

Außerhalb des Dialysebetriebs wird die Umkehrosmoseanlage entweder manuell oder timergesteuert ausgeschaltet. Sie befindet sich jetzt im Standby-Modus und läuft programmgesteuert, in der Regel alle 4 Stunden für etwa 30 Minuten, an und spült dabei das gesamte Ringleitungsnetz mit frischem Permeat, um einer Verkeimung vorzubeugen.

Auch jetzt ist der Wasserwächter im Osmoseraum aktiv. Aber was wäre, wenn an einem Behandlungsplatz eine Leckage entstünde? Bliebe das unbemerkt? Natürlich nicht! Die technische Lösung dazu ist banal – am besten ist, Sie nehmen zur Erklärung Abbildung 6.3 zur Hand.

Zwei Voraussetzungen bedarf es zur Leckagenüberwachung:

1. Der Enthärter ist außer Betrieb und liefert **kein** Weichwasser mehr in den freien Einlauf (A).

2. Das Steuerventil zur Konzentratrückführung ist so geschaltet, dass das gesamte Konzentrat (L) aus den Membranfiltermodulen (C) wieder in den freien Einlauf zurückgeführt wird. Es wird also **kein** Konzentrat in den Abfluss geleitet.

Während der Spülphase bleibt somit die Wassermenge im gesamten Kreislauf zu 100 % konstant und fließt lediglich im Kreis. Ein Leck im System, egal an welcher Stelle, würde eine Wasserreduktion im freien Einlauf herbeiführen. Ein Drucksensor am Boden des Behälters würde dies sofort registrieren und die Spülphase stoppen.

Bedienung und Kontrolle

Eine moderne Wasseraufbereitungsanlage kann so programmiert werden, dass sie sich zu voreingestellten Uhrzeiten automatisch ein- und ausschaltet. Die tägliche Kontrolle über den ordnungsgemäßen und störungsfreien Zustand der Anlage übernimmt in der Regel eine Pflegekraft. Sie kontrolliert diverse Betriebswerte wie Leitfähigkeiten, Druckwerte, Wassermengen und Wassertemperaturen und dokumentiert diese, versehen mit Datum, Uhrzeit und Unterschrift, in einem Anlagenprotokoll. Diese Kontrolle sollte frühestens 45 Minuten nach dem Einschalten der Anlage erfolgen. Erst dann sind alle Betriebswerte in einem stabilen Bereich.

> **Merke**
> Der Anwender, also das Pflegepersonal, muss die Betriebswerte notieren, der Techniker muss diese kontrollieren und interpretieren.

Bei immer weniger Technikerpräsenz im Dialysezentrum ist es jedoch sinnvoll, wenn auch Pflegekräfte die dokumentierten Betriebswerte im Groben interpretieren können. Sie sollen natürlich nicht die Aufgabe der Techniker übernehmen, aber Sie sollten in der Lage sein, Unregelmäßigkeiten oder von der Norm abweichende Betriebswerte wahrzunehmen, um frühzeitig reagieren zu können.

Die Hersteller der Wasseraufbereitungsanlagen bieten den Dialysebetreibern an, im Rahmen eines Wartungsvertrags die tägliche Kontrolle der Betriebswerte online zu übernehmen. Auf diesem Wege können sogar schon kleinere Probleme behoben werden. Nur das Nachfüllen des Kochsalzes in den Solebehälter zum Regenerieren des Enthärters kann noch nicht online ausgeführt werden. Hier wird auch künftig Ihre Handarbeit gefordert sein.

> **Resümee**
> Dieses Kapitel gewährte Ihnen einen Überblick das gesamte Spektrum zum Thema „Wasseraufbereitung" und soll Sie dazu animieren, die einzelnen Verfahrensschritte und technischen Komponenten mit jenen in Ihrem Hause zu vergleichen. Fragen Sie ruhig Ihren Techniker oder einen technisch versierten Kollegen, ob er Sie bei Ihrer Stippvisite im Osmoseraum begleitet. Wir versprechen Ihnen: Sie werden einige Aha-Erlebnisse haben.

⚠ **VORSICHT: Prüfung!**

1. Nennen Sie mindestens 2 von 4 Komponenten der Wasservorbehandlung, die direkten Einfluss auf die Wasserbehandlung vor der Zuführung zur Umkehrosmoseanlage nehmen!

2. Welche Funktion hat der Rückspülfilter?

3. Welche Funktion hat der Enthärter oder Ionenaustauscher?

4. Wie wird das Wasser genannt, das den Enthärter (Ionenaustauscher) verlässt?

5. Warum heißt die Wasseraufbereitungsanlage „Umkehrosmoseanlage"?

6. Welche Funktion hat der Wasserwächter?

(→ ➕ auf www.pflegeheute.de)

7 Herstellung der Dialysierflüssigkeit

Nachdem Sie in Kapitel 6 den Weg des Wassers von der Wasseruhr bis zur Permeat-Entnahmestelle am Behandlungsplatz des Patienten kennen gelernt haben, möchten wir nun mit Ihnen zusammen den weiteren Weg des Wassers im Dialysegerät verfolgen.

In Abbildung 7.1 sehen Sie den Dialysierflüssigkeitskreislauf eines fiktiven Dialysegeräts mit den wichtigsten technischen Komponenten in rein schematischer Darstellung. Wir haben uns bewusst dazu entschlossen, Ihnen nur eine Auslese von weit über hundert Hydraulikkomponenten vorzustellen. Denn haben Sie deren Funktion einmal verstanden, können Sie guten Gewissens von sich behaupten zu wissen, wie ein Dialysegerät funktioniert.

Wir folgen dem offiziellen Sprachgebrauch und lassen den Begriffen Dialysierflüssigkeit und Dialysat die richtige Bedeutung zukommen: Als **Dialysierflüssigkeit** wird die frisch aufbereitete, noch unbelastete Dialysierlösung vom Dialysegerät bis zum Dialysatoreingang bezeichnet. Unter **Dialysat** versteht man die verbrauchte, mit harnpflichtigen Substanzen belastete Lösung, die den Dialysator wieder verlässt und ins Dialysegerät zurück in Richtung Abfluss fließt.

Außerhalb der Desinfektionsphase bleiben die frisch aufbereitete Dialysierflüssigkeit und das verbrauchte Dialysat stets streng voneinander getrennt und kommen an keiner Stelle im hydraulischen System miteinander in Berührung. Verfolgen wir nun den Weg durch das Dialysegerät, so stoßen wir zuerst auf den Wärmetauscher.

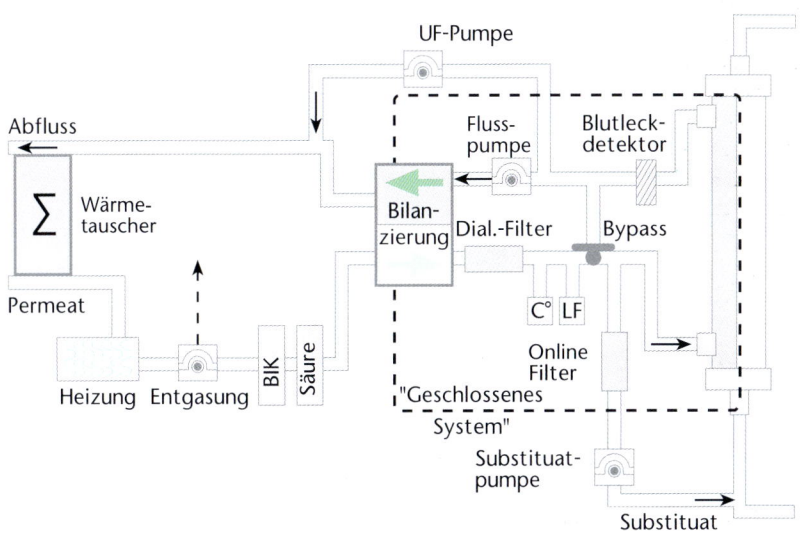

Abb. 7.1: Dialysierflüssigkeitskreislauf eines fiktiven Dialysegeräts. [L138]

7.1 Wärmetauscher und Heizung

Die Erwärmung der Dialysierflüssigkeit erfolgt in zwei Arbeitsschritten. Zunächst fließen Permeat und verbrauchtes Dialysat räumlich streng voneinander getrennt durch einen Wärmetauscher. Darin wird die Wärme des verbrauchten Dialysats auf das Permeat übertragen. Dies spart teure Energie bei der eigentlichen Permeat-Erwärmung. Diese erfolgt mittels eines Heizstabs im Heizblock. Darin wird das Permeat auf die eingestellte Temperatur aufgeheizt. Die Temperatur wird kurz vor dem Verlassen der Dialysierflüssigkeit aus dem Dialysegerät in Richtung Dialysator von einem Temperatursensor kontrolliert. Dieser dient auch zur Steuerung der Heizung und justiert die Temperatur stets auf den eingestellten Wert.

7.2 Entgasung

Im Wasser ist eine große Menge Luft physikalisch gelöst. Diese Menge ist nicht konstant, sondern steht im direkten Verhältnis zu Temperatur und Druck. Je niedriger die Wassertemperatur und je höher der Druck ist, dem das Wasser unterliegt, desto mehr Luft kann in ihm gelöst werden. Bei der Aufbereitung der Dialysierflüssigkeit wird Wasser erwärmt und während der Dialyse mittels Unterdruck ultrafiltriert. Würde man die im Wasser gelöste Luft in einem vorherigen Arbeitsgang nicht entfernen, so ginge sie während der Dialysebehandlung vom physikalisch gelösten in den ungelösten Zustand über und würde als Luftblasen im Dialysator erscheinen. Jede Luftblase, die den Kontakt der Dialysierflüssigkeit zur Dialysemembran verhindert, reduziert auch die Blutreinigung (Clearance) während der Dialysebehandlung. Daher ist eine Permeat-Entgasung vor der Aufbereitung der Dialysierflüssigkeit unabdingbar.

Die Entgasung erfolgt bei fast allen Dialysegeräten mittels Druckreduzierung und Verquirlung der Flüssigkeit. Dabei wird das Permeat in einer Kammer, in der ein Unterdruck besteht, durch eine Engstelle (Drossel) gezwungen. Die dabei aufgequirlten Gase werden im Anschluss über eine Luftabscheidepumpe dem System entnommen.

7.3 Zutaten

Für die Aufbereitung der Dialysierflüssigkeit wird als Lösungsmittel Wasser (Permeat) benötigt. Das verwendete Wasser hat praktisch die Qualität von destilliertem Wasser, wird von der Umkehrosmoseanlage produziert und über ein Ringleitungssystem zum Dialysegerät geleitet. Unter Zugabe der beiden Konzentratkomponenten Säure und Bikarbonat erfolgt die Aufbereitung zu Dialysierflüssigkeit. Grob kann die Beimischung der einzelnen Substanzen zum Permeat in vier Konzentrationsvarianten unterteilt werden:

- **Keine Beimischung:** Alle Substanzen, die dem Patienten in maximal möglicher Größenordnung entzogen werden sollen (harnpflichtige Substanzen), werden dem Permeat logischerweise nicht beigemischt.
- **Geringe Beimischung:** Eine Substanz, z. B. Kalium, die dem Patienten nur teilweise entzogen werden soll, wird dem Permeat nur in geringer Konzentration von meist 2 mmol/l beigemischt.
- **Physiologische Beimischung:** Substanzen wie Natrium, Kalzium, Magnesium und Glukose werden oft den Normalwerten eines gesunden Menschen angepasst und somit in physiologischer Größenordnung dem Permeat beigemischt.

- **Große Beimischung:** Der Bikarbonatgehalt im Blut des Patienten ist vor der Behandlung meist erniedrigt. Daher erfolgt die Beimischung von Bikarbonat zum Permeat in deutlich höherer Konzentration, als sie üblicherweise im Patientenblut vorkommt. Der Patient erhält also über den Weg des Dialysators diffusiv Bikarbonat als Puffersubstanz.

Die heute übliche Bikarbonatdialyse erfordert, dass Bikarbonat als separates Konzentrat, streng getrennt von den Ionen Kalzium und Magnesium, bevorratet wird.

Das Problem besteht darin, dass in wässriger Lösung Bikarbonat mit Kalzium und auch in geringem Maße mit Magnesium zu unlöslichem Kalk ausfällt. Daher sind die Ionen Kalzium und Magnesium im Säurekonzentrat streng getrennt vom basischen Bikarbonatkonzentrat, welches als Granulat oder Konzentrat angeboten wird. Erst im Dialysegerät werden die beiden Konzentrate (Säure und Bikarbonat) dem Permeat beigemischt.

Bikarbonatkonzentrat

Die Gefahr der Verkeimung, die Ausgasung von Kohlendioxid an heißen Sommertagen und nicht zuletzt die hohen Transport- und Lagerkosten von Flüssigkonzentrat haben dazu geführt, dass Bikarbonatkonzentrat nicht mehr in flüssiger Form, sondern fast ausschließlich nur noch in Granulatform verwendet wird. Ob flüssig oder Granulat, der Inhalt ist gleich und besteht immer aus Natrium und Bikarbonat ($NaHCO_3$).

Säurekonzentrat

Säurekonzentrat hingegen ist flüssig und beinhaltet in hochkonzentrierter Form alle anderen Ionen, die zur Aufbereitung von Dia-lysierflüssigkeit benötigt werden. Im Einzelnen sind dies Kaliumchlorid, Kalziumchlorid, Magnesiumchlorid und der Rest an Natriumchlorid. In wässriger Lösung zerfallen die Ionen in ihre positiven und negativen Bestandteile (K^+, Ca^{++}, Mg^{++}, Na^+ und Cl^-). Um den pH-Wert später in der gebrauchsfertigen Lösung stabil zu halten, ist dem Säurekonzentrat noch ein kleiner Teil Azetat (CH_3COO^-) beigemischt.

Der Zusatz von Glukose – meist 1 g/l (100 mg/dl) in der gebrauchsfertigen Lösung – soll hohen Energieverlusten während der Dialyse und hypoglykämischen Episoden bei Diabetikern vorbeugen.

7.4 Proportionierung

Auf dem Dialysesektor haben sich zwei verschiedene Systeme der Proportionierung (Steuerung der Konzentratbeimischung) etabliert. Der Hersteller FMC (Fresenius Medical Care; im Folgenden „Fresenius" genannt) proportioniert in seinen Dialysegeräten rein volumetrisch, die Dialysegeräte aller anderen Hersteller proportionieren hingegen leitfähigkeitsgesteuert.

Volumetrisch gesteuerte Proportionierung

Wie das Wort volumetrisch schon sagt, wird die Zugabe der beiden Konzentrate Säure und Bikarbonat über das Volumen gesteuert. Die altbekannte Formel 1:34 ist bei der Bikarbonatdialyse nur noch begrenzt anwendbar. Sie stammt aus den Zeiten, als zur Pufferung der Dialysierflüssigkeit anstelle von Bikarbonat noch Azetat genutzt wurde. Bei der Azetatdialyse wird nur ein einziger Konzentratkanister benötigt, der alle Elektrolyte enthält. Dies ist möglich, da Azetat keine chemische Verbindung mit Kalzium und Magnesium eingeht. Das Mischungsverhältnis ist in der Grundeinstellung: 1 Teil Konzentrat zu 34 Teilen Permeat ergibt 35 Teile Dialysierflüssigkeit.

Bei der heute üblichen Bikarbonatdialyse hingegen setzt sich das Mischungsverhältnis in der Grundeinstellung zwischen Permeat und Konzentraten wie folgt zusammen:
- 32,775 Teile Permeat
- 1,225 Teile Natriumbikarbonat
- 1 Teil Säurekonzentrat

Die beiden Konzentratpumpen arbeiten mit fest eingestellten Hubvolumen. Ändern Sie als Anwender die Einstellung zu Bikarbonat- und Natriumgehalt in der Dialysierflüssigkeit, so ändert sich nicht das Hubvolumen der jeweiligen Konzentratpumpe, sondern die Geschwindigkeit, mit der die Konzentratpumpen arbeiten.

Die Soll-Einstellungen von Natrium und Bikarbonat in der Dialysierflüssigkeit werden vom Anwender in mmol/l programmiert. Nach dieser patientenspezifischen Einstellung weiß das Dialysegerät genau, welche Menge an Säure- und Bikarbonatkonzentrat es den 32,775 Teilen Permeat beimischen muss, um die programmierte Ionenkonzentration in der Dialysierflüssigkeit zu erreichen.

Als Kontrolle korrekter Elektrolytkonzentration in der Dialysierflüssigkeit dient die (Gesamt-)Leitfähigkeit, die Sie als Anwender auf Plausibilität prüfen sollten. Befindet sich die Leitfähigkeit im plausiblen Bereich, können Sie davon ausgehen, dass die Zusammensetzung der Dialysierflüssigkeit stimmt.

Die Leitfähigkeitsmesszelle befindet sich zusammen mit dem Temperatursensor im hydraulischen System kurz vor dem Ausgang der Dialysierflüssigkeit zum Dialysator.

Leitfähigkeitsgesteuerte Proportionierung

Alle Dialysegeräte, außer den Geräten der Firma Fresenius, werden über die Leitfähigkeit gesteuert. Die beiden Konzentratpum-

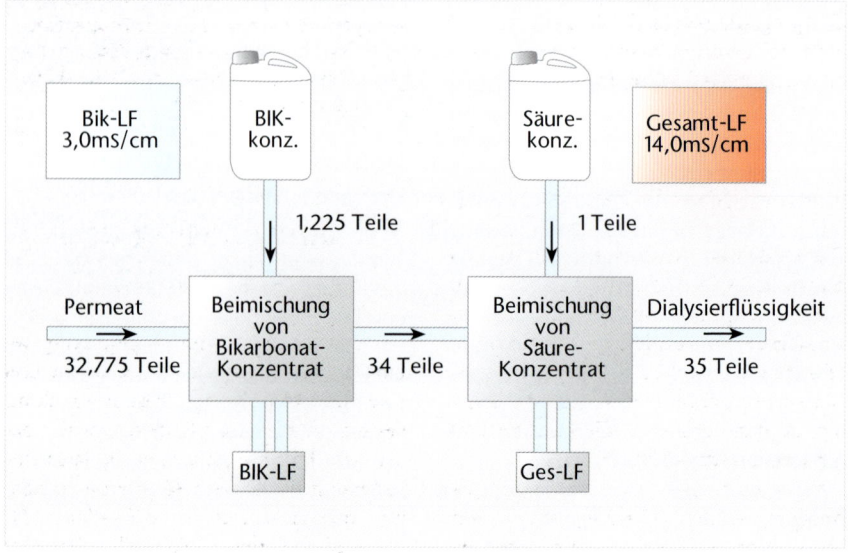

Abb. 7.2: Leitfähigkeitsgesteuerte Proportionierung. [L138]

pen fördern zwar ebenfalls volumetrisch, sind aber leitfähigkeitsgesteuert. Dies bedeutet, dass Sie als Anwender bei der Eingabe der Behandlungsparameter in der Regel zwei Zielleitfähigkeiten programmieren. Darüber hinaus gibt es auch leitfähigkeitsgesteuerte Dialysegeräte, an denen die Elektrolytkonzentrationen in mmol/l eingegeben werden. Geräteseitig werden diese Werte dann in Zielleitfähigkeiten umgerechnet.

Bei der leitfähigkeitsgesteuerten Proportionierung wird dem Permeat dabei zuerst das Bikarbonatkonzentrat zugeführt, bis die eingestellte Bikarbonatleitfähigkeit erreicht ist. Danach kommt Säurekonzentrat hinzu, bis die Gesamtleitfähigkeit in der Dialysierflüssigkeit vorliegt. Messzellen kontrollieren dabei die einzelnen Leitfähigkeiten und steuern die Konzentratpumpen. Registrieren die Messzellen Abweichungen, lösen sie einen Alarm aus und die Bypassstellung wird aktiviert ($\rightarrow$ 7.8).

Somit müssen Sie als Anwender nur den ärztlichen Anordnungen folgen. Die geräteseitige Plausibilitätsprüfung zur Leitfähigkeit entfällt. Entweder das Dialysegerät erreicht die programmierten Leitfähigkeiten oder nicht. Wenn nicht, ist es defekt und würde auch keinen Dialysebetrieb zulassen.

tronen. Messelektroden erfassen dabei die Gesamtzahl der Ionen/Elektronen und zeigen die Leitfähigkeit (LF) in Millisimens (mS) an.

Da die Dialysierflüssigkeit verschiedene Elektrolyte in unterschiedlichen Konzentrationen enthält, kann über die Gesamtleitfähigkeit keine Aussage über die Konzentration einzelner Salze getroffen werden. Die Gesamtleitfähigkeit steht somit direkt proportional zur Gesamtmenge der in der Flüssigkeit gelösten Salze.

Die Leitfähigkeit ist temperaturabhängig und steigt pro $^\circ$C um 1,8 %. Aus diesem Grund sind die Messsysteme der Hämodialysegeräte alle temperaturkompensiert. Wäre das nicht der Fall, würde bei Änderung der Dialysattemperatur sich auch die LF verändern. Die Temperaturkompensation wirkt dem entgegen und hält die Leitfähigkeit, unabhängig der vorliegenden Temperatur, konstant.

> **Merke**
> Die Leitfähigkeit (LF) am Dialysegerät steht in direktem Zusammenhang mit der Konzentration der in der Dialysierflüssigkeit gelösten Elektrolyte. Also: Je höher die Salzkonzentrationen in der Dialysierflüssigkeit, desto höher die LF!

7.5 Leitfähigkeit(en)

Die elektrische Leitfähigkeit (LF) ist eine physikalische Größe, die die Fähigkeit einer Substanz angibt, elektrischen Strom zu leiten. Da Salze in wässriger Lösung den Strom sehr gut leiten können, bedeutet dies für die Dialysierflüssigkeit: Umso höher die Leitfähigkeit, desto größer ist die Elektrolytkonzentration in der Dialysierlösung.

Beim Zumischen von Elektrolyten (wie Natrium, Kalium, Calcium, Magnesium) in das Permeat kommt es zum Zerfall der Moleküle in seine einzelnen Ionen und Elek-

7.6 Bilanzierung und Ultrafiltration

Das Bilanzierungssystem ist gleichzeitig der Ein- und Ausgang des geschlossenen und volumenstarren Systems. Dieser Abschnitt des dialysatführenden Systems umfasst neben dem Dialysator alle anderen Schlauchverbindungen mit dem Bilanzierungssystem und muss absolut dicht sein ($\rightarrow$ Abb. 7.1).

Das Bilanzierungssystem stellt sicher, dass immer genau die gleiche Menge Dialysierflüssigkeit dem Dialysator zugeführt und entnommen wird. Würde mehr Dialysierflüssigkeit in den Dialysator hineinfließen als heraus, würde die überschüssige Flüssigkeit ins Blut übertreten und der Patient die Dialyse mit einer positiven Flüssigkeitsbilanz beenden. Würde umgekehrt (unkontrolliert) mehr Dialysierlösung dem Dialysator entnommen wie zugeführt, verliert der Patient (unkontrolliert) Flüssigkeit. Das Bilanzierungssystem muss somit eine Eins-zu-eins-Bilanzierung ermöglichen!

Im Folgenden werden die zwei gängigsten Bilanzierungssysteme beschrieben.

Bilanzkammersystem

Dialysegeräte der Firmen Fresenius und B. Braun lösen die Aufgabe der Eins-zu-eins-Bilanzierung, indem eine bestimmte Menge an frischer Dialysierflüssigkeit eine exakt gleiche Menge an gebrauchtem Dialysat verdrängt. Um das Vermischen der beiden Flüssigkeiten zu verhindern, sind die einzelnen Kammern durch eine Gummimembran getrennt. Zum Erreichen eines kontinuierlichen Dialysatflusses, meist wählbar in einem Bereich von 300 bis 800 ml pro Minute ist die Bilanzkammer doppelt angelegt.

Die Genauigkeit solcher Bilanzkammersysteme ist enorm. Während einer fünfstündigen Dialyse und bei einem standardmäßig eingestellten Dialysatfluss von 500 ml pro Minute, durchströmen 150 Liter (150 000 ml) Dialysierflüssigkeit den Dialysator. Bei einer maximalen Abweichung der Bilanzierung von 100 ml pro Behandlung arbeiten diese Systeme mit einer maximalen Abweichung von 0,07 %.

▧ Ultrafiltration

Wie oben erwähnt, gewährleisten geschlossene Systeme absolute Dichtigkeit. Entnimmt man nun diesem geschlossenen volumenstarren System eine bestimmte Menge an Dialysierlösung, so entsteht darin ein Unterdruck mit der Folge, dass im Dialysator die gleiche Flüssigkeitsmenge vom Blut über die semipermeable Membran zum Dialysat übertritt.

Zur kontinuierlich geregelten Ultrafiltration wird somit nur noch eine zusätzliche Ultrafiltrationspumpe (UF-Pumpe) benötigt ($\rightarrow$ Abb. 7.1). Diese entnimmt dem geschlossenen volumenstarren System pro Hub eine exakte Flüssigkeitsmenge. Bei einem geräteseitig vordefiniertem Hubvolumen von einem Milliliter und einer eingestellten UF-Rate von z. B. 600 ml pro Stunde, entnimmt die UF-Pumpe 600 Hübe pro Stunde zu je 1 ml aus dem geschlossenen, volumenstarren System des Dialysatkreislaufs. Dem Blut werden dadurch im Dialysator genau 600 ml Flüssigkeit pro Stunde entzogen.

> **Merke**
> Dieselbe Flüssigkeitsmenge, die dem geschlossenen, volumenstarren Dialysatkreislauf mit einer UF-Pumpe kontrolliert und kontinuierlich entnommen wird, wird im Dialysator dem Blut mittels Unterdruck entzogen.

Differenzialflussmessung

Das Konzept an den Dialysegeräten der AK-100/AK-200-Serie der Firma Gambro beruht auf einem ganz anderen Prinzip: der Differenzialflussmessung. Anstelle der Bilanzkammer übernehmen hier Flusspumpen die Eins-zu-eins-Bilanzierung einschließlich der Ultrafiltration.

Die Flussrate der Dialysierflüssigkeit ins geschlossene System hinein wird durch eine Zulaufpumpe geregelt (Beispiel: 500 ml/min). Eine Rücklaufpumpe wird so gesteuert, dass das zurückgeführte Dialysat (hier 500 ml/min) plus der eingestellten UF-Menge (hier 10 ml/min) aus dem geschlossenen System abgeführt wird, also insgesamt im Beispiel 510 ml/min. Kontrolliert und gesteuert wird das ganze Verfahren durch modernste Messtechnik.

Bei der Differenzialflussmessung erfolgt die Ultrafiltration somit mittels elektronischer Anpassung bzw. Erhöhung des zurückführenden Dialysats, welches das geschlossene System wieder verlässt. Die Differenz der Flusswerte zwischen Zu- und Ablauf entspricht der Ultrafiltrationsmenge.

▨ Beispiel

500 ml Dialysierflüssigkeit fließen pro Minute zum Dialysator. 510 ml Dialysat werden dem Dialysator pro Minute entnommen.

Differenz = 10 ml/min = 600 ml/h

Dem Patienten werden somit kontinuierlich 600 ml Flüssigkeit pro Stunde entzogen. Die UF-Rate beträgt 600 ml pro Stunde.

7.7 Dialysierflüssigkeitsfilter

Die meisten Dialysegeräte sind heute mit einem Dialysierflüssigkeitsfilter (auch Ultrafilter oder Sterilfilter genannt) ausgestattet. Dabei durchströmt die fertig aufbereitete Dialysierflüssigkeit, bevor sie durch den Dialysator fließt, den Dialysierflüssigkeitsfilter. Dieser verhindert aufgrund seiner Porengröße und seines hohes Rückhaltevermögens für mikrobiologische Verunreinigungen die Passage mikrobieller Substanzen und gewährleistet somit eine ultrareine Dialysierflüssigkeit. Die Filter sind in die Gerätehydraulik mit eingebunden und werden somit

der Reinigungs- und Desinfektionsprozedur unterworfen. Je nach Hersteller liegen die Betriebszeiten in einer Größenordnung von ca. 3 Monaten bzw. erlauben eine begrenzte Anzahl von Einzelbehandlungen (ca. 100–150 Behandlungen) oder Betriebsstunden (700–950 Stunden).

7.8 Bypass

Das Bypassventil ist Bestandteil der sicherheitstechnischen Einrichtung eines Hämodialysegeräts und schaltet bei Bedarf in einen Betriebszustand, in dem keine Gefahr mehr für den Patienten ausgeht. (→ Abb. 7.1) In die so genannte „Bypassstellung" schaltet das Dialysegerät, wenn der Temperatursensor und/oder eine LF-Messzelle dem Sicherheitssystem einen Fehler melden.

Sind die Temperatur und/oder die Leitfähigkeit zu niedrig oder zu hoch bzw. befinden sie sich außerhalb ihrer Grenzwerte, schaltet das Bypassventil um und leitet die fehlerhafte Dialysierflüssigkeit, noch bevor sie die Passage durch den Dialysator nimmt, in Richtung Abfluss. Das Sicherheitssystem löst am Dialysegerät einen optischen und akustischen Alarm aus. Befinden sich alle Werte zu Temperatur und Leitfähigkeit wieder innerhalb der Grenzwerte, beheben sich in der Regel die Alarmzeichen (Blinken, Pfeifen und Bypassstellung) automatisch. Das Bypassventil schaltet wieder um, und der Dialysatfluss im Dialysator wird wiederhergestellt.

7.9 Blutleckdetektor

Eine Membranruptur im Dialysator, die unbemerkt bliebe, könnte während der Hämodialyse einen großen Blutverlust beim Patienten verursachen. Aus diesem Grund wird das aus dem Dialysator austretende Dialysat kontinuierlich mit einem Blutleckdetektor auf Blutspuren kontrolliert (→ Abb. 7.1). Der Blutleckdetektor ist eine optisch-elektronische Messeinrichtung, besteht in der Regel aus farbempfindlichen Kanälen und überprüft das austretende Dialysat auf Rotfärbung. Die Mindestempfindlichkeit eines Blutleckdetektors ist gesetzlich vorgeschrieben. Sie liegt bei 0,5 ml Blutverlust (HKT 32 %) pro einem Liter Dialysat und muss bei maximal möglichem Dialysatfluss erreicht werden.

Kommt es zu einer Membranruptur mit Blutverlust ins Dialysat, wird das Gerät einen optischen und akustischen Alarm auslösen. Meistens können Sie schon mit bloßem Auge die Blutschlieren durch das Dialysatorgehäuse hindurch erkennen. Wenn nicht, sollten Sie das aus dem Dialysator fließende Dialysat mit einem herkömmlichen Urinstix (z. B. Heglostix®) auf Hämoglobin prüfen. Sollten Sie Blut im Dialysat vorfinden, muss der Dialysator getauscht werden.

7.10 Besonderheiten bei HDF-Online

Substituataufbereitung bei HDF-Online

Der Entgiftungsprozess bei der Hämodiafiltration (HDF → Kap. 12.4) erfolgt zum Teil über den konvektiven Stofftransport. Bei diesem Behandlungsverfahren wird dem Patienten zusätzlich kontinuierlich eine relativ große Flüssigkeitsmenge, die mit harnpflichtigen Substanzen beladen ist, aus dem Blut entzogen. Um die Bilanzierungs- bzw. Gewichtsneutralität beim Patienten zu gewährleisten, wird parallel zur Filtration kontinuierlich die gleiche Menge einer frischen Lösung ins Blut des Patienten

substituiert. Solche Substitutionslösungen (Substituat) konnten früher nur industriell hergestellt werden und standen in der Regel als 4,5-Liter-Beutel zur Verfügung.

Der technische Fortschritt ermöglicht inzwischen, die Substitutionslösung online, d. h. während der Behandlung, direkt mit dem Dialysegerät zu produzieren. Seitdem steht das Substituat pro Behandlung in sehr großer Menge zur Verfügung. Die Flüssigkeitsmenge, die das Dialysegerät zur Substitution benötigt, wird vor dem Dialysator dem geschlossenen System entnommen und durch einen weiteren (zweiten) Dialysierflüssigkeitsfilter (auch Online-Filter genannt) geführt (→ Abb. 7.1). So wird aus hochreiner Dialysierflüssigkeit Substituat, welches direkt ins Blut des Patienten fließt.

Bilanzierung bei HDF-Online

Das Bilanzierungssystem arbeitet hier nicht anders als vorangehend beschrieben. Egal, über welches Bilanzierungssystem Ihr Dialysegerät verfügt, es wird immer die gleiche Flüssigkeitsmenge in das geschlossene volumenstarre System hinein- wie herausführen. Wird also innerhalb des geschlossenen volumenstarren Systems und vor dem Dialysator eine bestimmte Menge Dialysierflüssigkeit zur Substituataufbereitung abgezweigt, so wird das Bilanzierungssystem automatisch im Dialysator die gleiche Flüssigkeitsmenge wieder aus dem Patientenblut entziehen.

■ Beispiel

800 ml Dialysierflüssigkeit (Zulauf)
− 100 ml Substituatmenge
_____
= **700 ml Dialysatfluss**
+ 100 ml Filtration im Dialysator
_____
= **800 ml Dialysatablauf**

Resümee

In einem bekannten Lied rheinischer Mundart heißt es: „Dad Wasse von Kölle es joot" (auf Hochdeutsch: Das Wasser von Köln ist gut). Dennoch entspricht es nicht der Qualität einer Infusionslösung. Seien Sie sich also stets darüber bewusst, was wir, oder besser gesagt Ihre Dialysegeräte, heutzutage leisten. Sie produzieren aus Trinkwasser Substituat und geben dieses in großen Mengen direkt ins Blut des Patienten.

Hier noch einmal die einzelnen Bezeichnungen für das aufbereitete Wasser auf dem gesamten Weg von der Wasseruhr bis ins Blut des Patienten:

1. Hartwasser: Normales unbehandeltes Trinkwasser, in der Dialyse auch Rohwasser genannt.

2. Weichwasser: Nach dem Enthärter, in dem es von Kalzium und Magnesium befreit wurde.

3. Permeat: Nach der Umkehrosmoseanlage. Jetzt hat das Wasser annähernd die Qualität von destilliertem Wasser.

4. Dialysierflüssigkeit: Das Dialysegerät produziert Dialysierflüssigkeit, indem es dem Permeat die Konzentrate Säure und Bikarbonat im richtigen Mischungsverhältnis zufügt.

5. Ultrareine Dialysierflüssigkeit: Nach der Passage eines Dialysierflüssigkeitsfilters.

6. Substitutionslösung oder Substituat: Nach der Passage eines zweiten Dialysierflüssigkeitsfilters (Online-Filter) bei HDF-Online.

⚠ **VORSICHT: Prüfung!**

1. Was ist der Unterschied zwischen Dialysierflüssigkeit und Dialysat?

2. Welche Substanz wird der Dialysierflüssigkeit in höherer Konzentration beigemischt, als sie üblicherweise im Blut des Patienten vorkommt?

3. Welche Substanzen befinden sich im Säurekonzentratkanister?

4. Welche Ionen befinden sich im Bikarbonatkonzentrat?

5. In welcher Maßeinheit wird die Leitfähigkeit angezeigt?

6. Beschreiben Sie kurz die Vorgehensweise des kontrollierten Wasserentzugs aus dem Blut des Patienten (Ultrafiltration).

7. Welche Funktion hat der Dialysierflüssigkeitsfilter?

8. Welche Funktion hat das Bypassventil?

(→ ➕ auf www.pflegeheute.de)

8 Der Dialysator – Schnittstelle zwischen Mensch und Maschine

Der Dialysator ist die Schnittstelle zwischen Mensch und Maschine und letztendlich der Ort, an dem sowohl die Entgiftung als auch der Wasserentzug stattfindet. Er gehört zu unserem täglichen Handwerkszeug und doch fällt es uns oft schwer, die sich in Form und Größe sehr ähnelnden Dialysatoren hinsichtlich ihrer Qualität und ihres Leistungsvermögens zu unterscheiden und zu beurteilen. Auch wenn in der Regel der Arzt über die Zusammenstellung des Dialysatorenportfolios im Zentrum und die spezifische Auswahl für jeden einzelnen Patienten befindet, sollten Sie als Pflegende in der Dialyse über die wesentlichen Merkmale Ihres täglichen Arbeitsmaterials Bescheid wissen. Die Zielsetzung des nun folgenden Kapitels ist es, Sie in die Lage zu versetzen, die Packungsbeilage eines Dialysators in Gänze zu interpretieren.

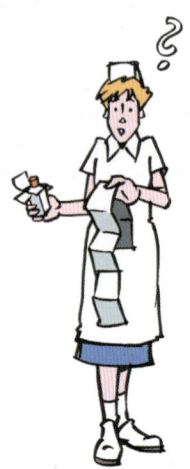

[M297]

8.1 Der Kapillar- oder Hohlfaserdialysator

Bezüglich der Bauweise von Dialysatoren unterscheidet man zwei Typen, den Kapillar- oder auch Hohlfaserdialysator und den Plattendialysator. Da in Deutschland nahezu ausschließlich Kapillardialysatoren zum Einsatz kommen, beschränken wir die nachfolgenden Ausführungen auf diesen Dialysatorentyp.

Kapillar- oder Hohlfaserdialysatoren bestehen aus einem starren Kunststoffgehäuse, in dem sich dicht an dicht bis zu 16 000 Hohlfasern aneinander reihen. In den Hohlfasern befindet sich je nach Dialysator während der Behandlung ein Blutvolumen zwischen 30 und 160 ml Blut (die Angabe des Blutvolumens ist in der Packungsbeilage des Dialysators nachzulesen). Die Hohlfasern (Blutkompartiment) werden während der Behandlung in dem vom Gehäuse begrenzten Raum von der **Dialysierlösung** nach dem **Gegenstromprinzip** (→ Kap. 8.2) umspült. Im Blutkompartiment des Dialysators herrscht ein Überdruck, um die Hohlfasern herum (Dialysatseite) dagegen ein Unterdruck.

Die Wand jeder einzelner Hohlfaser ist eine halbdurchlässige (**semipermeable**) Membran. Die Poren dieser Membran sind für Wasser und kleine Moleküle durchgängig, während Blutzellen und größere Moleküle wie Proteine die Membran nicht passieren können. Giftstoffe, oder professioneller ausgedrückt, harnpflichtige Substanzen, wandern nach dem Prinzip der **Diffusion** und durch **Konvektion** bei Ultrafiltration (→ Kap. 5.4) aus dem Blut in die Dialysierlösung. In umgekehrter Richtung diffundieren all jene Substanzen, deren Konzentration in der Dialysierlösung höher ist als im Blut (z. B. Natriumbikarbonat zum Azidoseausgleich˙ → Kap. 7.2).

Die Entfernung der harnpflichtigen Substanzen aus dem Blut kann nur dann in nennenswerter Qualität erfolgen, wenn die **Oberfläche** bzw. Diffusionsfläche zwischen Blut und Dialysierflüssigkeit möglichst groß ist. Als Oberfläche bezeichnet man die Membranfläche in Quadratmetern, die Blut und Dialysierflüssigkeit voneinander trennt. Sie wird berechnet, indem man die Oberfläche einer einzelnen Hohlfaser mit der Zahl aller Dialysator befindlichen Hohlfasern multipliziert.

Auch wenn es schwer zu glauben ist, die spezielle Konstruktion des Kapillardialysators erlaubt, eine Diffusionsfläche (Oberfläche) von 1–2,3 m² innerhalb des eng begrenzten Gehäuses zu platzieren. Auch die exakte Größe der Oberfläche ist in der Packungsbeilage des Dialysators zu finden. In der Regel gilt die Formel, je größer die Oberfläche, desto höher die Entgiftungs- und Entwässerungsleistung eines Dialysators. Doch das schauen wir uns später genauer an.

8.2 Die Strömung

Gegenstrom

Beim Gegenstromprinzip fließen Blut und Dialysierlösung im Dialysator in entgegengesetzter Richtung. Das hat den Vorteil, dass die Konzentration an harnpflichtigen Substanzen im Blut (in den Hohlfasern) immer höher ist als in der Dialysierlösung (um die Hohlfasern herum). Dies wiederum bedeutet, dass auf dem gesamten Weg, den das Blut in den Hohlfasern des Dialysators zurücklegt, harnpflichtige Substanzen aus dem Blut in die Dialysierlösung diffundieren.

An der Stelle, an der das Blut aus dem Dialysator austritt (und die Dialysierlösung einströmt), ist die Konzentration harnpflichtiger Substanzen im Blut nur noch sehr gering, da die meisten Giftstoffe auf dem Weg durch den Dialysator aus dem Blut in die Dialysierlösung diffundiert sind. Dennoch findet auch an dieser Stelle noch ein diffusiver Stofftransport aus dem Blut in die Dialysierlösung statt, da die Konzentration an harnpflichtigen Substanzen in der

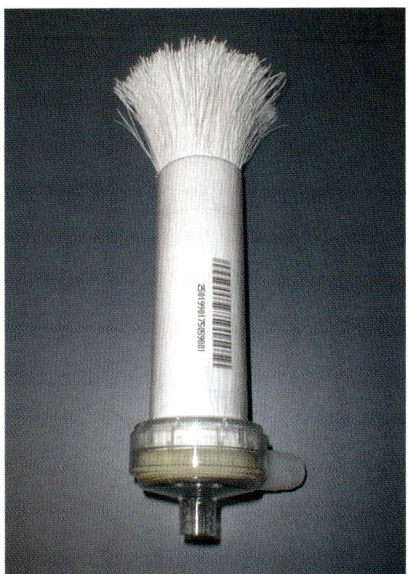

Abb. 8.2: Schnitt durch einen Kapillardialysator. Unglaublich, aber wahr: Durch die Borsten (Kapillaren oder Hohlfasern) dieses „Rasierpinsels" fließt das zu reinigende Blut. [U238]

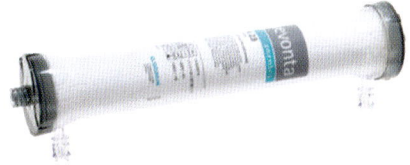

Abb. 8.3: Kapillardialysator. [U243]

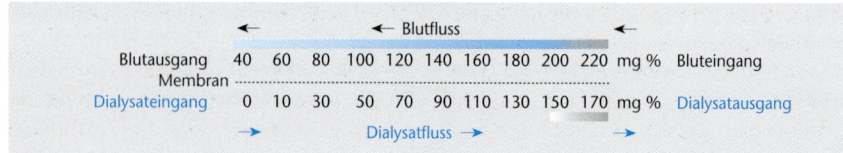

Abb. 8.4: Gegenstromprinzip. Harnstoffwerte in Blut und Dialysat beidseits der semipermeablen Membran. Das Konzentrationsgefälle bleibt beim Gegenstromprinzip über die gesamte Dialysatorpassage etwa gleich. [R176]

Dialysierlösung an dieser Stelle gleich null ist. Somit ist das für die Diffusion notwendige Konzentrationsgefälle zwischen Blut und Dialysierlösung gewährleistet.

Umgekehrt ist am Dialysatausgang (Bluteingang) die Konzentration harnpflichtiger Substanzen im Dialysat recht hoch, da die Dialysierlösung auf ihrem Weg durch den Dialysator schon viele Giftstoffe aus dem Blut aufgenommen hat. Doch auch an dieser Stelle ist die Konzentration harnpflichtiger Substanzen im Blut höher als in der Dialysierlösung. Das Blut fließt hier undialysiert, beladen mit einer hohen Konzentration an Giftstoffen in den Dialysator. Somit ist auch hier das für die Diffusion notwendige Konzentrationsgefälle zwischen Blut und Dialysierlösung gewährleistet.

An beiden Enden des Dialysators und auf der Wegstrecke dazwischen ist die Konzentration harnpflichtiger Substanzen im Blut also immer höher als in der Dialysierlösung. Dies bedingt, dass an jeder Stelle im Dialysator Giftstoffe aus dem Blut zum Konzen-

trationsausgleich in die Dialysierlösung diffundieren.

> **Merke**
> Durch das Gegenstromprinzip ist auf dem gesamten Weg des Blutes durch die Hohlfasern des Dialysators die Konzentration harnpflichtiger Substanzen im Blut immer höher als in der Dialysierlösung. Dies ermöglicht einen diffusiven Stofftransport auf der gesamten Dialysatorstrecke aus dem Blut in die Dialysierlösung.

Gleichstrom

Was passiert nun, wenn Dialysierlösung und Blut im Dialysator in die gleiche Richtung fließen? Eine interessante Frage, der wir wieder mittels einer auf den Grund gehen.

Wenn Blut und Dialysierlösung in der gleichen Richtung an der Dialysemembran vorbeiströmen, spricht man von Gleich-

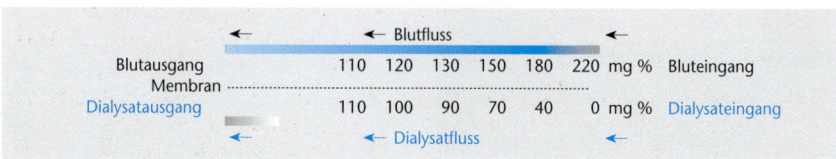

Abb. 8.5: Gleichstromprinzip. Harnstoffwerte im Blut und Dialysierlösung beidseits der semipermeablen Membran. Wenn Blut und Dialysierlösung im Dialysator in die gleiche Richtung fließen, ist nach ca. zwei Dritteln der Dialysatorpassage der Konzentrationsunterschied abgebaut. Im verbleibenden Drittel des Dialysators findet kein diffusiver Stofftransport mehr statt. [R176]

strom. An der Eintrittsstelle in den Dialysator herrscht ein maximaler Konzentrationsunterschied für harnpflichtige Substanzen, da das Blut an dieser Stelle noch nicht dialysiert und somit stark mit Giftstoffen belastet ist und in der Dialysierlösung dagegen noch keine harnpflichtigen Substanzen vorhanden sind. Auf dem Weg durch den Dialysator wird dieser Konzentrationsunterschied abgebaut. Nach spätestens zwei Dritteln der Dialysatorpassage kommt es zu einem Konzentrationsausgleich zwischen Blut und Dialysat, d. h., die Konzentration harnpflichtiger Substanzen ist im Blut (in der Hohlfaser) genauso hoch wie in der Dialysierlösung (um die Hohlfasern herum). Im verbleibenden letzten Drittel des Dialysators findet kein diffusiver Stofftransport und somit auch keine Entgiftung mehr statt.

Das Gleichstromprinzip wird nur dann angewendet, wenn man bewusst die Effektivität der Dialyse herabsetzen will, z. B. im Rahmen einer Komplikationsprophylaxe bei Erstdialysen.

Merke
Beim Gleichstromverfahren ist spätestens nach zwei Dritteln der Wegstrecke durch den Dialysator die Konzentration harnpflichtiger Substanzen im Blut und in der Dialysierlösung identisch. Im verbleibenden Drittel findet kein diffusiver Stofftransport mehr statt.

8.3 Membranmaterial

Qualität und Leistungsvermögen eines Dialysators lassen sich an einigen Merkmalen und Parametern (Einflussgrößen) festmachen. Welche das sind, erfahren Sie in diesem und den folgenden Abschnitten. Zunächst sehen wir uns die verschiedenen Membranmaterialien an, aus denen die Hohlfasern im Dialysator hergestellt werden.

Membranen lassen sich grundsätzlich in zwei Kategorien einordnen, in zellulosebasierte Membranen und in synthetische Membranen.

Wenden wir uns zunächst den **zellulosebasierten Membranen** zu. Diese Membranen basieren auf dem natürlichen Grundstoff Baumwollzellulose. Die am häufigsten verwendete Membran auf Zellulosebasis ist **Cuprophan.** Bei dessen Herstellung werden Zellulosefasern in einem Kupferammoniumbad aufgelöst und anschließend in einer Säure wieder ausgefällt. Man spricht deshalb auch von regenerierter (wiederhergestellter) Zellulose.

Durch den Einsatz unterschiedlichster Herstellungsverfahren können verschiedene Derivate (Abkömmlinge) aus diesem Material gewonnen werden. Diese nennt man dann modifizierte Zellulosemembranen. Dazu gehören beispielsweise Hemophan®, SMC® (synthetisch modifizierte Zellulose), Zelluloseazetat, -diacetat® und -triacetat®. Zellulosebasierte Membranen spielen in Deutschland keine nennenswerte Rolle mehr.

Synthetische Membranen bestehen aus einem Gemisch verschiedenster Polymere (chemischer Verbindungen). Jeder Hersteller hat seine eigene, geheime Mixtur. Wir können Ihnen an dieser Stelle nicht die Bestandteile, sondern lediglich die Produktnamen mit den entsprechenden Herstellern verraten. Hier eine kleine Auswahl der wichtigsten synthetischen Membranen:

- Polysulfon/Helixone®: Fresenius Medical Care
- Polyester Polymer Alloy (PEPA): Nikkiso
- Polyamid: Gambro
- Polysulfon α: B. Braun Avitum
- amembris: B. Braun Avitum

Optisch unterscheiden sich synthetische Membranen von den zellulosebasierten vor allem durch die strahlend weiße Farbe der

Hohlfasern. Membranen auf Zellulosebasis haben immer einen leicht gräulichen Ton.

Darüber hinaus gibt es weitere gravierende Unterschiede, die sich unter anderem auf die hydraulische Permeabilität (Wasserdurchlässigkeit) und die Permeabilität (Durchlässigkeit) für gelöste Substanzen auswirken. Man unterscheidet symmetrische und asymmetrische Membranen.

Bei der Betrachtung einer **symmetrischen Membran** unter dem Mikroskop würden Sie Folgendes beobachten: Die Poren dieser Membran sind zwar unterschiedlich groß, jedoch im gesamten Membranmaterial gleichmäßig verteilt. Man erkennt somit keinen Unterschied zwischen Innen- und Außenseite der Hohlfasermembran. Das gesamte Membranmaterial hat den gleichen Aufbau und ist durchlöchert mit Poren unterschiedlicher Größe und Form. Symmetrische Membranen sind in der Regel biologische Membranen, z. B. Cuprophan.

Asymmetrische Membranen besitzen zwar auch Poren unterschiedlicher Größe, dabei hat jedoch jede einzelne Pore die Form eines Trichters. Die kleine Öffnung des Trichters befindet sich auf der Innenseite (Blutseite) und die große Öffnung auf der Außenseite (Dialysatseite) der Hohlfasermembran. Die Herstellung einer asymmetrischen Membranstruktur ist produktionstechnisch einfach zu erklären. Im Herstellungsprozess wird das flüssige Membranmaterial über eine Spinndüse in ein Fällmittel gegeben. Dieses Fällmittel entzieht dem Membranmaterial im so genannten Ausfällprozess das Lösungsmittel und härtet es so aus. Dieser Ausfällprozess ähnelt dem Aufgehen eines Hefeteigs. Dabei entstehen im Teig unterschiedlich große Blasen, die nach außen immer größer werden. Auch im Ausfällprozess von Dialysemembranen entstehen Poren, die innen kleiner sind und nach außen immer größer werden.

Die Vorteile einer asymmetrischen Membran liegen in der sehr dünnen Trennschicht

zwischen Blut und Dialysierflüssigkeit (ca. 1 µm) und der daraus resultierenden besseren Permeabilität (Durchlässigkeit) für Wasser und Mittelmoleküle. Der Rest des Membrandurchmessers (bis zu 40 µm) dient zur Stabilisierung der Hohlfaser und adsorbiert darüber hinaus Pyrogene und Endotoxine. Asymmetrische Membranen sind in der Regel synthetische Membranen, z. B. Polysulfon.

Ein weiterer wichtiger Aspekt bezüglich der Beurteilung von Dialysemembranen ist die Biokompatibilität. Doch dazu später mehr (→ Kap. 8.5).

Nun sind wir an der Stelle angelangt, an der wir in einem Dialyse-für-Einsteiger-Seminar die Frage stellen: „Was glauben Sie, sind zellulosebasierte oder synthetische Membranen für die Dialysebehandlung zu bevorzugen?" Um diese Frage beantworten zu können, müssen wir im nächsten Schritt die zwei wesentlichen Leistungskriterien für Dialysatoren etwas näher beleuchten.

8.4 Leistungskriterien für einen Dialysator

Für die qualitative Beurteilung eines Dialysators spielen zwei Leistungskriterien eine entscheidende Rolle, der Ultrafiltrationsfaktor und die Clearence/Dialysance.

Ultrafiltrationsfaktor

Ein Indikator für die Wasserdurchlässigkeit einer Membran ist der Ultrafiltrationsfaktor oder **UF-Faktor.** Auch diesen finden Sie auf jeder Packungsbeilage eines Dialysators angegeben. Er gibt uns – stark vereinfacht dargestellt – Auskunft darüber, ob wir mit einem Dialysator nur kleine oder auch größere Menge Wasser pro Stunde aus dem Blut entziehen können.

Die genaue Definition lautet folgendermaßen: Der Ultrafiltrationsfaktor eines Dialysators gibt an, wie viel Milliliter Wasser bei einem **Transmembrandruck** (TMP) von 1 mmHg Druckdifferenz in einer Stunde entzogen werden können.

Das klingt kompliziert, ist aber ganz einfach und lässt sich am besten an einem Beispiel erläutern: Bei einer fünfstündigen Dialyse sollen 4000 ml Wasser entzogen werden. Um dies zu erreichen, ist eine stündliche Ultrafiltration von 800 ml notwendig. Der eingesetzte Dialysator hat einen Ultrafiltrationsfaktor von 8. Dies bedeutet, dass er in der Lage ist, bei einem TMP von 1 mmHg Druckdifferenz 8 ml Wasser pro Stunde zu entziehen. Bei einem Ultrafiltrationsziel von 800 ml pro Stunde ist ein TMP von 100 mmHg notwendig, um dieses Ziel zu erreichen. Diesen TMP wird das Dialysegerät automatisch erreichen, nachdem Sie das Ultrafiltrationsziel von 4000 ml und eine Behandlungszeit von 5 Stunden eingegeben haben.

> **Frage**
> Nachfolgend eine vorgezogene Verständnisfrage: Ihr Patient soll 2000 ml Wasser innerhalb von 4 Std. während der Dialyse abnehmen. Mit einem Blick auf den Dialysator stellen Sie fest, dass dieser einen UF-Faktor von 10 hat. Mit welchem TMP rechnen Sie?
>
> Antwort: Mit einem TMP von 50 mmHg.

Synthetische Membranen zeichnen sich gegenüber Membranen auf Zellulosebasis durch eine erhöhte hydraulische Permeabilität (Wasserdurchlässigkeit) aus.

Clearance/Dialysance

Neben der Permeabilität für Wasser (Ultrafiltrationsfaktor) ist die Permeabilität der Dialysemembran für gelöste Stoffe aus dem Blut entscheidend für die qualitative Bewertung eines Dialysators. Das Maß der Durchlässigkeit bestimmt letztendlich über die mögliche Entgiftungsleistung eines Dialysators.

Analog zur Clearance in der Nierenphysiologie (→ Kap. 2.4) wird die Durchlässigkeit der Dialysemembran, sprich der Transport von gelösten Substanzen aus dem Blut über die Dialysemembran in die Dialysierlösung, auch durch die Clearance bestimmt.

Die Clearance eines Dialysators wird immer für einzelne Substanzen unterschiedlicher Molekulargröße (**Molekulargewicht in Dalton**) gemessen und in der Packungsbeilage aufgeführt. Man misst die Clearance für Harnstoff (Molekulargewicht 60 Dalton), Phosphat (96 Dalton, jedoch mit großer Hülle) und Kreatinin (113 Dalton), um zu überprüfen wie durchlässig die Dialysemembran für kleine Moleküle ist. Vitamin B_{12} (1355 Dalton), Inulin (5200 Dalton) und in seltenen Fällen auch β_2-Mikroglobulin (11900 Dalton) werden gemessen, um die Durchlässigkeit der Dialysemembran für mittelgroße Moleküle zu bestimmen.

Jetzt wissen Sie aber immer noch nicht, was hinter den einzelnen Clearancewerten in der Packungsbeilage genau steckt. Deshalb versuchen wir uns an einer Definition des Begriffs Clearance: Der Clearancewert eines Dialysators für eine bestimmte Substanz (z. B. Harnstoff) gibt das Blutvolumen an, welches nach einminütigem Durchfluss durch den Dialysator komplett von der betreffenden Substanz befreit ist.

Anhand von Abbildung 8.6 und diesem Beispiel wird die Definition plausibel: Wenn 200 ml Blut in einer Minute durch den Dialysator fließen und anschließend 180 ml komplett von Harnstoff befreit sind, beträgt die Harnstoffclearance des eingesetzten Dialysators 180.

Die Clearancewerte für Dialysatoren werden standardisiert bei einem Blutfluss von 200 ml, 300 ml und immer häufiger auch bei 400 ml pro Minute bei einem Dialysatfluss von 500 ml pro Minute und einer Ultrafiltration von 0 (da ansonsten der konvektive Stofftransport das Ergebnis verfälschen würde) unter Laborbedingungen (in vitro) gemessen. Die Clearance einer Substanz ist im Wesentlichen abhängig von den Transporteigenschaften der Dialysemembran, der Membranoberfläche des Dialysators und vom Blut- und Dialysatfluss.

Bei der Dialyse steigt die Clearance einer Substanz zunächst linear (geradlinig) mit der Erhöhung des Blutflusses und des Dialysatflusses. Je nach Dialysatortyp flacht dieser Anstieg ab einem bestimmten Blutfluss ab. Erkundigen Sie sich in der Packungsbeilage oder beim Hersteller, bei welchem Blutfluss der eingesetzte Dialysatortyp die höchstmöglichen Clearancewerte erreicht.

Synthetische Membranen verfügen gegenüber zellulosebasierten Membranen über eine bessere Permeabilität (Durchlässigkeit) für mittelgroße Moleküle (mittelmolekulare Substanzen). Man geht heute davon aus, dass insbesondere mittelgroße Moleküle für die Entwicklung der Urämie und den daraus resultierenden Langzeitkomplikationen der chronischen Niereninsuffizienz verantwortlich sind.

Die Entfernung einer gelösten Substanz aus dem Blut wird nur dann als Clearance bezeichnet, wenn diese Substanz nur im Blut, jedoch nicht in der Dialysierlösung vorhanden ist. Dies trifft für alle Giftstoffe (Urämietoxine) zu. Elektrolyte wie Kalium und Natrium sind sowohl im Blut als auch in Dialysierlösung enthalten. Deshalb bezeichnet man den gemessenen Stofftransport für diese Substanzen als **Dialysance**. Da es sich im Prinzip um den gleichen Vorgang handelt, wird in diesem Buch ausschließlich der Begriff Clearance verwendet.

> **Merke**
>
> Die Clearance ist ein Maß für die Entgiftungsleistung eines Dialysators. Sie wird immer für einzelne Substanzen gemessen und gibt das Blutvolumen an, welches nach einminütigem Durchfluss durch den Dialysator komplett von der betreffenden Substanz befreit ist.

Soweit zu den Leistungskriterien eines Dialysators. Wir haben gesehen, dass in Bezug auf die Wasserdurchlässigkeit (UF-Faktor) und die Entfernung der vermutlich entscheidenden Giftstoffe (Clearance) synthetische Membranen gegenüber Membranen auf Zellulosebasis im Vorteil sind. Noch fehlt aber ein entscheidendes Kriterium, um abschließend zu bewerten, welcher Membrantyp aus diesem Zweikampf als Sieger hervorgeht. Dieses Kriterium ist die Biokompatibilität oder, einfacher ausgedrückt, die biologische Verträglichkeit der verwendeten Materialien.

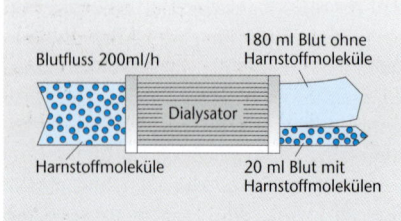

Abb. 8.6: Schematische Darstellung der Harnstoffclearance eines Dialysators. Es fließen 200 ml Blut in der Minute durch diesen Dialysator. Davon sind nach der Passage des Dialysators theoretisch 180 ml komplett befreit von Harnstoffmolekülen, 20 ml sind beladen wie vor der Dialysatorpassage. Die Harnstoffclearance dieses Dialysators beträgt 180 ml. [R176]

8.5 Biokompatibilität

Das Blut des Patienten kommt während der Dialyse im extrakorporalen Kreislauf, bestehend aus Schlauchsystem und Dialysator, mit einer großen Anzahl von natürlichen und künstlichen Materialien in Kontakt. Diese lösen je nach verwendetem Material eine mehr oder weniger intensive Aktivierung von humoralen (flüssigen) oder zellulären Blutbestandteilen aus. Die genannten Blutbestandteile haben während der Dialyse Kontakt zu ca. 3 m Blutschlauchsystem mit einer Oberfläche von etwa 0,05 m² und einer Membranoberfläche im Dialysator von 1–2,3 m². Diese Zahlen verdeutlichen, dass im Bezug auf die Biokompatibilität die Dialysemembran die entscheidende Rolle spielt.

Bei geringer oder gar fehlender Aktivierung von Blutbestandteilen wird ein Dialysesystem als gut verträglich oder biokompatibel bezeichnet. Die Biokompatibilität ist ein sehr komplexes Thema und kann in diesem Buch nicht abschließend behandelt werden. Es gibt eine Vielzahl von Parametern, die in Laborversuchen zum Test der Biokompatibilität von Dialysemembranen untersucht werden. Wir stellen Ihnen hier vier davon kurz dar:

- Im Vordergrund für Pflegende stehen die **nichtmessbaren Symptome** wie Kopfschmerzen, Juckreiz, Übelkeit, Kurzatmigkeit und Beklemmungsgefühle, da diese beobachtet werden können. Sie können vor allem bei den ersten Dialysen eines Patienten oder bei der Verwendung neuer Materialien auftreten.
- Unmittelbar, nachdem das Blut den Gefäßzugang verlassen hat und Kontakt zur Innenfläche der Punktionskanüle, zum Blutschlauchsystem und anschließend zum Dialysator hat, wird das **Gerinnungssystem** aktiviert (→ 9.2). Das Ausmaß dieser Aktivierung ist messbar und ein Indikator für die biologische Verträglichkeit der verwendeten Materialien.
- Sobald das Blut mit einer Dialysemembran in Kontakt tritt, löst dies eine Aktivierung des Komplementsystems aus. Das Komplementsystem besteht aus Eiweißen, die mit der körpereigenen Abwehr befasst

sind. Die Dialysemembran setzt, vereinfacht dargestellt, eine Entzündungsreaktion des Körpers in Gang. Die maximale **Komplementaktivierung** bei der Hämodialyse beginnt nach ca. 15 Minuten und ebbt nach ca. 90 Minuten wieder ab.

- Unmittelbar nach dem Blutkontakt mit einer Dialysemembran auf Zellulosebasis kommt es zu einer reversiblen Verminderung der Leukozytenzahlen (**Leukopenie**). Die Leukozyten wandern in die Lungenkapillaren, kehren aber nach einiger Zeit unbeschadet wieder in den Blutkreislauf zurück. Blutabnahmen, insbesondere Leukozytenzählungen, sollten aus diesem Grund nicht unmittelbar nach Dialysebeginn erfolgen.

Dialysemembranen aus synthetischem Material führen zu einer geringeren Aktivierung der beschriebenen Phänomene. Deshalb sind sie auch bezüglich der Biokompatibilität Membranen auf Zellulosebasis überlegen.

Merke

Der Begriff Biokompatibilität bezieht sich auf die biologische Verträglichkeit der im extrakorporalen System verwendeten Materialien. Immer wenn Blut mit dem Blutschlauchsystem und insbesondere mit der Dialysemembran in Kontakt kommt, löst dies verschiedenste Reaktionen im menschlichen Körper aus. Je nach Intensität dieser Reaktionen werden die verwendeten Materialien als mehr oder weniger biokompatibel eingestuft.

Summa summarum lässt sich feststellen, dass die synthetischen Membranen als eindeutiger Sieger aus dem Zweikampf mit Membranen auf Zellulosebasis hervorgehen. Ein weiterer wichtiger Gesichtspunkt, vor allem im Hinblick auf die biologische Verträglichkeit eines Materials, ist die Sterilisation.

8.6 Sterilisation

Zur Sterilisation von Dialysatoren stehen mehrere Verfahren zur Auswahl. Eine Möglichkeit ist die chemische Sterilisation mit **ETO (Ethylenoxid).** ETO ist ein reaktionsfreudiges Gas, das mit Proteinen und Nukleinsäuren chemisch reagiert und Mikroorganismen dadurch abtötet. Die ETO-Sterilisation ist sehr kostengünstig und hat einige verfahrenstechnische Vorteile. Dank geringer Druck- und Temperaturbeanspruchung ist sie für viele Materialien geeignet. Die Produkte sind in der Endverpackung sterilisierbar. Aufgrund der hohen Toxizität und Reaktionsfreudigkeit von Ethylenoxid überwiegen jedoch die Nachteile für Patienten und Pflegepersonal. ETO-sterilisierte Produkte müssen kosten- und zeitaufwändig vorgespült werden. Die trotz des Vorspülens verbleibenden ETO-Restmengen können bei sensibilisierten Patienten zu allergischen Reaktionen bis hin zum lebensbedrohlichen anaphylaktischen Schock führen. Jede Dialysebehandlung mit ETO-sterilisierten Materialien erhöht das Risiko einer Sensibilisierung bei noch asymptomatischen Patienten. Aus diesen Gründen ist ein Einsatz ETO-sterilisierter Materialien abzulehnen.

Ein weiteres Verfahren ist die **Autoklavierung.** Darunter versteht man die Sterilisation mittels einer kombinierten Anwendung von Überdruck (2 bar), Hitze (121 °C) und Wasserdampf. Die Veränderungen an thermostabilen Materialien sind reversibel und es ist kein Einsatz von toxischen und radioaktiven Substanzen notwendig.

Im Zuge des Rückgangs der ETO-Sterilisation ist die weltweite Akzeptanz der Strahlensterilisation von Medizinprodukten aus Kunststoffen mit **Gammastrahlen** in den letzten Jahren rapide gestiegen und gehört heute neben der Dampfsterilisation zu den Standardverfahren. Die Betastrahlensterilisation ist eine noch relativ junge, jedoch mit wachsenden Anteilen versehene Methodik. Die Strahlensterilisation ist wie die ETO-Sterilisation ein Kaltsterilisationsverfahren und gilt hinsichtlich ihrer keimabtötenden Wirkung als sicherstes aller bekannten Verfahren. Bakterien werden durch die energiereichen Strahlen unmittelbar physikalisch zerstört, ohne dass ein chemischer Wirkstoff (wie ETO) benötigt wird. Aufgrund der Vielzahl der heute entwickelten Materialien ist der Einfluss der Gamma- oder Betastrahlung auf das sterilisierte Produktmaterial ebenso minimal wie beim Heißdesinfektionsverfahren mit Dampfsterilisation. Die Produktstabilität und Qualität ist bei beiden Verfahren vergleichbar.

> **Merke**
> Für die Sterilisation von Dialysatoren sind die Autoklavierung und die Strahlensterilisation die zu bevorzugenden Verfahren.

Nachdem Sie nun auch über die verschiedenen Sterilisationsarten Bescheid wissen, kann die Auswahl des optimalen Dialysators noch etwas genauer stattfinden. Zu empfehlen sind dampf- oder gammastrahlensterilisierte Dialysatoren mit einer synthetischen Membran. Bei dieser Auswahl bleibt ein Aspekt bis dato unberücksichtigt. Bevorzugen Sie Highflux- oder Lowflux-Dialysatoren? Diese Entscheidung können Sie jedoch erst treffen, wenn Sie die unterschiedlichen Merkmale beider Typen kennen.

8.7 Highflux/Lowflux

Highflux- und Lowflux-Dialysatoren unterscheiden sich primär in Bezug auf die Wasserdurchlässigkeit (hydrostatische Permeabilität) und ihre Durchlässigkeit für gelöste Substanzen unterschiedlicher Molekulargröße (Molekulargewicht in Dalton).

Bei der glomerulären Filtration der Niere können alle gelösten Substanzen unterhalb der Größe des Albumins, dem kleinsten Eiweiß im Blut, die Gefäßmembran des Glomerulus passieren. Ähnliche Fähigkeiten besitzen Highflux-Dialysatoren. Sie lassen je nach Membrantyp alle Moleküle bis zu einer Grenze von max. 66 000 Dalton (Molekularmasse) und somit knapp unterhalb der Größe des Albumins passieren.

Lowflux-Dialysatoren hingegen lassen nur gelöste Substanzen bis zu einem Molekulargewicht von ca. 10 000 Dalton aus dem Blut in die Dialysierlösung übertreten.

Die Grenze, oberhalb derer Membranen keine Moleküle mehr passieren lassen, nennt man auch **Cut-off.** Wie schon erwähnt liegt z. B. der Cut-off von Highflux-Membranen bei max. 66 000 Dalton.

Darüber hinaus besitzen Highflux-Dialysatoren eine bessere hydraulische Permeabilität (Wasserdurchlässigkeit). Das Maß für die Wasserdurchlässigkeit eines Dialysators ist bekanntermaßen der Ultrafiltrationsfaktor. Erst ab einem UF-Faktor von >10 spricht man von einem Highflux-Dialysator.

In der folgenden Tabelle haben wir Ihnen die unterschiedlichen Merkmale von Highflux- und Lowflux-Dialysatoren zusammengestellt.

Merkmale von Highflux- und Lowflux-Dialysatoren	
Highflux-Dialysatoren	**Lowflux-Dialysatoren**
Hohe Membranstärke (dünne Innenschicht, dicke Außenschicht)	Hohe Permeabilität für kleinmolekulare Substanzen
Gute Permeabiliät für Mittelmoleküle	Geringe Permeabilität für Mittelmoleküle
Hohe hydraulische Permeabilität (UF-Faktor zwischen 10 und 125)	Geringe hydraulische Permeabilität (UF-Faktor < 10)
Einsatz zur Hämodiafiltration, zur Highflux-Hämodialyse und in modifizierter Version als Hämofilter zur Hämofiltration	Einsatz ausschließlich in der klassischen Hämodialyse
Highflux-Dialysatoren werden primär mit synthetischen Membranen hergestellt	Lowflux-Dialysatoren können sowohl mit synthetischen als auch mit Membranen auf Zellulosebasis hergestellt werden

Resümee

Die Hersteller von Dialysatoren sind ständig bemüht, die Qualität und Leistung ihrer Produkte zu optimieren. Sie sind bestrebt, die Wandstärke der Hohlfasern zu reduzieren und die Poren der Membran möglichst alle einheitlich groß zu gestalten, damit harnpflichtige Substanzen diese leichter passieren können. Seit einiger Zeit werden Dialysemembranen während des Herstellungsprozesses häufig auch onduliert. D. h., sie bekommen im wahrsten Sinn des Wortes eine Dauerwelle. Andere Hersteller erhöhen zusätzlich die Packungsdichte des Hohlfaserbündels oder/und entwickeln neuartige Dialysatorengehäuse. Diese Maßnahmen sollen zu einer besseren und gleichmäßigeren Umspülung der Hohlfasern mit Dialysierflüssigkeit führen und letztlich die Effektivität steigern.

Für die Highflux-Dialyse und Hämodiafiltration mit zum Teil hochvolumigen Volumenersatz, werden vermehrt Dialysatoren mit geringerem Innendurchmesser der Hohlfaser angeboten. Sie besitzen UF-Faktoren deutlich größer als 100. Die Dialysatoroberfläche dieser Dialysatoren liegt häufig über 2 m^2 Oberfläche.

Eine wirklich entscheidende Verbesserung der Dialyseeffektivität ist jedoch nur über eine Verlängerung der Dialysezeit möglich. Das Dialysezentrum in Europa mit den derzeit besten Patienten-Überlebensraten (Tassin in Frankreich) dialysiert überwiegend mit Lowflux-Dialysatoren auf Zellulosebasis (Oberfläche 1,2 m²). Die durchschnittliche Dialysezeit in diesem Zentrum beträgt jedoch bis zu 8 Stunden und länger.

Gleichwohl wagen wir an dieser Stelle eine Empfehlung für die Dialysatorenauswahl auszusprechen. Nach heutigem Erkenntnisstand empfiehlt es sich, die uns anvertrauten Patienten mit synthetischen Membranen zu dialysieren. Sollte in Ihrem Dialysezentrum steril aufbereitete Dialysierlösung verwendet werden, sind Highflux-Dialysatoren aufgrund ihres nierenähnlichen Entgiftungsspektrums gegenüber Lowflux-Dialysatoren zu bevorzugen. Bei der Verwendung von unsteriler Dialysierflüssigkeit besteht bei Highflux-Dialysatoren die Gefahr, dass Verunreinigungen, insbesondere bakterielle Endotoxine, aus der Dialysierlösung ins Blut übertreten.

⚠ VORSICHT: Prüfung!

Versuchen Sie, alle angegebenen Werte und Bezeichnung der folgenden Produktbeschreibung zu interpretieren! Die richtigen Antworten finden Sie analog zur Nummerierung auf der Produktbeschreibung bei den Lösungen am Ende des Buches.

(→ ➕ auf www.pflegeheute.de)

			C1	C2	C3	C4
1. QB = 200/300 ml/min		ml/min	200	200/300	200/300	200/300
QD = 500 ml/min						
UF = 0						
in vitro						
2. Clearance	Harnstoff		170	189/250	193/261	197/276
	Kreatinin		144	170/210	182/230	189/250
	Phosphat		138	165/201	177/220	185/239
	Vitamin B12		84	115/130	135/155	148/174
	Inulin		54	76/81	95/104	112/125
3. UF-Faktor	ml/h x mmHG		20	33	46	59
4. V (Volumen - Blut)	ml/h x mmHG		32	53	74	95
5. P (Druck - Blut)	mmHG		136	82	58	45
6. Oberfläche	m²		0,6	1,0	1,4	1,8
7. Membran		amembris				
8. Sterilisation		Gamma				

[L138]

9 Antikoagulation in der Dialyse

Im Mittelpunkt dieses Kapitels steht ein Medikament, mit dem wir es tagtäglich bei fast jeder Dialyse zu tun haben. Wir spülen unter Umständen den extrakorporalen Kreislauf in der Vorbereitung mit diesem Medikament, applizieren es unseren Patienten vor und während jeder Behandlung, und wenn nach einer paravenösen Punktion (Fehlpunktion) Hämatome zu erwarten sind, leistet es als Salbenzusatz gute Dienste. Eine Substanz, die allgegenwärtig unseren Arbeitsalltag begleitet und deshalb möglicherweise gar nicht mehr als Medikament mit Wirkung und Nebenwirkung in unserem Bewusstsein präsent ist. Die grundsätzliche Bedeutung dieses Medikaments mit Namen Heparin sollte aber Anlass genug sein, sich noch einmal ausführlich mit diesem Wirkstoff zu befassen. Auch für Heparin gilt die Prämisse, die für jedes Medikament gilt: So wenig wie möglich und so viel wie therapeutisch zwingend notwendig. Um dieser Diktion Folge leisten zu können, ist es sinnvoll, über Wirkung und Nebenwirkung, die adäquate Dosis und die dazugehörigen Kontrollparameter bestens informiert zu sein.

9.1 Geschichtlicher Exkurs

1915 untersuchte der amerikanische Medizinstudent Jay McLean im Rahmen seiner Forschungen die Wirkung von Extrakten unterschiedlicher Organe im Blut. Er stellte dabei bei einer gewissen Essenz eine Abnahme der Blutgerinnung fest. Seinem Mentor, dem amerikanischen Physiologen William Henry Howell, gelang es 1918/19, diese gerinnungshemmende Substanz aus der Leber von Hunden zu isolieren. Er nannte sie Heparin (griech. hepar = Leber). 1926 setzten die beiden Ärzte Lim und Necheles erstmals Heparin als Antikoagulanz bei ihren Dialyseversuchen ein. Erst 10 Jahre später (1936) konnte der kanadische Physiologe Charles H. Best große Mengen reines und für den Menschen sicheres Heparin aus Rinderleber gewinnen. Heute wird Heparin hauptsächlich aus Schweinedarm und Rinderlunge gewonnen.

Das normale Standardheparin ist ein Polysaccharid (Mischung von Glukosemolekülen). Es liegt in unfraktionierter Form vor und besteht aus einem heterogenen (verschiedenartigen) Gemisch von Molekülen höchst unterschiedlicher Kettenlänge mit einem Molekulargewicht zwischen 5000 und 30 000 Dalton.

Um die Wirkmechanismen von Heparin verstehen zu können, werfen wir als Nächstes einen Blick auf das Gerinnungssystem des Menschen.

9.2 Gerinnungssystem

Das Gerinnungssystem muss stets aktiv sein, um größere Blutverluste sowohl aus kleinen

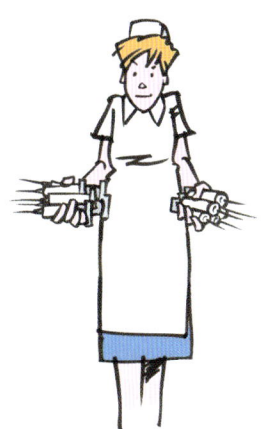

[M297]

Gefäßlecks als auch durch größere Verletzungen verhindern zu können. Um jedoch unkontrollierte Gerinnungsabläufe im Gefäßsystem, z .B. die Bildung von Thromben zu verhindern, sind die **gerinnungshemmenden Faktoren** stets in der Überzahl.

Wenn nun Blut mit einer Fremdoberfläche (z. B. Punktionskanüle, Blutschlauchsystem, Dialysator) in Berührung kommt, führt dies zu einer **Thrombozytenaggregation** (Aneinanderlagern der Blutplättchen) und zur Aktivierung der **gerinnungsfördernden Faktoren.** Diese dominieren dann im Gerinnungssystem und lösen eine Kettenreaktion aus, an deren Ende die Umwandlung von löslichem **Fibrinogen** (Blutgerinnungsfaktor) in unlösliches **Fibrin** steht. Fibrin bildet ein Netz und würde im extrakorporalen Dialysesystem (Fremdoberfläche!) zur **Koagelbildung** (Blutpfropf) führen und das System verschließen.

Soweit eine sehr vereinfachte Darstellung der **Gerinnungskaskade.** Falls Sie etwas genauer wissen wollen, wie das Gerinnungs

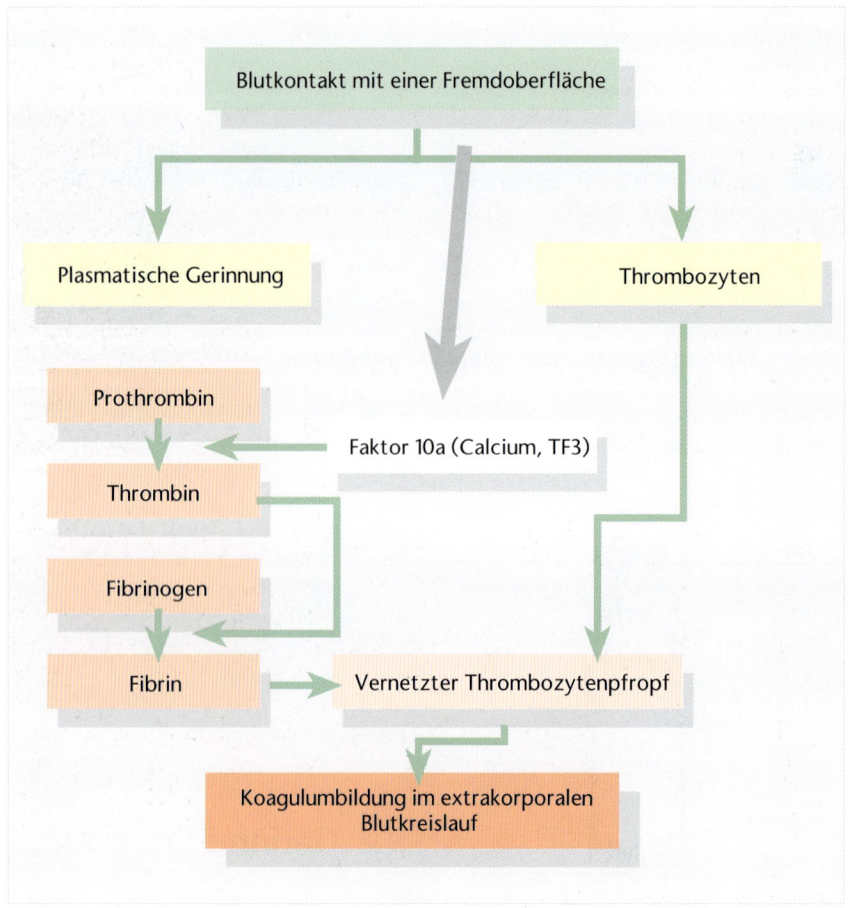

Abb. 9.2: Vereinfachte Darstellung des Gerinnungssystems. [L138]

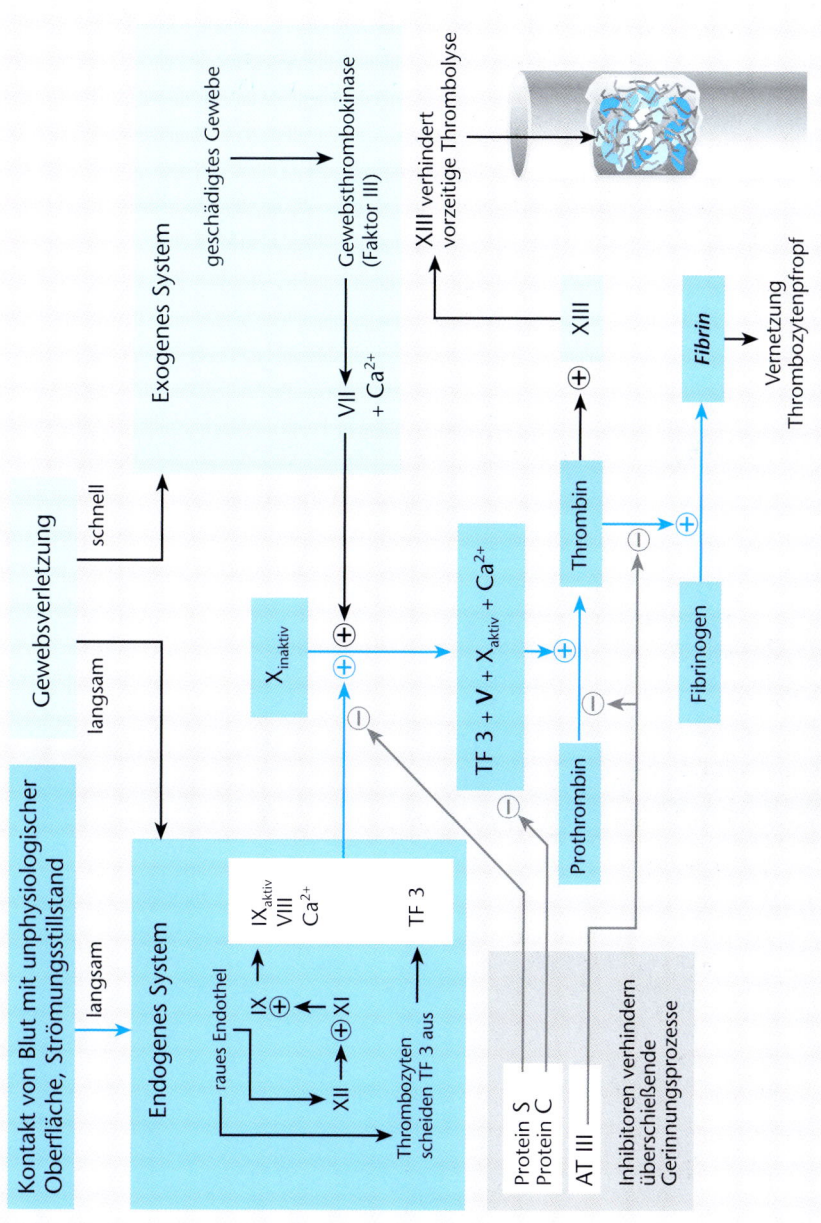

Abb. 9.3: Gerinnungskaskade. [A400]

system funktioniert, sollten Sie auch den nächsten Absatz lesen und Abbildung 9.3 beachten. Wenn nicht, überspringen Sie diesen einfach.

Die Aktivierung des Gerinnungssystems ist auf zwei Wegen möglich: exogen und endogen. Das zentrale Schlüsselenzym ist dabei der Faktor X. Gewebsthromboplastin und Kalzium aktivieren den Faktor X zum Faktor Xa. Faktor Xa katalysiert mit Hilfe von Kalzium, Phospholipoproteinen (z. B. TF3) und Faktor V die Umwandlung von Prothrombin zu Thrombin. Thrombin bewirkt letztendlich die Umwandlung von Fibrinogen zu Fibrin. Das bereits vorher erwähnte Fibrinnetz ist gebildet.

Wie greift nun Heparin in diese komplizierte Kettenreaktion ein? Eine interessante Frage, deren Beantwortung Sie im nächsten Abschnitt finden.

9.3 Wirkung von Heparin

Einer der wichtigsten Faktoren im Blut des Menschen, der den Ablauf der Gerinnungskaskade hemmt, ist das **AT III** (**Antithrombin III**). Dieses Protein wird in der Leber hergestellt und wirkt hemmend auf Bestandteile des Gerinnungssystems, in erster Linie

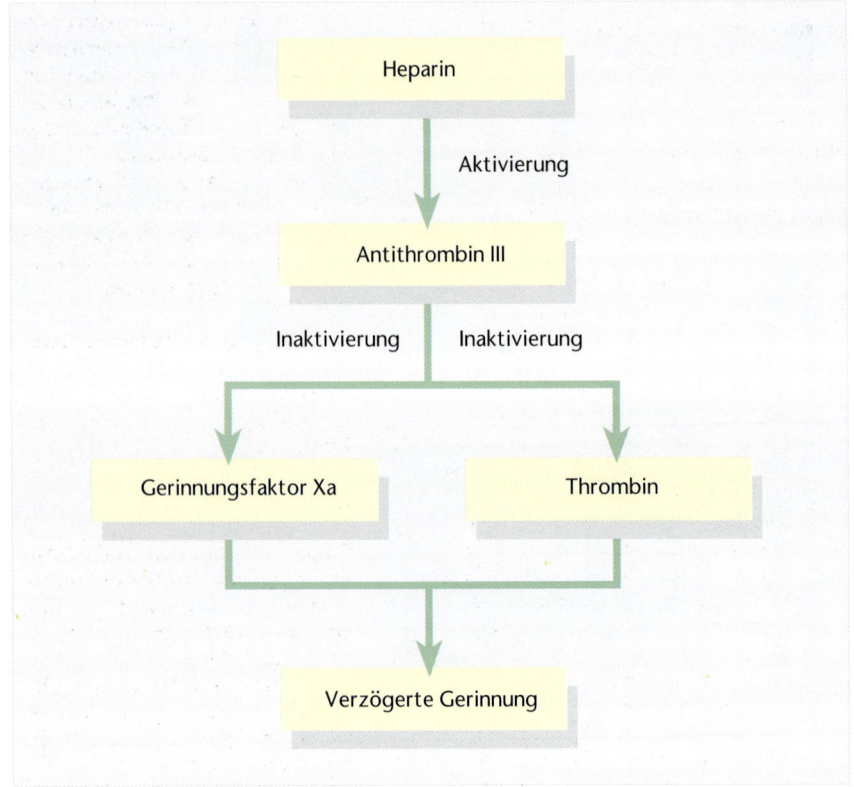

Abb. 9.4: Die Wirkung von Heparin. [L138]

auf die Gerinnungsfaktoren Xa und IIa (Thrombin). Heparin verbindet sich mit AT III und verstärkt dessen antikoagulatorischen (gerinnungshemmenden) Effekt um ein Vielfaches (1000- bis 4000fach).

Ohne eine ausreichende Menge von AT III ist Heparin jedoch wirkungslos, so dass bei angeborenem oder erworbenem AT-III-Mangel das Protein zur Entfaltung der Heparinwirkung erst substituiert werden müsste. Oral appliziert ist Heparin ebenfalls wirkungslos, da es im Magen-Darm-Trakt zerstört wird.

> **Merke**
> Die Hauptwirkung von Heparin bei der Antikoagulation besteht in einer Steigerung der Reaktionsfähigkeit und der Reaktionsgeschwindigkeit von AT III. Nur etwa 30 % der Heparinketten binden sich an AT III.

Nach diesem kurzen theoretischen Exkurs zum Thema „Gerinnung und Heparin", folgen nun einige Tipps für die Praxis.

> **Tipps für die tägliche Praxis**
> - **Die Halbwertszeit** von Heparin beträgt ca. 1 Stunde. Aufgrund dieser kurzen Halbwertszeit ist es durchaus sinnvoll, den Heparinperfusor, wenn möglich, 20–30 Minuten vor Ende der Hämodialyse abzustellen, um somit einen schnelleren Verschluss der Punktionsstellen zu erreichen. Bei nephrektomierten Patienten ist die Halbwertszeit von Heparin etwa um 50 % verlängert (Teein und Bjoornson 1976).
> - **Überdosierung von Heparin:** Sollten Sie versehentlich einem Patienten zu viel Heparin appliziert haben, oder kommt es während der Dialyse zu Blutungskomplikationen, z. B. im Magen-Darm-Trakt, besteht die Möglichkeit, die Heparinwirkung zu neutralisieren. Standardheparin kann mit

Protaminsulfat neutralisiert werden. Hier gilt die Formel, dass jede Einheit Protamin eine Einheit Heparin neutralisiert. Für das Handelspräparat Protamin 5000 Roche® (Ampulle zu 5 ml) gilt: 5000 IE Protamin (1 ml) inaktivieren 5000 IE Heparin. Eine Überdosierung ist unbedingt zu vermeiden, da zu viel Protamin die Blutungsneigung wieder verstärkt.
- **Das Mischungsverhältnis:** In welchem Verhältnis Sie Heparin und NaCl 0,9 % mischen, ist zunächst zweitrangig. Wichtig ist es, dass Sie die Heparinverdünnung für alle Patienten in der Perfusor- und Initialspritze gleich gestalten, um so Fehlern bei der Verabreichung vorzubeugen. Üblicherweise werden in Dialysezentren Heparine verwendet, bei denen 1 ml Standardheparin 5000 IE enthalten. Eine Ampulle mit einem Inhalt von 5 ml entspricht also 25 000 IE Heparin. Nachfolgend ein Beispiel für ein standardisiertes Mischungsverhältnis:
Werden in einer Perfusorspritze 2 ml Heparin (10 000 IE) mit 18 ml physiologischer Kochsalzlösung verdünnt, so erhält man 10 000 IE Heparin in 20 ml Gesamtvolumen.

1 ml Lösung entspricht somit 500 I. E. Heparin.
Dem entsprechen:
1,5 ml = 750 IE
2,0 ml = 1000 IE
2,5 ml = 1250 IE
3,0 ml = 1500 IE

- Ein **hoher Blutfluss** (260–300 ml/min) und ein **geringer Blut-Luft-Kontakt** in den Luftfallen reduzieren die Gefahr einer Koagelbildung im extrakorporalen System.
- Der **Heparinbedarf:** Für jeden Patienten muss die Heparindosis individuell festgelegt werden. Der Heparinbedarf eines Patienten korreliert mit dem Körpergewicht, deshalb werden

Dosisempfehlungen pro Kilogramm Körpergewicht angegeben. Die nachfolgende Antikoagulationstabelle gibt Ihnen Anhaltspunkte, wie Sie eine erste Dosis festsetzen können, um sie anschließend mittels Gerinnungsanalysen zu kontrollieren.

Ein wichtiger praktischer, häufig stark vernachlässigter Aspekt im Umgang mit dem Heparin ist die regelmäßige Dosiskontrolle. Dafür stehen mehr oder weniger taugliche Methoden zur Verfügung.

Antikoagulationstabelle		Patienten mit geringem Blutungsrisiko	Patienten mit hohem Blutungsrisiko
Heparin	Bolusgabe	30–50 I. E./kg KG	10–15 I. E./kg KG
	Kontinuierliche Gabe	15–20 I. E./kg KG/h	10–12 I. E./kg KG
	Perfusorabstellzeit	30 min. vor HD–Ende	15 Min. vor HD–Ende
	ACT ohne Heparinisierung	ca. 80 Sek.	ca. 80 Sek.
	ACT während HD	120–140 Sek.	100–120 Sek.
	PTT ohne Heparinisierung	30–40 Sek.	30–40 Sek.
	PTT nach Heparinisierung	70–100 Sek.	50–80 Sek.
	Beispiel: 80 kg schwerer Patient mit einer Dialysedauer von 5 Stunden		
	Bolusgabe	2400–4000 I. E.	800–1200 I. E.
	Kontinuierliche Gabe	1200–1600 I. E.	800–1000 I. E.
	Gesamtheparin	ca. 8000–11000 I. E.	ca. 4500–6000 I. E.
Fragmin®	Bolusinjektion	30–35 I. E./kg KG	5–10 I. E./kg KG
	Kontinuierliche Gabe	10–15 I. E./kg KG/h	4–5 I. E./kg KG/h
	Perfusorabstellzeit	30 min. vor HD–Ende	15 min. vor HD–Ende
	Einmalige Bolusgabe ausreichend für 5 h Dialyse	85 I. E./kg KG	nicht empfehlenswert
	ACT & PTT	nicht aussagekräftig	nicht aussagekräftig
	Beispiel: 80 kg schwerer Patient mit einer Dialysedauer von 5 Stunden		
	Bolusinjektion	2400–2800 I. E.	400–800 I. E.
	Kontinuierliche Gabe	800–1200 I. E./h	320–400 I. E./h
	Gesamtfragmin	ca. 6000–8000 I. E.	ca. 2000–2800 I. E.
	Bei einmaliger Bolusgabe	ca. 7000 I. E.	nicht empfehlenswert
Aus: Breuch, G.: Fachpflege Nephrologie, 4. A. Urban & Fischer Verlag, München 2008			

9.4 Gerinnungsanalysen

Uhrglasmethode

Es gibt mehrere Möglichkeiten, die Heparin-dosierung zu überprüfen. Eine Möglichkeit, die immer und ohne aufwändige Apparatur durchgeführt werden kann, ist die Uhrglas-methode. Leider ist sie sehr zeit- und somit auch personalintensiv.

Diese Methode wurde erstmals im Jahre 1913 von Lee und White publiziert. Sie misst die Vollblutgerinnungszeit des Blutes. Dabei gibt man Blut in ein kleines Schäl-chen, das aussieht wie der Deckel einer Taschenuhr, nur etwas größer ist, und zieht („häkelt") ein kleines Häkchen (z. B. eine 1er-Kanüle) so lange durch das Blut, bis die ersten Fibrinfäden auftreten. Bei einer normalen Heparinisierung beträgt die Zeit-spanne bis zur Bildung erster Fibrinfäden (Vollblutgerinnungszeit) ca. 20 Minuten. Sicher ist jedem verständlich, warum diese Methode heute nicht mehr oder nur noch sehr selten angewandt wird.

ACT-Test (Activated Coagulation Time Test)

Der ACT-Test ist ein Gerinnungszeittest und wird beim Einsatz von Heparin zur Anti-koagulation als Kontrolle durchgeführt. Zur Bestimmung des ACT (aktivierte Ge-rinnungszeit) ist ein AC-Tester erforderlich, der heute in fast jeder Dialyseabteilung vor-handen ist.

Die Anwendung des AC-Testers ist eine Weiterentwicklung der Uhrglasmethode und stellt letztlich die apparative Umsetzung der Bestimmung der Vollblutgerinnungszeit nach Lee und White dar. Dieser Test unter-scheidet sich in folgenden Punkten von der Uhrglasmethode:

■ Die Gerinnung der Blutprobe wird durch den Zusatz von gereinigter Silikonerde um ca. das 10fache beschleunigt. Bis zur Bildung einzelner Fibrinfäden dauert es statt ca. 20 nur noch ca. 2 Minuten.
■ Der AC-Tester führt die Gerinnungs-kontrolle selbstständig durch, erkennt den Beginn einzelner Fibrinfäden photo-

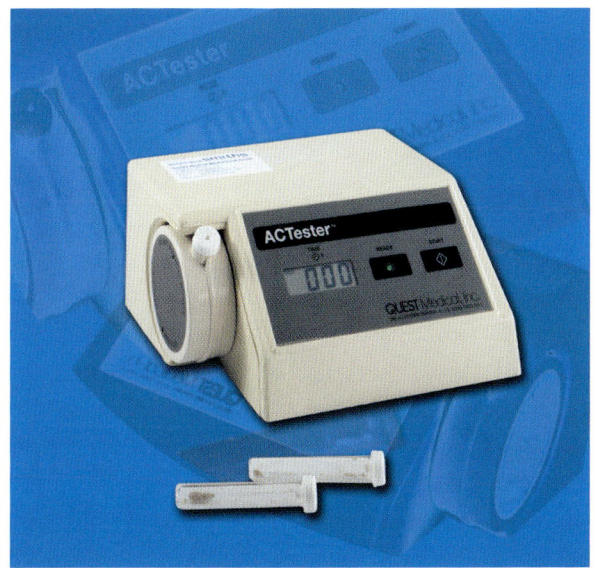

Abb. 9.5: AC-Tester.
[V090]

metrisch und gibt als Ergebnis die Gerinnungszeit in Sekunden an.

Das Blut befindet sich in einem geschlossenen Röhrchen. Ein Blutkontakt während der Messung ist somit ausgeschlossen. Im Betriebszustand beträgt die Innentemperatur des Heizrades 37 °C. Dies dient zur Aufrechterhaltung der Bluttemperatur während der Messung.

Die praktische Durchführung der ACT-Messung ist denkbar einfach: Dem Patient werden 0,7 ml Vollblut aus dem venösen Blutschlauchsystem hinter dem Dialysator entnommen und in ein Teströhrchen gegeben, das bereits gereinigte Silikonerde enthält. Ein kurzes, kräftiges Schütteln vermischt das Blut mit dem Pulver. Nach Start des Geräts wird das Röhrchen in die Öffnung des Heizrades eingesetzt. Während der Messung dreht sich das Heizrad und das Gerät erkennt den Beginn der Gerinnung photometrisch mit Bildung einzelner Fibrinfäden.

Diese schnelle und aussagekräftige Messmethode bietet die Möglichkeit einer stets adäquaten und individuellen Heparinisierung.

Bei normaler Heparinisierung ist der 1,5- bis 2fache Wert der Basis-ACT (ACT ohne Heparin) anzustreben. Die Basis-ACT wird vor Dialysebeginn bzw. vor der Antikoagulation mit Heparin bestimmt. **Normale ACTs** während der Dialyse liegen zwischen 120 und 140 Sekunden. Zeiten unter 120 Sekunden entsprechen einer minimalen Heparinisierung. Bei Patienten, deren ACT über 140 Sekunden beträgt, sollte im Hinblick auf ein erhöhtes Blutungsrisiko die Heparinisierung überdacht und gesenkt werden.

Merke

Der ACT-Test ist ein Gerinnungszeittest und wird beim Einsatz von Heparin zur Antikoagulation als Kontrolle durchgeführt. Zur Bestimmung der ACT (aktivierte Gerinnungszeit) ist ein AC-Tester erforderlich. Der AC-Tester führt die Gerinnungskontrolle selbstständig durch, erkennt den Beginn einzelner Fibrinfäden photometrisch und gibt als Ergebnis die Gerinnungszeit in Sekunden an.

Gerinnungsanalysen im Labor

Der ACT-Test ist der einfachste und am schnellsten verfügbare Test zur Kontrolle der Heparinisierung. Darüber hinaus gibt es weitere Gerinnungskontrollen, die jedoch nur im Labor durchgeführt werden können. Zu ihnen zählen:

- Quick-Wert
- Partielle Thromboplastinzeit (PTT)
- Thrombinzeit (TZ)

All diese Werte geben zwar Hinweise zum aktuellen Gerinnungsstatus des Patienten wieder, werden jedoch bei der Antikoagulation mit Heparin während der Dialyse nur selten zur Kontrolle herangezogen.

Die Bestimmung des **Quick-Werts** erfolgt z. B. bei marcumarisierten Patienten nach Herzklappenersatz oder nach Bypassoperationen. Der therapeutische Quick-Wert liegt dann bei ca. 15–25 %. Zur Kontrolle der Heparinisierung während der Dialyse ist der Quick-Wert nicht geeignet.

Die **Thrombinzeit (TZ)** und die **partielle Thromboplastinzeit (PTT)** sind unter Heparingabe verlängert. Ursache dafür ist die gesteigerte Wirkung von Antithrombin III. Prinzipiell ist durch die PTT-Bestimmung die Heparinkonzentration im Serum gut zu beurteilen, da die Steigerung der PTT relativ linear zur Heparinkonzentration im Serum verläuft. Die normale PTT beträgt ca. 30–40 Sekunden. Sie verlängert sich unter einer Normalheparinisierung um etwa 30–60 Sekunden.

9.5 Einflussfaktoren auf den Heparinbedarf

Der Heparinbedarf während einer Hämodialysebehandlung wird im Wesentlichen von zwei Faktoren bestimmt, den Patientenfaktoren und der Adsorption des Medikaments an der Dialysatormembran.

Patientenfaktoren

Heparin bindet sich an Plasmaproteine, deren Konzentration bei Infektionen oder Entzündungen vorübergehend ansteigt. Oft wird die verminderte Wirkung von Heparin durch die verstärkte Eiweißbindung bei Entzündungen und Infektionen erst beim Verschluss des extrakorporalen Systems offenkundig. Wenn bei einem Patienten mit entzündlicher Erkrankung die Heparindosierung vorübergehend erhöht wird, so kann sie nach Überwindung des Infekts wieder gesenkt werden.

Adsorption von Heparin an der Membran des Dialysators

Die Adsorption von Heparin an Dialysemembranen darf nicht mit der Thrombogenität (Fähigkeit, Thromben zu bilden) verwechselt werden, da ein hoher anfänglicher Heparinverbrauch durch Adsorption bei manchen Dialysatormembranen in der Folge zu einer geringeren Thrombogenität führt. Hemophanmembranen z. B. sind elektrisch positiv geladen und adsorbieren anfänglich verstärkt das negativ geladene Heparin. Da diese Membran anschließend kaum noch thrombogen wirkt, ist sie für die heparinarme Dialyse bestens geeignet. Die Thrombogenität der unterschiedlichen Dialysemembranen variiert, so dass für jeden Membrantyp eine unterschiedlich hohe Dosis der Antikoagulation, meist gemessen mittels eines ACT-Tests, festgelegt werden muss.

9.6 Dialysen ohne Heparin?

Ist es möglich, eine Dialyse ohne oder nur mit einer minimalen Heparindosierung durchzuführen? Diese Frage kann man bedingt mit ja beantworten. Nachfolgend haben wir drei Möglichkeiten beschrieben, die jedoch alle Tücken haben.

Regionale Heparinisierung

Bei diesem Verfahren wird das Blut vor dem Dialysator normal heparinisiert und anschließend hinter dem Dialysator mittels Protaminsulfat antagonisiert (neutralisiert). Auf diese Weise wird nur das extrakorporale System heparinisiert (regionale Heparinisierung). Der Patient selbst wird lediglich mit inaktiven Heparin-Protamin-Komplexen belastet. In der Theorie ist dies ein ausgezeichnetes Verfahren, das in der Praxis jedoch einige Schwierigkeiten bereitet: Die Heparinkonzentration im Blut ist vor und hinter dem Dialysator verschieden. Die Gründe dafür sind, dass einerseits Heparin auf dem diffusiven Weg im Dialysator verloren geht und andererseits die Dialysemembran selbst das Heparin teilweise adsorbiert. Die Berechnung der Heparinmenge hinter dem Dialysator, die zur Bestimmung der zu verabreichenden Protaminmenge notwendig ist, ist somit schwierig und ungenau. Eine Protaminüberdosierung ist unbedingt zu vermeiden, da sonst die Gerinnungsneigung wieder verstärkt würde. Eine intensive Überwachung der Gerinnung ist also erforderlich. Ein weiteres Risiko besteht darin, dass die Heparin-Protamin-Komplexe später im Körper zerfallen können und postdialytische Nachblutungen verursachen. Aus diesen Gründen wird das Verfahren kaum noch angewendet.

Minimale Heparinisierung

Vor allem bei blutungsgefährdeten Patienten, z. B. nach Operationen, kann nur eine minimale Heparinisierung erfolgen. Engmaschige Gerinnungs- und Sichtkontrollen des extrakorporalen Kreislaufs sind unabdingbar, um eine Koagelbildung frühzeitig zu erkennen. Die ACT sollte zwischen 100 und 120 Sekunden liegen. Darüber hinaus ist es sinnvoll, auch alle anderen heparinreduzierenden Faktoren zu nutzen. Im Hinblick auf die blutungsgefährdete Situation des Patienten ist über die Verwendung von niedermolekularem Heparin (NMH) anstelle von einem Standardheparin nachzudenken.

Heparinfreie Dialyse

Die Dialysebehandlung ohne Antikoagulation stellt mit Sicherheit die absolute Ausnahmesituation dar und wird hauptsächlich in der Akutdialyse bei postoperativen Patienten angewendet. Ein sehr hoher Blutfluss ist erforderlich, da die Verweildauer des Blutes im extrakorporalen System nur sehr kurz sein darf. Alle Faktoren, die den Heparinbedarf während der Dialyse senken, sollten genutzt werden. Weiterhin muss das System mindestens alle 30 Minuten mit ca. 200 ml NaCl 0,9 % gespült werden. Sollten Blutgerinnsel in den Luftfallen sichtbar sein, müssen die entsprechenden Teile des extrakorporalen Systems oder – bei starker Koagulation – das komplette System einschließlich Dialysator ausgetauscht werden.

Die Menge an NaCl-Lösung, die dem Patienten im Rahmen der Spülvorgänge infundiert wird, muss in die Flüssigkeitsbilanz mit einberechnet werden.

Während der gesamten Behandlung ist die Gefahr groß, dass das Blut im System gerinnt. Auf Hinweise, wie dem Ansteigen des Venendrucks, ist zu achten, um gegebenenfalls den Patienten noch rechtzeitig vom Dialysegerät ablegen zu können. Die maximal mögliche Dialysezeit ohne Heparin beträgt ca. 3 Stunden. Dieses Behandlungsverfahren ist langfristig inadäquat und dient letztlich nur zur Überbrückung einer akut blutungsgefährdeten Phase des Patienten.

9.7 Nebenwirkungen von Heparin

Das Medikament Heparin ist in der Dialyse allgegenwärtig, aufgrund dessen verliert man sehr leicht das Gefühl dafür, dass dieser Wirkstoff nicht nur positive, gewünschte Wirkungen, sondern auch negative, unerwünschte Nebenwirkungen hat. Wir müssen also mit Heparin genauso vorsichtig und sparsam umgehen wie mit jedem anderen Medikament. Nebenwirkungen können sein:

- **Haarausfall:** Eine nicht seltene Nebenwirkung. Meist fällt sie auf, wenn das Kopfkissen des Patienten nach der Behandlung voller Haare ist. Eine Umstellung auf niedermolekulares Heparin, z. B. Fragmin®, ist dann empfehlenswert.
- **Transaminasenanstieg** (Anstieg der Leberwerte): Ebenfalls eine nicht ganz seltene Nebenwirkung der Heparintherapie. Es kommt jedoch meist nur zu einem geringfügigen Anstieg, der sich dann trotz Fortsetzung der Therapie wieder normalisiert.

- **Osteoporose:** Durch eine lange und hoch dosierte Heparintherapie können sich Osteoporosen häufiger entwickeln. Konsequenz ist ein Wechsel des Heparinpräparats oder eine Minimaldosierung.
- **Anaphylaktische Reaktionen:** Eine Nebenwirkung, die sich meist innerhalb einer Stunde nach der Heparingabe äußert und mit Kopfschmerzen, Übelkeit, Juckreiz und Urtikaria einhergeht. Abdominelle Koliken, Asthma bronchiale und Quincke-Ödem treten eher selten auf. Die Symptome verschwinden in der Regel nach Absetzen des Heparins. Eine symptomatische Therapie ist meist nur in ausgeprägten, klinisch relevanten Fällen erforderlich.
- **Heparininduzierte Thrombozytopenie (HIT):** Man unterscheidet zwei unterschiedliche Typen:
  - **HIT Typ I:** Im Rahmen einer Heparintherapie kann es innerhalb der ersten 2 Tage zu einer gering ausgeprägten, dosisabhängigen Thrombozytopenie (Thromozytenabfall > 100 000) kommen. Diese gilt als harmlos, die Thrombozytenzahlen steigen in der Regel trotz Fortführung der Therapie wieder an.
  - **HIT Typ II:** Eine HIT Typ II ist eine sehr seltene, aber äußerst bedeutende Nebenwirkung. 4–10 Tage nach Beginn einer Heparintherapie kann sich bei nichtsensibilisierten Patienten eine HIT Typ II einstellen. Wenn ein Patient in der Vergangenheit Heparin erhalten hat, ist die Entwicklung dieser Komplikation auch zu Beginn einer neuerlichen Therapie möglich. Diese Komplikation kann noch bis zu 3 Wochen nach Absetzen der Heparintherapie auftreten. Dosisunabhängig kommt es zu schweren Thrombopenien (Thrombozytenabfall < 100 000). Die Hauptgefährdung liegt in der Entwicklung von Thromben. Das klinische Bild geht einher mit Gliedmaßenischämien

und einer hohen Mortalitätsrate durch zerebrale und myokardiale Ischämien. Die Mehrzahl der Thromben bildet sich jedoch im venösen System und in der Lunge. Die Heparintherapie muss sofort beendet werden. Alle Medikamente, die Heparin enthalten – auch Salben –, sind verboten.

> **Merke**
> In den ersten 3 Wochen nach Therapiebeginn mit Heparin sollte regelmäßig eine Kontrolle der Thrombozyten erfolgen, um rechtzeitig die Entwicklung einer heparininduzierten Thrombozytopenie des Typs II (HIT Typ II) zu bemerken.

9.8 Niedermolekulares Heparin (NMH)

Niedermolekulares Heparin wird hauptsächlich eingesetzt bei stark blutungsgefährdeten Patienten oder bei Patienten, die Nebenwirkungen auf Standardheparin aufweisen.

Fragmin® ist das in der Dialyse am häufigsten verwendete niedermolekulare Heparin. Es ist ein fraktioniertes Heparin mit einem mittleren Molekulargewicht von 4000 bis 6000 Dalton. In seiner Wirkungsweise hemmt es unter Mitwirkung von AT III hauptsächlich den Faktor Xa und weniger die Thrombinwirkung bei der Umwandlung von Fibrinogen zu Fibrin. Damit reduziert sich das Blutungsrisiko, der thrombosehemmende Effekt bleibt jedoch erhalten. Unter der Verwendung von niedermolekularem Heparin ist eine Absenkung der Cholesterol- und Triglyzeridspiegel zu beobachten. Darüber hinaus induziert niedermolekulares Heparin sehr viel seltener Antikörper, die zum HIT Typ II (→ 9.7) führen können.

Bei einer Umstellung von Heparin auf Fragmin® werden nur ca. zwei Drittel der bisherigen Heparindosis benötigt.

Dosierung

Die Dosierung (Fragmin®) erfolgt in IE/kg Körpergewicht. Auch hier erfolgt eine individuelle Antikoagulation. Es ist sowohl die Applikation eines Bolus (die Dosis wird auf einmal injiziert) aufgrund einer längeren Halbwertszeit als auch eine Bolusgabe in Kombination mit einer kontinuierlichen Verabreichung über den Perfusor möglich. Bei Patienten mit einem niedrigen Blutungsrisiko beläuft sich der Gesamtbedarf an Fragmin® für eine 5-stündige Dialyse auf ca. 85 IE/kg Körpergewicht (→ Tab. S. 89).

Antidot

Die antikoagulatorische Wirkung von niedermolekularem Heparin kann mit **Protaminchlorid** neutralisiert werden. Eine Einheit Protaminchlorid neutralisiert eine Einheit Fragmin®.

Gerinnungsanalysen unter niedermolekularem Heparin

Niedermolekulares Heparin (Fragmin®) hemmt hauptsächlich den Faktor Xa. Eine Ampulle Fragmin® zu 10 000 IE entsprechen 10 000 IE Anti-Faktor-Xa (Anti-F Xa). Eine aussagekräftige Kontrolle über die Fragmin®-Dosierung ist nur durch die Bestimmung der Anti-F-Xa-Menge im Plasma möglich. Je nach Blutungsgefährdung des Patienten soll der Anti-F-Xa-Spiegel im Plasma zwischen 0,2 und 0,5 IE liegen. Diese Bestimmung ist recht aufwändig, so dass sich in der Praxis die körpergewichtsabhängige Dosierung bewährt hat. Anti-F-Xa-Bestimmungen sind nur noch in Ausnahmefällen erforderlich. Der ACT-Wert ist zur Kontrolle der Antikoagulation unter Fragmin® nicht aussagekräftig.

Neben der Möglichkeit, die Blutgerinnung mit fraktioniertem bzw. unfraktioniertem Heparin zu beeinflussen, gibt es einige Alternativen, die jedoch bisher primär in der Akutdialyse zum Einsatz kommen. Eine Methode, die zurzeit eine gewisse Renaissance erlebt, stellen wir Ihnen abschließend vor (→ 9.9).

9.9 Antikoagulation mit Citrat

Kalzium ist ein zentraler Bestandteil einer funktionierenden Gerinnung. Entzieht man dem Gerinnungssystem Kalzium, so wird das Blut ungerinnbar. Citrat bindet Kalzium und hemmt somit die Gerinnung. Es wird vor allen Dingen bei Blutspenden, Laborkontrollen und der LDL-Apherese zur Antikoagulation eingesetzt. In der Dialyse wird die Citrat-Antikoagulation primär bei einem erhöhten Blutungsrisiko oder der heparininduzierten Thrombozytopenie angewendet. Patienten mit Blutungsneigung sind durch eine systemische Antikoagulation gefährdet. Eine regionale Antikoagulation nur innerhalb des extrakorporalen Blutkreislaufs wäre in diesem Fall wünschenswert. Citrat bietet diese Möglichkeit. Es wird in das arterielle Blutschlauchsystem appliziert und fängt dort das Kalzium aus dem Blut ab. Die Gerinnung im extrakorporalen System stoppt. Eine entsprechende Kalziumgabe in das venöse Blutschlauchsystem nach dem Dialysator hebt die Citratwirkung auf und das Blut wird mit nahezu normaler Gerinnungsaktivität dem Patienten zurückgegeben. Wenn zu wenig Kalzium oder zu viel Citrat gegeben wird, droht dem Patienten eine Hypokalzämie mit den Nebenwirkungen Tetanie und Herzrhythmusstörungen. Zu bedenken ist, dass sedierte Patienten nicht in der Lage sind, die Frühsymptome der Hypokalzämie zu reklamieren. Die Möglichkeit zu engmaschigen Kalziumkontrollen sollte bei einem Citrateinsatz auf jeden Fall gegeben sein.

Da Citrat in der Leber zu Bikarbonat verstoffwechselt wird, steigt der Bikarbonatgehalt im Blut bei der Verwendung von Citrat an. Daraus resultierend muss die Bikarbonateinstellung der Dialysierlösung entsprechend angepasst werden, da sich sonst eine metabolische Alkalose entwickeln kann. Citrat wird in Form von Natriumcitrat verwendet. Infolgedessen steigt die Natriumbelastung im Blut ebenfalls an. Auch dies muss bei der Zusammensetzung der Dialysierlösung berücksichtigt werden.

9.10 Argatroban (Argatra®)

Aufgrund der zunehmenden Relevanz in der Dialyse sei an dieser Stelle noch ein weiteres Antikoagulanz erwähnt. Argatroban ist ein niedermolekularer synthetischer direkter Thrombininhibitor (Thrombinhemmer) mit einer Halbwertszeit von ca. 1 Stunde. Der Wirkstoff wird hauptsächlich in der Leber metabolisiert, wobei der genaue Mechanismus nicht geklärt ist. Bei einer reduzierten Leberfunktion ist die Halbwertszeit verlängert. Eine Niereninsuffizienz beeinflusst die Halbwertszeit nicht. Argatroban stellt eine Alternative zu Hirudin bei Patienten mit Nierenversagen und HIT Typ II dar. Die Gerinnungsüberwachung kann über die ACT (PTT) erfolgen. Bisher existiert kein spezifisches Antidot für Argatroban.

Resümee

Die Zielsetzung der Antikoagulation ist eine adäquate Heparinisierung. Jedem Patienten sollte individuell nur die Mindestmenge Heparin oder Fragmin® appliziert werden, die er zur Antikoagulation des extrakorporalen Kreislaufs benötigt. Unnötig lange Gerinnungszeiten können Blutungskomplikationen während oder nach der Behandlung verursachen. Zum Erreichen einer stets angepassten Heparinisierung sollte in regelmäßigen Abständen (z. B. einmal pro Woche) eine Gerinnungskontrolle durchgeführt werden. Das gesamte extrakorporale System ist nach jeder Behandlung auf Blutrückstände zu prüfen. Diese Ergebnisse sind im Behandlungs- und Pflegedokumentationssystem zu notieren. Nur so ist der Informationsfluss unter allen Mitarbeitern einer Dialyseabteilung gewährleistet.

Obwohl die Heparinisierung auf ärztliche Anordnung erfolgt, sind auch die Pflegenden aufgefordert, diese immer wieder kritisch zu beurteilen. Ein pauschaler und unkontrollierter Umgang mit Heparin zeugt nicht von Qualität in der Dialyse.

⚠ **VORSICHT: Prüfung!**

1. Worin besteht die Hauptwirkung von Heparin?

2. Wie lang ist die Halbwertszeit von Heparin?

3. Wie hoch sollte der normale ACT-Wert für einen nicht blutungsgefährdeten Patienten sein?

4. Welche Gerinnungsanalyse im Labor ist nicht aussagekräftig zur Kontrolle der Heparindosierung?

5. Wie kann sich der Heparinbedarf für einen Patienten mit grippalem Infekt verändern?

6. Nennen Sie drei Nebenwirkungen von Heparin!

7. Berechnen Sie den Fragminbedarf für einen 60 kg schweren Patienten. Fragmin soll nur als Bolus appliziert werden.

(→ ➕ auf www.pflegeheute.de)

10 Gefäßzugänge für die Hämodialyse

Bei der Hämodialyse werden aus dem Blut des Patienten die Urämietoxine entzogen, die bei nahezu allen Lebensvorgängen überall im Körper entstehen. Das menschliche Blutvolumen beträgt nur ca. 8 % der gesamten Körperflüssigkeit. Belastet mit Urämietoxinen ist allerdings nicht nur das Blut des Patienten, sondern auch die gesamten restlichen 92 % der Körperflüssigkeit. Diese befinden sich vorwiegend intrazellulär, also innerhalb der Körperzellen, sowie im interstitiellen Raum (Zwischenzellraum) und im lymphatischen System.

Wir benutzen somit bei der Hämodialyse das Blut nur als Trägersubstanz für Urämietoxine, um diese vom Ort ihrer Entstehung zum Dialysator zu transportieren. Das gereinigte Blut fließt danach wieder ins Gefäßsystem zurück und kann sich nach dem Diffusionsprinzip neu mit Urämietoxinen beladen. Dies erklärt den positiven Effekt einer langen Dialysezeit pro Behandlung und eines möglichst hohen Blutflusses im extrakorporalen System.

Ein effektiver Blutfluss von möglichst ≥ 300 ml pro Minute ließe sich mit der Punktion einer herkömmlichen peripheren Vene niemals erreichen. Ein ausreichendes Blutangebot bieten nur die tiefer im Körper liegenden Venen mit einem großen Durchmesser oder die Arterien des Patienten. Daraus ergeben sich auch die möglichen Gefäßzugänge für die Hämodialyse.

Im Folgenden stellen wir Ihnen alle gängigen Varianten vor: Im Einzelnen sind das der temporäre zentralvenöse Katheter, der subkutan getunnelte permanente Vorhofkatheter, der Shunt (wird auch AV-Fistel genannt) als chirurgisch angelegte Verbindung zwischen Arterie und Vene sowie der Prothesenshunt bzw. das Interponat als künstlicher Gefäßersatz.

Die Entscheidung für die Art des Gefäßzugangs ist von vielen Faktoren abhängig und wird letztlich auch unter Berücksichtigung der Dringlichkeit getroffen.

10.1 Temporärer zentralvenöser Katheter

Temporär ist lateinischen Ursprungs und bedeutet „vorübergehend". Die Indikation für einen temporären zentralvenösen Katheter (ZVK) wird meist durch die Dringlichkeit bestimmt. Das akute Nierenversagen oder der Shuntverschluss sind häufige Gründe dafür. Binnen kürzester Zeit nach der Indikationsstellung für eine Dialysebehandlung kann ein zwar nicht dauerhafter, jedoch adäquater Gefäßzugang mit ausreichendem Blutfluss geschaffen werden.

Heute werden temporäre zentralvenöse Katheter meist als Doppellumenkatheter eingesetzt. Sie bedürfen nicht des Einsatzes eines Single-Needle-Verfahrens (→ Kap. 12.2) und ermöglichen einen ausreichend großen Blutfluss pro Minute.

Wenn allerdings die Möglichkeit besteht, auf einen zentralvenösen Katheter zu verzichten, sollte diese Chance genutzt werden. Aufgrund der hohen Infektionsgefahr sollte ein ZVK nicht länger als 2 Wochen genutzt werden. Ist ein temporärer Gefäßzugang darüber hinaus erforderlich, sollte besser ein getunnelter Vorhofkatheter implantiert werden (→ Kap. 10.2).

Lokalisation

Aufgrund der äußerst günstigen anatomischen Lage der rechten Halsseite zum Herzen hin, wird der relativ starre Katheter bevorzugt über die rechte Halsvene (V. jugularis interna) bis in die obere Hohlvene (V. cava superior) herznah vorgeschoben.

Das Legen des Katheters erfolgt in örtlicher Narkose und in Seldinger-Punktionstechnik, ein Verfahren, das 1953 von dem schwedischen Radiologen Sven-Ivar Seldingen entwickelt wurde. Dabei wird zuerst die zentral gelegene Vene mit einer speziellen Kanüle punktiert, über diese anschließend ein Draht nach intravasal vorgeschoben wird. Nach dem Entfernen der Kanüle bleibt der Draht im Gefäß und ermöglicht so das Vorschieben des eigentlichen Katheters. Eine provisorisch angelegte Naht befestigt den Katheter an der Haut, zur endgültigen Lagebestimmung dient eine Röntgenkontrollaufnahme. Ihre Aufgaben als Pflegekraft bestehen in der Vorbereitung der benötigten Materialien, in der Betreuung, Lagerung und Versorgung des Patienten und in der Assistenz beim Legen des zentralvenösen Katheters.

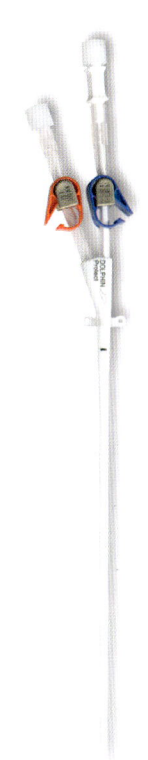

Abb. 10.1: Temporärer zentralvenöser Katheter (DOLPHIN Protect) der Firma Gambro Hospal. [V111]

Versorgung der Katheteraustrittstelle

Als Verbandsmaterial eignen sich hier im Besonderen industriell vorgefertigte Transparentverbände zur Katheterfixation (z. B. Tegaderm® i. V. 1635 der Firma 3M für zentrale Venenkatheter). Ein Transparentverband ist wasserdampf- und sauerstoffdurchlässig, jedoch undurchlässig für Flüssigkeiten, Bakterien und Viren. Er ermöglicht eine kontinuierliche Wundbeobachtung, gewährleistet somit eine optimale Wundruhe und schützt die Katheteraustrittstelle vor Kontamination von außen. Das Katheterende verbleibt dabei außerhalb des Verbands und kann jederzeit zum Anschluss an die Dialyse genutzt werden. Transparentverbände können mehrere Tage auf der Katheteraustrittstelle (KAST) belassen werden, ein steriler (undurchsichtiger) Wundverband hingegen muss vor jeder Dialysebehandlung gewechselt werden.

Umgang mit dem temporären ZVK

Der An- und Abschluss zur Dialysebehandlung sowie der Verbandswechsel an der Katheteraustrittsstelle (KAST) sollten stets unter sterilen Bedingungen erfolgen. Günstig wäre es, wenn in Ihrem Dialysezentrum diesbezüglich ein einheitlicher Standard vorläge, der die benötigten Materialien definiert sowie den genauen Arbeitsablauf beschreibt. Generell sollten alle verwendeten Materialien steril sein; die Pflegekraft sollte einen frischen, sauberen (unsterilen) Kittel sowie Kopfhaube und Mundschutz tragen. Auch der Patient sollte einen Mundschutz anlegen.

Um Raumluftverwirbelungen zu vermeiden, sind bei Arbeiten am ZVK alle Fenster im Behandlungsraum zu schließen. Die KAST-Inspektion erfolgt vor dem Anschluss ans Dialysegerät. Bei eventuellen Entzündungszeichen informieren Sie den Arzt. Als Hautdesinfektionsmittel sollten nur Schleimhautantiseptika wie Octenisept® eingesetzt werden. **Nicht** mehr verwendet werden dürfen alkoholische Hautdesinfektionsmittel, Wasserstoffperoxyd und polyvidonjodhaltige Hautdesinfektionsmittel. Desinfektionsmittel auf Alkoholbasis brennen auf der Haut, trocknen sie aus und schädigen unter Umständen das Kathetermaterial. Wasserstoffperoxyd wirkt zellzerstörend, und farbige, polyvidon-jodhaltige Hautdesinfektionsmittel schädigen das Kathetermaterial und verhindern aufgrund der Hautverfärbung eine optimale Interpretation des KAST-Zustands.

Locklösung

Nach Abschluss der Dialysebehandlung wird der ZVK unter sterilen Bedingungen und nach reichlicher Spülung mit je 20–30 ml physiologischer Kochsalzlösung pro Schenkel mit einer Locklösung bis zur nächsten Dialysebehandlung konserviert. Zu Produkt und Menge beachten Sie hier auch die Empfehlungen der Katheterhersteller. Die Locklösung soll die Katheterlumen zwischen den Behandlungen offen halten und das Wachstum von Bakterien und Biofilm hemmen, ohne Materialveränderungen hervorzurufen oder den Patienten zu gefährden. Derzeit werden als Locklösung in unterschiedlichen Konzentrationen verwendet:

- Heparin
- Natriumcitrat
- Urokinase

sowie die Fertigpräparate:

- Citra-Lock ™
- TauroLock ™

> **Merke**
> Bei heparininduzierter Thrombozytopenie (HIT II) muss der Katheter mit einer heparinfreien Lösung geblockt werden!

10.2 Getunnelter Vorhofkatheter

Als Demerskatheter bekannt wurde der erste getunnelte Vorhofkatheder in Darmstadt entwickelt und nach dem dortigen Oberarzt Demers benannt. Der Original-DEMERS®-Katheter ist einlumig und wird von der Firma Bionic vertrieben. Darüber hinaus bieten auch andere namhafte Firmen getunnelte Vorhofkatheter als Einzel- und Doppellumenkatheter an.

Der Unterschied zu einem temporären zentralvenösen Katheter besteht im Wesentlichen in der höheren Materialflexibilität und in einer Muffe aus Dacron-Gewebe, die den Katheter im subkutanen Bereich fest umschließt und kurz unterhalb der Katheteraustrittsstelle (KAST) im Bindegewebe einwächst. Diese Dacron-Muffe fixiert den Katheter dauerhaft und bildet eine wirkungsvolle Keimbarriere. Das Legen eines permanenten ZVKs bedarf einer kleinen Operation. Dabei wird der Katheter über

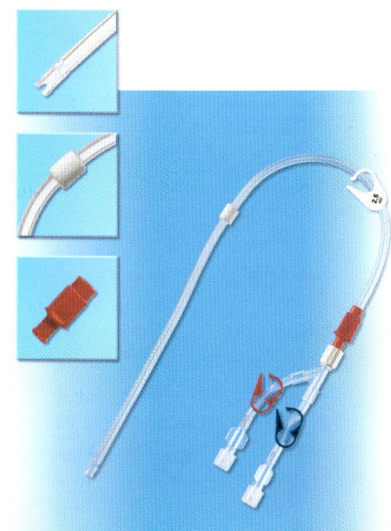

Abb. 10.2: DEMERS®-Katheter der Firma Bionic. [V413]

die obere Hohlvene bis in den rechten Herzvorhof geschoben.

Ein getunnelter Vorhofkatheter dient chronisch Nierenkranken ohne Aussicht auf eine erfolgreiche Anlage eines arteriovenösen Shunts als dauerhafter Gefäßzugang. Weiterhin wird der getunnelte Vorhofkatheter auch als temporärer Gefäßzugang über Wochen bis Monate eingesetzt, bis ein neu angelegter Shunt punktionsfähig ist. Die Anlage eines arteriovenösen Shunts (→ Abb. 10.3) sollte auch das Ziel sein, da getunnelte Vorhofkatheter im Vergleich zu Shunts wesentlich höhere Infektionsraten zeigen.

Die Vorgehensweise beim An- und Abschluss zur Hämodialyse, beim Verbandwechsel am KAST sowie bei der Verblockung ist gleich dem Umgang mit temporären ZVKs (→ 10.1).

Patienten mit reizloser KAST kann auch das Duschen empfohlen werden. Dazu wird die KAST mit einem Transparentverband (z. B. Tegaderm® 1628 der Firma 3M) abgeklebt, im allgemeinen Sprachgebrauch auch als „Duschpflaster" bezeichnet. Dabei ist allerdings unbedingt zu beachten, dass ein eventuell durchnässter Verband nach dem Duschen gewechselt werden muss.

10.3 Arteriovenöser Shunt

Unter einem Shunt (engl. „Nebenschluss" oder „Kurzschluss") versteht man in der Nephrologie eine operativ angelegte Verbindung zwischen einer Arterie und einer Vene. Synonym werden auch die Begriffe AV-Fistel, native oder autologe Fistel verwendet. Der native Shunt ist aufgrund seiner guten Funktionalität und geringen Infektionsraten der Gefäßzugang der ersten Wahl.

Wie oben erwähnt, wäre ein effektiver Blutfluss im extrakorporalen System von ≥ 300 ml/min durch die Punktion einer normalen, oberflächlich gelegenen Vene niemals zu erzielen. Arterien hingegen haben die Fähigkeit, ein für die Dialyse ausreichendes Blutangebot aufzubauen, liegen allerdings zu tief unter der Haut, um als punktionsfähiges Gefäß für die Hämodialyse zu dienen. Das Ziel der Shuntchirurgie ist es,

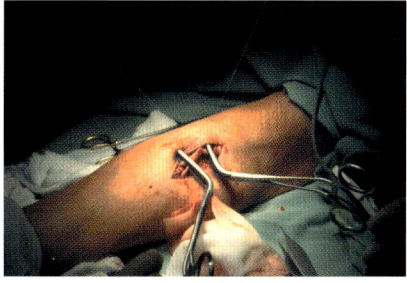

Abb. 10.3: Shunt-OP mit Anlage einer Seit-zu-Seit-Anastomose zwischen Arterie und Vene. [M227]

die Vorteile beider Gefäßtypen zu kombinieren. Durch eine künstlich geschaffene Verbindung versorgt die tief liegende und gut durchblutete Arterie die oberflächlich liegende und gut punktierbare Vene mit ausreichend Blut. Nach der Shuntanlage steigt das Blutangebot der zuführenden Arterie deutlich an. Infolgedessen steigen auch Blutfluss und Druck im venösen Gefäß, das wir im Folgenden **Shuntgefäß** nennen.

Shuntgefäße benötigen postoperativ eine gewisse Zeit zur Reifung. Dabei wächst aufgrund der höheren Druck- und Flussverhältnisse das Gefäßinnenlumen, und die Gefäßwand wird dicker. Punktiert wird später immer nur das Shuntgefäß, also eine arterialisierte periphere Vene. Der eigentliche Shunt, also die Verbindungsstelle (Anastomose) zwischen Arterie und Vene, wird niemals punktiert, auch wenn das umgangssprachlich so gesagt wird.

> **Merke**
> - Als Shunt bezeichnen wir die künstlich geschaffene Verbindung zwischen einer Arterie und einer Vene. Der Verbindungsbereich heißt Anastomose.
> - Das Shuntgefäß, an welchem wir die Punktionen vornehmen, ist eine arterialisierte Vene.

Shuntoperation

Wir empfehlen Ihnen, einmal bei einer Shunt-OP zu hospitieren. Fragen Sie Ihren zuständigen Arzt, wohin Ihre Patienten zur Shuntanlage überwiesen werden, und bitten Sie darum, den Kontakt zum Shuntchirurgen herzustellen. Wir versprechen Ihnen: Die Einblicke in die Tiefe mit der Sichtung der filigranen Gefäßstrukturen werden für Sie unvergesslich sein und helfen Ihnen später bei schwierigen Shuntpunktionen.

Die häufigste Lokalisation zur Anlage eines AV-Shunts ist der Bereich zwischen Handgelenk und Ellenbeuge am nicht dominanten Arm. Dazu kommen folgende Blutgefäße in Frage: die Stammvenen V. cephalica, V. basilika oder V. mediana cubiti und die jeweils nächstgelegenen Arterien (A. radialis, A. ulnaris, A. brachialis).

Nachdem der Hautschnitt gesetzt wurde, werden Arterie und Vene über eine kurze Strecke freipräpariert und mit feinen Gefäßklemmen zu beiden Seiten hin abgeklemmt. Danach wird die Arterie mit einem seitlichen Schnitt geöffnet. Auf diese Öffnung wird das venöse Gefäß entweder ebenfalls mit einer seitlichen Öffnung oder nach endständiger Abtrennung vom distalen Bereich endständig angesetzt. Dabei wird mit sehr feinem, haardickem Nahtmaterial die Anastomose hergestellt. Nach Freigabe des Blutstroms durch Öffnen der Gefäßklemmen fließt nun ein Teil des arteriellen Blutes nicht mehr zur Hand, sondern durch den neu angelegten Shunt direkt ins venöse Blutgefäß. Die Wundränder an der Gefäßverbindung verschließen sich dabei meist spontan nach wenigen Minuten.

Ein Pulsieren und „Schwirren" am jetzt deutlich gefüllten venösen Blutgefäß deutet auf eine erfolgreiche Shuntanlage hin. Ist der Operateur zufrieden, erfolgt die Wundnaht, und ein steriler Wundverband wird angelegt. Nun braucht das neue Shuntgefäß Zeit zur Reifung, damit sich aus der filigranen Vene ein punktionsfähiges Shuntgefäß entwickeln kann.

Prothesenshunt

Ein Prothesenshunt ist ein arteriovenöser Shunt unter Verwendung eines künstlichen Blutgefäßes aus synthetischem Material. Das künstliche Blutgefäß (Gefäßprothese) ähnelt einem kleinvolumigen Kunststoffschlauch, hat einen Durchmesser von ca. 6–8 mm und besteht aus dem gut verträglichen Material Polytetrafluorethylen, besser bekannt unter der Abkürzung PTFE oder unter den Handelsnamen „Teflon" oder „Gore-Tex". In der Literatur und in OP-Berichten werden für den Begriff Gefäßprothese zum Teil auch die Synonyme Graft, Interponat, Protheseninterponat, Gore-Tex- oder PTFE-Prothese verwendet.

Die Indikationen für einen Prothesenshunt sind vielfältig. Allerdings gilt unverändert die Grundregel, dass die Eigenvene das beste Gefäßanschlussmaterial zur Herstellung eines arteriovenösen Shunts für die Hämodialyse darstellt. Eine Gefäßprothese wird nur dann eingesetzt, wenn keine natürliche Verbindung zwischen zwei Blutgefäßen herzustellen ist bzw. das körpereigene periphere Venensystem bereits aufgebraucht ist. Hier zwei Beispiele für die Indikation eines Prothesenshunts:

- An einem bestehenden Shuntgefäß haben sich aufgrund einer Arealpunktionstechnik ausgeprägte Aneurysmen (sackförmige Ausweitungen) gebildet, die den Shunt gefährden. In einer Operation wird der verbrauchte Gefäßabschnitt durch eine Gefäßprothese ersetzt, indem das krankhaft veränderte Venensegment entfernt und dafür das Protheseninterponat durch zwei End-zu-End-Anastomosen eingesetzt wird. Die Punktionen erfolgen nun im Bereich der Gefäßprothese.
- Wenn nicht zu erwarten ist, dass sich die periphere Vene nach der Shunt-OP ausreichend ausbildet, kann über ein gerades Protheseninterponat am Unterarm nachgedacht werden. Dabei müssen allerdings ein ausreichender Blutfluss in der Arterie und eine geeignete Vene für den Abfluss vorliegen. Sind diese Kriterien vorhanden, kann ein gerades Protheseninterponat (Straight) am Unterarm (Unterarm-Straight) oder auch am Oberarm (Oberarm-Straight) zwischen einer Arterie und einer Vene angelegt werden. Auch hier kann die Gefäßprothese als spätere Punktionsstrecke dienen.

■ Loop

Als Loop wird ein schleifenförmiges AV-Protheseninterponat bezeichnet. Diese Gefäßprothese wird z. B. unter der Haut am Unterarm platziert und dient als späteres Punktionsgebiet. Dabei werden die beiden Enden des künstlichen Gefäßes mit einer Arterie und einer Vene im Ellenbogenbereich verbunden.

Die Indikation für ein Schleifen-Protheseninterponat ist wiederum die schlechte Gefäßsituation beim Patienten oder die mangelnde Aussicht auf die Ausbildung (Reifung) eines punktionsfähigen Shuntgefäßes nach Anlage einer arteriovenösen Fistel mit körpereigenen Gefäßen. Der Vorteil eines solchen Unterarm-Loops besteht in der besonders günstigen Lage für die späteren Punktionen mit in der Regel ausreichend langer Punktionsstrecke.

Für die korrekte Platzierung der arteriellen und venösen Punktionskanüle ist allerdings die Kenntnis über die Blutflussrichtung voraussetzend. Rein optisch können Sie diese nicht feststellen. Schauen Sie daher im OP-Bericht nach, oder testen Sie mit einem geeigneten Verfahren die Blutflussrichtung im Loop aus.

Bestimmung der Blutflussrichtung

In Abbildung 10.4 sehen Sie einen Unterarm-Loop, der die A. brachialis mit der V. basilika im Ellenbogenbereich verbindet. Das schleifenförmige Protheseninterponat, das als Punktionsstrecke für die Hämodialyse dient, befindet sich am Unterarm. Ihnen ist die Blutflussrichtung nicht bekannt.

Ermitteln Sie nun die Blutflussrichtung nach folgender Methode (→ Abb. 10.4):

- Drücken Sie mit einem Finger das künstliche Shuntgefäß bei Position 1 ab.
- Legen Sie einen Finger der anderen Hand auf die Position 2 und danach auf 3. In diesem Fall dürfen Sie nur bei Position 2 ein Klopfen verspüren. Bei Position 3

fühlen und hören Sie nichts. Nun haben Sie die Richtung des Blutflusses eigentlich schon ermittelt. Das Blut kommt von Position 2 und fließt in Richtung Position 3.

- Würden Sie allerdings bei Position 3 ein Klopfen spüren, bei Position 2 nichts, so käme das Blut aus der anderen Richtung.
- Um dieses Ergebnis nochmals zu bestätigen, drücken Sie jetzt auf Position 2 das Shuntgefäß ab.
- Auf den dahinterliegenden Positionen 1 und 3 fühlen und hören Sie jetzt nichts mehr.

Tipp für die tägliche Praxis
Dokumentieren Sie die Blutflussrichtung bei einem Loop in Bild- und Textform auf einem dafür eigens vorgesehenen Shuntprotokoll und heften Sie dieses in die am Behandlungsplatz befindliche Patientenakte. Somit stehen alle Shunt-Informationen jedem Ihrer Kollegen jederzeit zur Verfügung.

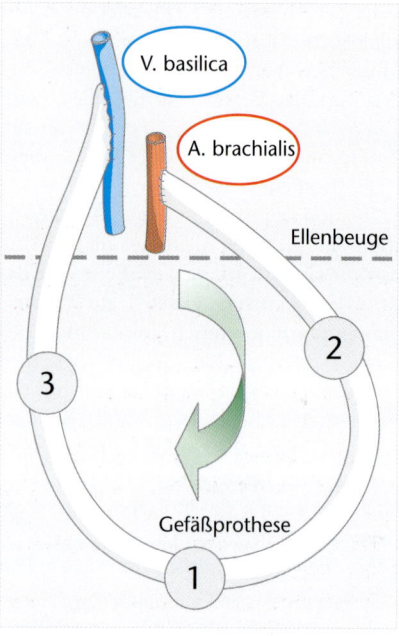

Abb. 10.4: Bestimmung der Blutflussrichtung beim Loop nach Dr. Klaus Konner (Internist, Nephrologe, Shuntoperateur). [L138]

◾ Zentraler AV-Prothesenshunt

Als zentraler AV-Prothesenshunt werden Gefäßprothesen bezeichnet, die zentral z. B. zwischen der A. und der V. subclavia angebracht werden. Bei diesem Beispiel liegt die Gefäßprothesenschleife im Brustbereich unterhalb des Schlüsselbeins unter der Haut.

Die Vorteile liegen in der guten Punktierbarkeit und der Tatsache, dass der Patient wie bei einem ZVK während der Dialysebehandlung beide Hände frei bewegen kann. Nachteilig ist das mitunter erhebliche Shuntflussvolumen mit Belastung für das Herz und die kosmetischen Einschränkungen. Tatsächlich wird ein zentraler AV-Prothesenshunt nur sehr selten und vornehmlich bei Patienten, die aufgrund von zahlreichen Voroperationen keine peripheren Anschlussmöglichkeiten mehr bieten, eingesetzt.

◾ Perigraftreaktion

Perigraftreaktionen sind ungewünschte Reaktionen an einer Gefäßprothese nach der Implantation. Eine der häufigsten ist das so genannte „Schwitzen" der Gefäßprothese. Dabei tritt aufgrund des hohen Drucks im Gefäß seröse Flüssigkeit durch die künstliche Gefäßwand ins umliegende Gewebe und führt dort zu einer lokalen, teigigen Schwellung.

Bei Shuntneuanlagen ist dies bei bis zu 80 % der Fall. Allerdings bilden sich diese Schwellungen meist innerhalb der ersten postoperativen Tage bis Wochen wieder vollständig zurück. Selten werden Schwellungen über der Prothese beobachtet, die länger als 4 Wochen anhalten.

Bei einer Perigraftreaktion sind Punktionen zur Dialysebehandlung etwas schwieriger, da die Flüssigkeitsansammlung im Punktionsbereich die Sicht aufs Gefäß beeinträchtigt. Wie Sie in solchen Fällen verfahren, lesen Sie in Kapitel 11.3.

Shunthygiene und Pflege

Die möglichst lange Funktionsfähigkeit eines Shunts erfordert von allen Beteiligten einen sorgsamen und hygienisch korrekten Umgang damit. Unbedingt zu vermeiden sind an/mit dem Shuntarm:

- Blutdruckmessungen
- Punktionen für Blutentnahmen oder zu Injektionszwecken
- Heben schwerer Lasten
- Tätigkeiten, die zu Verletzungen führen können
- Tragen von beengenden (strangulierenden) Kleidungsstücken
- Direkte Sonnenbestrahlung wegen Sonnenbrandgefahr
- Grobe Verschmutzungen wegen erhöhter Infektionsgefahr

■ Hygienische Maßnahmen vor der Dialyse

Zum Eigenschutz und zum Schutz der Keimübertragung empfehlen wir bei der Shuntpunktion das Tragen von frischen, unsterilen Handschuhen und einem Mundschutz. Bei optisch sauberer Haut des Patienten kann vor der Shuntpunktion auf eine Waschung mit Wasser und Seife verzichtet werden.

Desinfizieren Sie das Punktionsgebiet am besten mit einem alkoholischen Hautdesinfektionsmittel nach dem Prinzip Sprühen – Wischen – Sprühen – Einwirken. Zunächst wird dabei das Punktionsgebiet großflächig eingesprüht und unmittelbar danach mit einer (unsterilen) Kompresse abgewischt. Danach erfolgt die eigentliche Hautdesinfektion durch nochmaliges Einsprühen unter Beachtung der Einwirkzeit.

Jene Hautstellen, an denen Sie punktieren möchten, sollten Sie danach nicht mehr mit unsterilen Handschuhen berühren. Vor der Punktion kann das überschüssige Desinfektionsmittel nach Ablauf der Einwirkzeit mit einer **sterilen** Kompresse entfernt werden. Nach erfolgreicher Punktion und Fixierung der Kanülen empfehlen wir die Punktionsstellen mit sterilem Material, wie sterilen Tupfern, abzudecken.

Hygienische Maßnahmen vor der Punktion eines Prothesenshunts

Wegen der höheren Infektionsgefährdung beim Prothesenshunt sollten diese unter sterilen Bedingungen punktiert werden. Sie benötigen hierzu zusätzlich zu den üblichen Materialien ein Paar sterile Handschuhe, eine sterile Unterlage, zwei sterile Kompressen (zum Abwischen von überschüssigem Desinfektionsmittel) und zwei sterile Tupfer (zum Abdecken der Punktionsstellen) sowie einen Mundschutz für den Patienten, sofern dieser sein Gesicht während des Desinfektions- und Punktionsvorgangs dem Punktionsgebiet zuwendet. Damit Ihre Handschuhe auch während des gesamten Punktionsverlaufs steril bleiben, gehen Sie wie folgt vor:

1. Legen Sie den Mundschutz an und bereiten Sie die Pflasterstreifen zur Kanülenfixierung vor.
2. Ggf. Stauband mit ausreichendem Abstand zum Punktionsgebiet locker anlegen.
3. Führen Sie eine Hautdesinfektion nach dem Prinzip Sprühen – Wischen – Sprühen – Einwirken durch.
4. Legen Sie dabei vor dem zweiten Einsprühen eine ausreichend große, sterile Unterlage unter den Punktionsarm. Diese sollte so platziert sein, dass ca. $1/3$ der Unterlage als sterile Ablagefläche der sterilen Materialien dient.
5. Entnehmen Sie die Punktionskanülen, sowie sterilen Tupfer und Kompressen der

Verpackung und legen Sie diese steril auf die Unterlage.

6. Nun stauen Sie den Prothesenshunt nach den individuellen Shuntverhältnissen.

7. Erst jetzt ziehen Sie die sterilen Handschuhe an und führen beide Punktionen durch.

8. Danach lösen Sie die Stauung und fixieren die beiden Kanülen.

Um die Handschuhe vor der zweiten Punktion nicht unsteril zu machen, fixieren Sie die erste Punktionskanüle erst nach der Punktion der zweiten Kanüle. Dies ist bei Prothesenshunts durchaus möglich, da das künstliche Gefäßmaterial der Punktionskanüle einen gewissen Halt gibt.

■ Hygienische Maßnahmen nach der Dialyse

Nach dem Entfernen der Punktionskanülen am Ende der Dialyse werden die Punktionsstellen steril abgedrückt und nach dem vollständigen Verschließen mit sterilem Verbandsmaterial abgedeckt. Dieser Wundverband sollte bis zum nächsten Tag (ca. 12–18 Stunden) belassen werden. Danach kann der Shuntarm im Rahmen der allgemeinen Körperhygiene normal gewaschen werden. Das dünne Auftragen einer leicht fetthaltigen Haut- oder Wundsalbe (z. B. Bepanthen®) fördert die Wundheilung der Punktionsstellen und hält die Haut des Shuntarms geschmeidig.

> **Merke**
> Informieren Sie Ihre Patienten über die pflegerischen Maßnahmen am Shuntarm und darüber, dass sie unmittelbar vor der Dialysebehandlung den Shuntarm nicht eincremen sollen, da sonst kein Pflaster hält.

Shuntpunktion

Bei der Shuntpunktion ist so einiges zu beachten. Alle Aspekte, die für den Erfolg wichtig sind, finden Sie in Kapitel 11. Im Folgenden werden wir Ihnen schon einmal einige Grundregeln der Shuntpunktion nennen.

■ Zur Schonung der Anastomose sollte der Abstand zwischen arterieller Kanüle und Anastomose mindestens 5 cm betragen, wenn möglich auch mehr.

■ Der Abstand beider Kanülen voneinander sollte so groß wie möglich gewählt werden. Dies reduziert die Shunt-Rezirkulationsrate und steigert somit die Dialyseeffektivität.

■ Der Abstand zu früheren, noch nicht vollständig abgeheilten Punktionsstellen sollte mindestens 5 mm betragen.

■ Üblicherweise werden die Kanülen in Blutflussrichtung eingestochen. Bei Shuntgefäßen aus körpereigenen Venen kann die arterielle Kanüle auch gegen die Flussrichtung, also in Anastomosenrichtung zeigend, gesetzt werden.

■ Prothesenshunts, und somit auch Loops, sollten immer nur in Blutflussrichtung punktiert werden.

■ Erstpunktion

Die Shuntanlage sollte möglichst zeitig vor der ersten Dialysebehandlung erfolgen, so dass das Shuntgefäß genügend Zeit zur Reifung hat. Wie bereits erwähnt, kommt es durch den erhöhten Druck innerhalb des Shuntgefäßes zu einer Erweiterung des Gefäßlumens, und die Gefäßwand verdickt sich. Vor der ersten Punktion sollte dieser Prozess unbedingt abgewartet werden. Nach der Implantation von Gefäßprothesen ist eine Karenzzeit von möglichst 4 Wochen zu empfehlen. Das künstliche Gefäß verwächst in dieser Zeit mit dem umliegenden Gewebe. Auch eine eventuell aufgetretene

Perigraftreaktion ist nach dieser Zeit meist wieder abgeklungen. Dies sind gute Voraussetzungen für eine komplikationslose Punktion und dafür, dass sich die Punktionsstellen nach der Kanülenentfernung schnell und hämatomfrei abdichten. Die ersten Punktionen sollten nur von einer Person (Pflegefachkraft oder Arzt) durchgeführt werden, die über genügend Erfahrung mit neuen Shunts verfügt.

▮ Punktionsarten

Zu favorisieren ist die **Strickleiterpunktion:** Dabei wird die gesamte Länge des Shuntgefäßes als Punktionsstrecke genutzt, indem man sich kontinuierlich von einer Dialyse zur nächsten am Shuntgefäß von unten nach oben hin vorarbeitet. Der Name rührt daher, weil man dabei wie auf einer Strickleiter in klar definierten Abständen Schritt für Schritt nach oben schreitet. Dabei dürfen Sie das Shuntgefäß anstelle von oben auch ruhig mal von der Seite anpunktieren. Bei

dieser Punktionstechnik nutzen Sie die komplette Gefäßoberfläche aus. Besonders interessant ist dies bei Gefäßprothesen, die allerdings gut sichtbar und oberflächlich unter der Haut zu erkennen sein sollten. Bei jeder Punktion einer Gefäßprothese kommt es zu einem systematischen Gefäßverbrauch. Ein künstlicher Gefäßersatz hält dadurch länger.

Ungünstig für die Lebensdauer des Shunts ist die so genannte **Arealpunktion**, bei der immer wieder in einem bestimmten Gebiet (Areal) punktiert wird. Dort bildet sich häufig ein Aneurysma (sackförmige Ausweitung) im Shuntgefäß und zwischen den Punktionsarealen eine Stenose (Verengung). Die Arealpunktion sollte wegen ihres dilatatorischen Effekts lediglich eingesetzt werden, wenn es darum geht, beginnende Stenosen aufzupunktieren.

Leider etwas in Vergessenheit geraten ist die **Knopflochpunktion**. Hier werden für die arterielle und für die venöse Punktion jeweils 2–3 immer gleichbleibende Punktionsstellen punktiert. Diese bilden sich nach einiger Zeit zu einem kleinen Krater aus. Bei der Punktion ist es wichtig, das immer derselbe Stichkanal getroffen wird. Bei exakt durchgeführter Punktion innerhalb des Kraters kommt es weder zu einer Gewebszunahme noch zu einer Aneurysmabildung, und der Patient verspürt so gut wie keine Schmerzen bei der Punktion. Allerdings ist es sehr ratsam, den Kreis der Punktierenden auf ganz wenige Personen zu begrenzen. Am besten ist es, wenn immer die gleiche Person punktiert oder der Patient sich selbst. Größe und Organisationsstruktur heutiger Dialysezentren werden dabei oft als Hinderungsgründe gesehen.

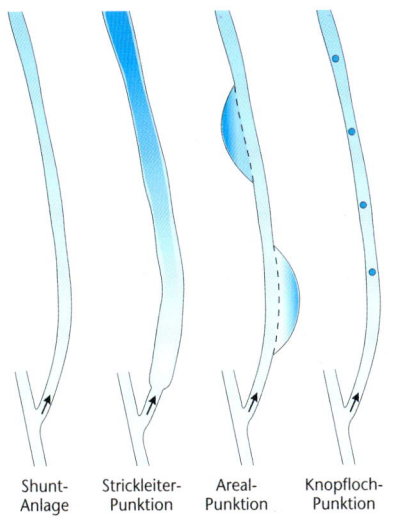

Shunt-Anlage Strickleiter-Punktion Areal-Punktion Knopfloch-Punktion

Abb. 10.5: Punktionsarten. [L217]

■ Punktionstechniken

Es existieren zwei Punktionstechniken: „Kanülenschliff nach oben" und „Kanülenschliff nach unten". Inzwischen wissen wir, dass die Punktionstechnik „Kanülenschliff nach unten" einige Vorteile mit sich bringt, erleben aber immer wieder, dass einige ältere Kollegen immer noch mit dem Kanülenschliff nach oben punktieren. Ein Relikt aus Zeiten, in denen die Vorteile der neuen Methode noch nicht bekannt waren. Hat man einmal die Shuntpunktion nach der alten Methode (Schliff nach oben) erlernt, so können wir aus eigener Erfahrung berichten, dass es schwierig ist, sich umzustellen. Haben Sie deshalb etwas Nachsicht mit Kollegen, die bei der altbewährten Methode bleiben, da sie dabei das beste Punktionsgefühl haben und somit zum maximal möglichen Punktionserfolg gelangen. Als Dialyseeinsteiger sollten Sie sich jedoch die aktuell favorisierte Methode (Schliff nach unten) aneignen.

Kanülenschliff nach oben

Wie in der oberen Grafik in Abbildung 10.6 zu sehen ist, wird der Hautdefekt bei dieser Punktionstechnik nach oben hin abgehoben. Nach der Kanülenentfernung wird der Stichkanal durch einen Thrombus verschlossen. Nachteilig sind hier das etwas höhere Nachblutungsrisiko und der größere Wunddefekt im Vergleich zur Methode, bei der der Kanülenschliff nach unten zeigt.

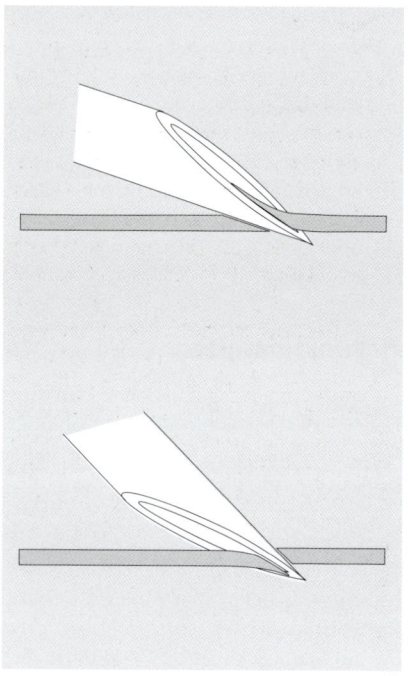

Abb. 10.6: Punktionstechniken. [R176]

Kanülenschliff nach unten

Bei dieser Punktionstechnik (→ Abb. 10.6, unten) ragt der Hautdefekt in das Gefäß hinein. Nach der Kanülenentfernung verschließt dieser die Einstichstelle und verklebt am Wundrand. Die Vorteile dieser Punktionstechnik liegen im geringeren Nachblutungsrisiko und im kleineren Hautdefekt. Unbedingt anzuraten ist diese Methode bei der Punktion einer Shuntprothese, um den traumatischen Effekt möglichst klein zu halten.

Resümee

Der Patient lebt mit der Angst um den Shunt und um seine Funktion, denn nur ein gut funktionierender Shunt ermöglicht eine effiziente Dialyse und erspart ihm körperliches Leiden. Er ist aber auch Ausdruck für seine Abhängigkeit von der Dialyse. Viele Patienten reagieren sehr sensibel auf die Shuntpunktion, auf das punktierende Personal, den gewählten Punktionsort und die Punktionstechnik. Der Patient fühlt sich sicherer, wenn er den Punktierenden kennt und weiß, dass dieser in der Regel den Shunt „trifft". Unsicherheiten des Punktierenden übertragen sich sehr schnell auf den Patienten und somit auf sein Vertrauen zu ihm. Daher ist es sehr wichtig für Sie, die Shuntpunktion systematisch mit allen Tipps und Trick zu erlernen. In Kapitel 11 wird Ihnen das komplette Rüstzeug dazu vermittelt.

⚠ **VORSICHT: Prüfung!**

1. Was ist ein temporärer ZVK, und über welches Blutgefäß wird er am häufigsten gelegt?

2. Was unterscheidet im Wesentlichen einen DEMERS-Katheter von einem temporären ZVK?

3. Was versteht man in der Nephrologie unter einem Shunt oder einer AV-Fistel?

4. Welche Anastomosenform wird bei einer Shuntoperation meist hergestellt?

5. Was ist ein Prothesenshunt?

6. Was ist ein Loop?

7. Nach welcher Methode sollte eine Hautdesinfektion vor der Shuntpunktion durchgeführt werden?

8. Welche Punktionsart sollten Sie möglichst **nicht** anwenden?

9. Welche Punktionstechnik ist für das Shuntgefäß günstiger: Wenn bei der Punktion der Schliff nach oben oder nach unten zeigt?

(→ ✚ auf www.pflegeheute.de)

11 Tipps und Tricks für eine erfolgreiche Shuntpunktion

Dieses Kapitel richtet sich nicht nur an Dialyseeinsteiger, sondern auch an Tutoren, Mentoren und Praxisanleiter einer Dialyseabteilung, die aus Dialyseeinsteigern Dialysefachkräfte machen.

Die Shuntpunktion ist ein reines Handwerk. Zum Erlernen und Ausübung benötigen Sie als Dialyseeinsteiger etwas Geschick, Fingerspitzengefühl und visuelle Vorstellungskraft. Sie werden bei der Ausführung lernen, das mit den Fingerspitzen Gefühlte in gedanklich dreidimensionale Bilder umzusetzen.

Am Beginn jeder Hämodialysebehandlung steht immer die erfolgreiche Shuntpunktion. Ist diese problemlos geglückt, ist die größte Hürde auch aus Sicht des Patienten geschafft und die Grundvoraussetzung für einen störungsfreien Dialyseverlauf gegeben.

punktierenden Gefäße. Die Shuntgefäße der Klasse II sind mittel-schwierig und die der Klasse III schwierig zu punktieren.

Punktiert man Shuntgefäße der Klasse I (einfach) stets mit Erfolg, so gibt das Selbstbewusstsein, Ansporn und Mut, sich auch an schwierigere Shuntpunktionen zu wagen. Begibt man sich allerdings zu früh an Shuntgefäße der Klasse II (mittel-schwierig) und Klasse III (schwierig), so ist die Gefahr der Fehlpunktion sehr groß.

Häufiger Misserfolg lässt nicht nur den Glauben an die eigenen Fähigkeiten schwinden, sondern zerstört auch das Vertrauen des Patienten. Ein stetiges Aufbauen auf das schon Erlernte ist somit nicht mehr gegeben, und der Punktionserfolg wird künftig ein reines Zufallsprodukt sein. Daher ist es beim Erlernen dieses feinfühligen Handwerks äußerst wichtig, sich mit Ruhe und Besonnenheit von der ersten Schwierigkeitsstufe zur nächsten „hochzupunktieren".

11.1 Klassifizierung der Shuntgefäße nach Servos

Die Shuntpunktion lässt sich mit anderen handwerklichen Tätigkeiten vergleichen. Ein Goldschmied würde zu Beginn seiner Ausbildung nicht gleich mit dem graziösesten Schmuckstück beginnen, sondern sich von einer Schwierigkeitsstufe zur nächsten vorarbeiten, bis er sein Handwerk vollends beherrscht. Nach diesem Grundprinzip sollte auch die Shuntpunktion erlernt werden.

Bei der Klassifizierung der Shuntgefäße nach Servos werden diese in 3 Klassen eingeteilt. Zur Klasse I zählen die leicht zu

Anforderungen an ein Shuntgefäß

Ein für die Dialysebehandlung gut punktierbares Shuntgefäß muss folgende Kriterien erfüllen:
1. Es liegt oberflächlich unter der Haut und ist rein optisch und ohne Palpation gut zu erkennen.
2. Es besitzt ein großes Gefäßinnenlumen.
3. Es verfügt über eine ausreichend stark ausgeprägte Gefäßwand.
4. Es ist in seinem Gefäßverlauf geradlinig.
5. Es besitzt eine ausreichend lange Punktionsstrecke.

Anhand dieser Kriterien lässt sich eine Klassifizierung der Shuntgefäße vornehmen.

Shuntgefäße der Klasse I

Shuntgefäße der Klasse I (einfach) verfügen über alle fünf genannten Anforderungskriterien. Zu ihnen zählen somit die oberflächlich gelegenen, großkalibrigen und dilatierten Gefäße, die relativ geradlinig verlaufen und rein optisch eindeutig unter der Hautoberfläche zu erkennen sind. Sie verfügen über eine ausreichend lange Punktionsstrecke, über ein großes Gefäßinnenlumen und aufgrund ihres schon bestehenden Alters über eine deutlich stark ausgeprägte Gefäßwand.

Ein solches Shuntgefäß bietet gerade dem Dialyseeinsteiger ideale Voraussetzungen, unter Anleitung seine erste Punktion durchzuführen. Beherrschen Sie alle Punktionen an Shuntgefäßen der Klasse I, kann zur nächsten Schwierigkeitsstufe übergegangen werden.

Shuntgefäße der Klasse II

Bei einem Shuntgefäß der Klasse II (mittlerer Schwierigkeitsgrad) darf **maximal eins** der genannten 5 Anforderungskriterien nicht vorhanden oder unzureichend ausgeprägt sein. In die Klasse II fallen somit z. B. Shuntgefäße mit einer kurzen Punktionsstrecke oder Gefäße mit einem schlangenartigen Verlauf, die sonst **alle** weiteren Kriterien erfüllen.

Für eine Punktion eines Shuntgefäßes der Klasse II sollten Sie schon über eine gewisse Erfahrung verfügen und sich über die jeweiligen Besonderheiten und Risiken informiert haben. Weiterhin benötigen Sie gerade bei tiefer liegenden Shuntgefäßen ein ausgeprägtes Fingerspitzengefühl und die nötige Souveränität, um eine schwierigere Shuntpunktion durchzuführen.

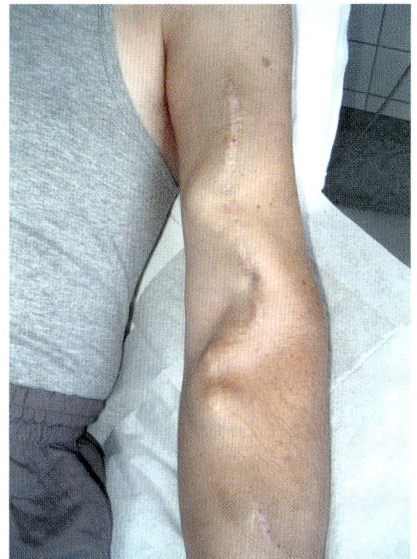

Abb. 11.1: Shuntgefäß der Klasse I. [M227]

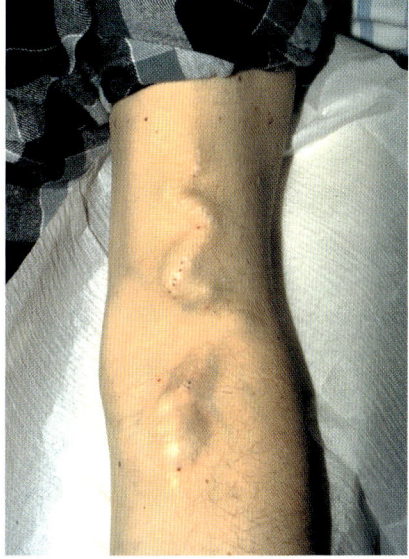

Abb. 11.2: Shuntgefäß der Klasse II. [M227]

Klassifizierung der Shuntgefäße nach Servos			
	Klasse I (einfach)	Klasse II (mittel-schwer)	Klasse III (schwierig)
	→ Abb. 11.1	→ Abb. 11.2	→ Abb. 11.3
1. oberflächlich liegend und optisch gut zu erkennen	+	+	−
2. großes Gefäß-Innenlumen	+	+	−
3. stark ausgeprägte Gefäßwand	+	+	+
4. geradliniger Gefäßverlauf	+	−	+
5. lange Punktionsstrecke	+	+	−

Shuntgefäße der Klasse III

Bei Shuntgefäßen der Klasse III (schwierig) sind **mehrere** der 5 Anforderungskriterien nicht vorhanden oder nur unzureichend ausgeprägt. Es handelt sich dabei z. B. um

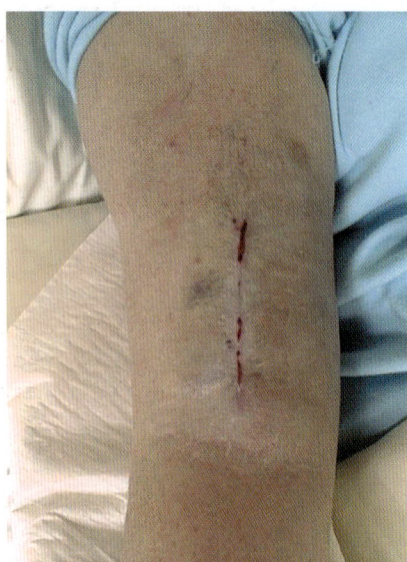

Abb. 11.3: Shuntgefäß der Klasse III (ca. 8 mm tief liegende Gore-Tex-Prothese, ca. 4 Wochen nach der OP). [M227]

Shuntgefäße, die zwar oberflächlich liegen, jedoch ein sehr kleines Innenlumen mit zarter Gefäßwand und kurzer Punktionsstrecke besitzen.

Im Weiteren zählen wir alle neu angelegten Shunts sowie Gefäßprothesen (Shuntgefäße aus künstlichem Material wie Gore-Tex®) zur Klasse III.

11.2 Vorbereitung der Punktion

Die Shuntpunktion sollte in einer ruhigen und entspannten Atmosphäre stattfinden. Um einen reibungslosen Punktionsablauf zu gewährleisten, legen Sie sich alle benötigten Materialien zurecht. Wir empfehlen, die Pflasterstreifen zur Kanülenfixierung schon vorher abzureißen und an den Kanülen die Schraubverschlüsse fest zu schließen. Den Clip am Kanülenschlauch schieben Sie ins untere Drittel und lassen diesen unbedingt offen. Sonst erhalten Sie bei der Punktion keine oder eine zu geringe Pulsation im Schlauch. Ein wichtiger Kontrollfaktor zur korrekten Kanülenlage würde Ihnen somit fehlen.

Materialbedarf zur Shuntpunktion

- Armkeil
- Staubinde
- Hautdesinfektionsmittel
- Mundschutz
- 1 Paar unsterile Handschuhe
- 1 unsterile Unterlage
- Tupfer oder Kompressen zur Hautdesinfektion
- Punktionskanülen
- evtl. Tupfer zum Unterlegen der Kanülen
- 2 sterile Tupfer zum Abdecken der Punktionsstellen
- Pflasterstreifen
- Ggf. Materialien zur Blutabnahme
- Ggf. Heparinbolus (bei Bolusapplikation über Spritze)

Zusätzlich bei einem Prothesenshunt:

- 1 sterile Unterlage
- 1 Paar sterile Handschuhe
- sterile Tupfer oder Kompressen zur Hautdesinfektion
- Evtl. Mundschutz für den Patienten

Lagerung des Shuntarms

Zunächst krempeln Sie die Kleidung am Shuntarm in deutlich ausreichendem Abstand zur geplanten Punktionsstelle hoch und fixieren sie ggf. mit einem Pflasterstreifen. Dicke Oberbekleidung sollte der Patient generell ausziehen.

Zur Lagerung des Shuntarms verwenden Sie am besten einen Armkeil, mit einem dünnen und einem dicken Ende. Bei einer **Punktion im Unterarmbereich** lassen Sie das dicke Ende zur Hand zeigen. Dadurch erhält der Unterarm des Patienten eine stabile Unterlage und der Ellenbogen ist leicht abgewinkelt. Bei einer **Punktion am Oberarm** empfehlen wir, den Armkeil zu drehen, sodass das dünnere Ende zur Hand zeigt. Weil auf diese Weise der Ellenbogen etwas stärker durchgestreckt wird, kommt der Oberarm automatisch mehr in die Waagrechte, was die Punktion erleichtert.

Shuntuntersuchung

Vor jeder Punktion erfolgt zuerst eine Shuntuntersuchung. Erfahrene Pflegekräfte benötigen dazu normalerweise nur wenige Sekunden. Punktierende, die sich noch in der Trainingsphase befinden, sollten sich allerdings dafür etwas mehr Zeit einräumen. 1–2 Minuten sind vollkommen ausreichend und entscheiden oft über Erfolg oder Misserfolg.

> **Merke**
> Sehen, tasten, hören – ein paar gut investierte Sekunden!

Zuerst untersuchen Sie den Shunt auf Funktionalität und auf eventuell beginnende Komplikationen. Zeichen wie Rötung, Schwellung oder Hitze sind sichere Entzündungszeichen und bedürfen einer weiteren Untersuchung durch den Arzt. Durch Abtasten erhalten Sie Informationen zu Gefäßwiderstand und Füllungszustand und Sie spüren den Fluss im Shuntgefäß. Durch leichtes Streichen mit dem Zeigefinger über das gesamte Shuntgefäß erhalten Sie Hinweise auf Stenosen, Aneurysmen oder den Verlauf des Gefäßes nach rechts, links oder in die Tiefe.

Als Letztes erstellen Sie einen Lageplan – nicht auf dem Papier, sondern in Gedanken. Sie bestimmen die Punktionsorte und lassen bei dieser Entscheidung alle wahrgenommenen Informationen der Shuntuntersuchung mit einfließen.

Bei der Wahl der Punktionsorte ist Folgendes zu beachten:

- Halten Sie mindestens 5 cm Abstand von der Anastomose und zwischen arterieller und venöser Kanüle. Wenn möglich natürlich auch mehr.

- Niemals kurz vor einer Stenose oder Gefäßabknickung in diese Richtung punktieren. Überlegen Sie immer vor der Punktion, wo die Kanülenspitze in etwa zu liegen kommt.
- Die arterielle Kanüle darf, außer bei einer Gefäßprothese, auch gegen den Blutfluss in Richtung der Anastomose eingeführt werden. Dies ermöglicht einen leichteren Bluteinstrom, vergrößert den Abstand der Kanülenöffnungen zueinander und vermindert die Möglichkeit der Rezirkulation im Shuntgefäß.
- Die venöse Kanüle **muss** immer in Blutflussrichtung gesetzt werden.

Stauung

Benutzen Sie zur Stauung des Shuntgefäßes immer ein hochwertiges Stauband. Dieses darf die Haut oder das Unterhautzellgewebe nicht schädigen. Haut oder Härchen dürfen nicht einklemmen und die Stauung muss

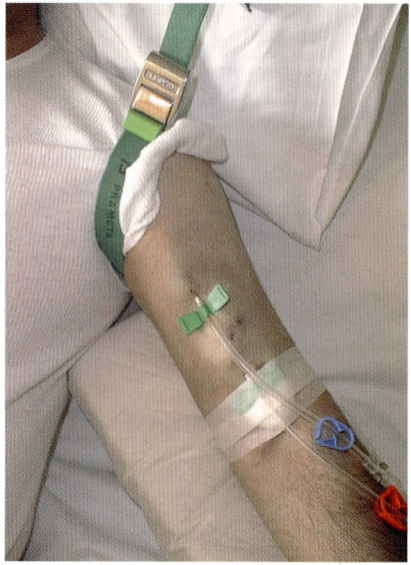

Abb. 11.4: Stauung eines Shuntgefäßes zur Punktion am Oberarm. [M227]

mit einer Hand schnell, leicht und stufenlos zu lösen sein, ohne dass sich das Band dabei ganz öffnet.

Legen Sie die Staubinde mit mindestens 15 cm Abstand zur obersten Punktionsstelle an, um eine Gefäßverletzung beim Vorschieben der Kanüle zu vermeiden. Bei Punktionen am Oberarm darf das Stauband auch in Höhe der Achselhöhle angelegt werden (→ Abb. 11.4).

Stauen Sie fest genug, aber nicht zu fest und wählen Sie für jeden Patienten individuell den optimalen Stauungsdruck. Das Gefäß soll durch die Stauung zwar prall gefüllt, aber mit dem Finger noch gut komprimierbar sein.

Ist die **Stauung zu gering,** benötigen Sie für die Punktion mehr Kraft und die Haut wölbt sich nach dem Eindringen der Kanüle nach innen. Nach dem Durchdringen der obersten Hautschicht mit der Kanüle bekommen Sie relativ viel Schwung und gelangen leicht zu tief ins Gewebe. Eine **zu feste Stauung** dagegen bildet gerade bei jungen Shuntgefäßen mit ihrer zarten und dünnen Gefäßwand ein erhöhtes Risiko für das Einreißen der Gefäßwand im Bereich der Einstichstelle aufgrund des hohen Drucks. Es kommt zur Einblutung ins umliegende Gewebe und die Kanüle muss umgehend wieder entfernt werden.

Um das Risiko eines Gefäßwandrisses zu minimieren, lässt man die Stauung nach erfolgter Punktion nicht unnötig lange, sondern löst sie wieder zügig. Bei oberflächlich gelegenen, sehr dünnwandigen Shuntgefäßen erfolgt nur eine Minimalstauung. Im Einzelfall kann diese auf Kommando des Punktierenden durch eine zweite Pflegekraft sofort wieder gelöst werden. Das Vorschieben der Kanüle erfolgt dann ohne Stauung und zwar bei jedem Pulsschlag, der einer Pulsation im Kanülenschlauch entspricht, um jeweils ca. 1 mm.

Zu der Stauung von Shuntgefäßen aus künstlichem Material wie Gore-Tex® können wir leider keine pauschalen Tipps geben. Für ein generelles Verbot gibt es keine plausiblen Gründe. Allerdings bleibt der gewünschte Effekt der Stauung, die signifikante Erhöhung des Füllungszustands im Gefäß, meist aus, sodass die Stauung überflüssig ist. Bei älteren Gefäßprothesen, bei denen schon reichlich neues körpereigenes Gewebe in den alten Punktionsstellen der Gefäßwand eingewachsen ist, kann eine Stauung zur Punktion jedoch wieder hilfreich sein.

11.3 Shuntpunktion

Die Punktion selbst erfordert Ihre volle Konzentration. Alle Nebeneffekte wie laute Geräusche im Behandlungszimmer oder gleichzeitige Gespräche mit Kollegen stören den Arbeitsablauf und mindern den Punktionserfolg erheblich. Schaffen Sie sich also eine ruhige Atmosphäre im Behandlungsraum und sorgen Sie vor allen Dingen für genügend Licht. Oft reicht zur Punktion die normale Zimmerbeleuchtung nicht aus. Bessere Dienste leistet hier, ähnlich wie eine OP-Leuchte, die meist am Behandlungsplatz befindliche Leselampe des Patienten.

Bei nicht höhenverstellbaren Betten oder Behandlungsliegen empfehlen wir Ihnen die Zuhilfenahme eines Hockers. Nach optimaler Höheneinstellung können Sie sich bequem hinsetzen und während der Punktion sogar Ihren Arm auf Ihrem Bein abstützen.

Bei der Shuntpunktion wird zwischen der gezielten und der geführten Punktionstechnik unterschieden.

Gezielte Punktion

Bei der gezielten Punktion verfügt der Punktierende über reichlich Erfahrung und kennt das Shuntgefäß sehr gut. Die Vorbereitung, Shuntuntersuchung und Stauung, wird un-

verändert durchgeführt. Der Punktierende weiß aus Erfahrung genau, wo die Kanülenspitze zu liegen kommt, und schiebt diese zügig und ohne weitere Korrektur durch die Haut an diese Stelle. Er benötigt für den korrekten Weg nur wenig sensible Hinweise, die er mit der Kanülenspitze ertastet. Aufgrund der zügigen Vorgehensweise ist diese Punktionstechnik für den Patienten relativ schmerzarm. Sie sollte aber nur in jenen Fällen angewandt werden, bei denen sich der Punktierende absolut sicher ist. Was nützt schon eine zügige Punktion, wenn anschließend die Kanüle nicht richtig sitzt?

Geführte Punktion

Bei der geführten Punktion wird die Kanüle kontinuierlich mit Gefühl und unter Wahrnehmung aller sensiblen Reize durch die Haut bis ins Gefäß vorgeschoben. Achten Sie genau auf die Signale aus der Tiefe, die Sie mit Ihren Fingern über die Kanülenspitze ertasten. Jede Gewebeart hat ihren spezifischen Widerstand. So können Sie genau differenzieren, ob oder wann Sie die Gefäßwand mit der Kanülenspitze durchdringen. Der leicht erhöhte Widerstand bei der Gefäßperforation mit anschließend nachlassendem Widerstand ist ein eindeutiges Zeichen. Nun flachen Sie den Einstichwinkel etwas ab und „tasten" sich langsam mit der Kanülenspitze weiter ins Gefäß vor. Bei sehr dünnlumigen Shuntgefäßen schieben Sie diese am besten nur während des Pulsschlags (Pulsation im Kanülenschlauch) vor, bei dem sich das Gefäß leicht erweitert. Suchen Sie sich mit der Kanülenspitze den korrekten Weg im Shuntgefäß und umgehen Sie dabei Hindernisse. Ein erhöhter Widerstand oder gar die rückläufige Pulsation im Kanülenschlauch sagt Ihnen, dass Sie mit der Kanülenspitze in einem Hindernis stecken.

Mit stetig wachsender Erfahrung des Punktierenden kann aus der geführten

Punktion eine gezielte werden. Auch Kombinationen beider Techniken sind möglich, so kann z. B. der Einstich bis zum Erreichen des Gefäßes „gezielt", die Kanüle anschließend „geführt" vorgeschoben werden oder umgekehrt.

Punktion bei künstlichem Gefäßersatz

Die Shuntpunktion eines künstlichen Gefäßes gehört nach der Klassifizierung der Shuntgefäße nach Servos in die Klasse III (→ Kap. 11.1) und sollte nur den erfahrenen Punkteuren vorbehalten sein. Um grobe Beschädigungen am Gefäß zu vermeiden, sind die Punktionen nicht in Areal-, sondern nur in der so genannten Strickleitertechnik (→ Kap. 10.3) durchzuführen. Der Abstand zur Vorpunktionsstelle sollte dabei mindestens 5 mm betragen. Um eine optimale Ausnutzung der Gefäßstrecke zu erhalten, kann das Gefäß sowohl von oben als auch von der rechten und linken Seite anpunktiert werden. Die benötigte Kraft zur Gefäßwandperforation ist im Gegensatz zu einem natürlichen Gefäß meist etwas höher. Daher müssen Sie darauf achten, dass Sie aufgrund des erhöhten Kraftaufwands bei der Punktion nicht versehentlich die Gefäßunterseite mit der Kanülenspitze durchstechen.

Punktion bei Perigraftreaktion

Eine häufig beobachtete Perigraftreaktion ist die teigige Schwellung über der Gefäßprothese in einem Zeitraum von Tagen bis Wochen nach der Implantation eines neuen künstlichen Gefäßabschnitts. Die Schwellung beruht auf den Übertritt von Blutplasma durch die Prothesenwand ins umliegende Gewebe. Dieses Phänomen wird auch als „Schwitzen" der Prothese bezeichnet. Aufgrund dieser teigigen Schwellung ist eine Punktion äußerst schwierig.

Drücken Sie in solchen Fällen etwa für 1–2 Minuten mit mehreren Fingern in leicht rotierenden Bewegungen das Gewebswasser vom Shuntgefäß weg. Der Gefäßabschnitt zeichnet sich so im umliegenden Gewebe ab und wird gut sichtbar. Nun haben Sie ca. 30–60 Sekunden Zeit, das Gefäß unter leichten Bedingungen zu punktieren. Stellen Sie deshalb vorher alle Materialien sorgfältig bereit und beachten Sie unbedingt die hygienischen Anforderungen bei der Punktion von Gefäßprothesen (→ Kap. 10.3). Achten Sie im Weiteren auf eine ausreichende Kanülenfixierung, so dass die zurückkehrende Schwellung die Kanülen nicht zurückdrückt.

11.4 Kontrolle der Shuntpunktion

Um eine störungsfreie Dialyse zu gewährleisten, ist eine erfolgreiche Shuntpunktion mit korrekter Kanülenlage unabdingbar. Im Falle einer fehlerhaften Punktion ist es äußerst wichtig, dass Sie dies so früh wie möglich erkennen, da sonst großflächige Hämatome drohen.

Nachfolgend **7 Kontrollfaktoren** (nach W. Servos) einer erfolgreichen Shuntpunktion:

1. Bei der Punktion spüren Sie mit der Kanülenspitze einen leicht erhöhten Widerstand bei der Gefäßperforation, der anschließend sofort nachlassen sollte.

2. Danach ist die Pulsation von Blut im Kanülenschlauch (nur bei offenem Clip) sichtbar, bei sehr dünnlumigen Shuntgefäßen und unter nur leichter Stauung allerdings nicht besonders ausgeprägt.

3. Der Kanülenschlauch füllt sich beim Öffnen der Schraubverschlusskrone zügig mit Shuntblut in entsprechend heller Färbung.

4. Die Kanülenspitze darf sich im darüber liegenden Gewebe nicht abzeichnen und darf weder zu sehen noch beim Darüberstreichen zu fühlen sein. Sie muss bei leichter Rechts- und Linksbewegung der Kanüle eindeutig frei im Gefäßinneren liegen.

5. Vor der Applikation der Heparin-Initialdosis mit einer Spritze sollte das Blut aus der Kanüle leicht zu aspirieren sein. Daher ist das Mischungsverhältnis der Heparinlösung oder die Spritzengröße so zu wählen, dass die Spritze nicht ganz gefüllt ist. Sollten Sie allerdings den Heparinbolus über den Perfusor erst zu Beginn der Behandlung applizieren und bestehen Zweifel an der korrekten Kanülenlage, dann testen Sie einfach mit einer 10-ml-Spritze das leichte Aspirieren und Zurückspritzen von Blut.

6. Während dem Anlegevorgang mit einem Blutfluss von 100 ml/min sollte sich der arterielle Unterdruck in einem Bereich von ca. +/–0 mmHg befinden. Der Venendruck wird sofort nach dem Anschluss des venösen Schlauchs und dem Anfahren der Blutpumpe auf Plausibilität geprüft und nicht erst nach dem Erreichen der vollen Blutpumpengeschwindigkeit. Ein Venendruck von +100 mmHg bei einem anfänglichen Blutfluss von 100 ml/min ist deutlich zu hoch und deutet auf eine paravenöse Kanülenlage hin.

7. Hat der Patient keine Schmerzen am Shuntgefäß und zeigt sich keine Schwellung in der Punktionsregion, darf die Blutpumpe langsam unter Beobachtung der Druckwerte auf die patientenübliche Maximalleistung gesteigert werden.

Eine erfolgreiche Punktion bedeutet nicht, dass die Kanülen ihre korrekte Lage bis zum Ende der Dialyse beibehalten. Denken Sie deshalb an die regelmäßigen Sichtkontrollen. Ein einziger Blick ist dabei schon ausreichend und kostet Ihnen nur wenig Zeit. Bedenken Sie auch, dass bei einer pa-

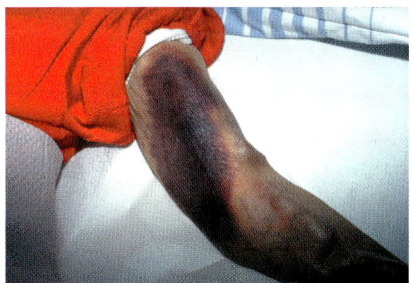

Abb. 11.5: Hämatom nach unbemerkter Fehlpunktion. [M227]

riavenösen Kanülenlage der venöse Überdruckalarm am Dialysegerät erst dann ausgelöst wird, wenn ein entsprechender Gegendruck im Gewebe vorhanden ist. Wie Ihnen Abbildung 11.5 zeigt, kann das bei älteren Patienten mit einem lockeren Bindegewebszustand relativ lange dauern. Bis zur Alarmauslösung strömen durchaus größere Mengen Blut ins Gewebe.

> **Kurzübersicht über die 7 Kontrollfaktoren**
> 1. Punktion mit nachlassendem Widerstand beim Eindringen in das Shuntgefäß
> 2. Pulsation im Kanülenschlauch (nur bei offenem Clip)
> 3. Zügiges Füllen des Kanülenschlauchs mit Blut
> 4. Kontrolle der Kanülenspitze: Diese darf weder zu sehen noch zu fühlen sein
> 5. Leichtes Aspirieren von Blut mit einer Spritze möglich
> 6. Normaler arterieller und venöser Druck nach dem Anlegen des Patienten
> 7. Keine Schwellung und Schmerzen im Bereich der Punktionsstellen

Was tun bei Fehlpunktion?

Zuerst einmal Ruhe bewahren! Auch wenn Ihr Zeitplan im Anlegestress vollkommen zu entgleiten droht, warnen wir vor einem überhasteten erneuten Punktionsversuch. Haben Sie die Fehlpunktion im Rahmen der **Kontrollfaktoren 1–5** bemerkt, so haben Sie sehr gut aufgepasst. Der Schaden hält sich in Grenzen und ist in der Regel auch schnell behoben. Sie entfernen die Punktionskanüle und drücken die Punktionsstelle ab. Sollten Sie das Gefäß erst gar nicht getroffen haben, ist dies umso besser. Die Punktionsstelle wird nur minimal und kurze Zeit bluten. Haben Sie allerdings das Gefäß getroffen oder gar durchstochen, dann sollte ausreichend lange (ohne Heparinisierung mindestens 10 Minuten) abgedrückt werden. Erst danach erfolgt eine erneute Punktion.

Ist Ihnen allerdings die paravenöse Kanülenlage erst bei den **Kontrollfaktoren 6 und 7** aufgefallen, so ist das Problem etwas größer und die Problemlösung dauert deutlich länger. Hier sieht die Vorgehensweise wie folgt aus:

■ Das mit Blut gefüllte Blutschlauchsystem (BSS) vom Patienten entfernen, kurzschließen und ohne Ultrafiltration auf ca. 150 ml/min zirkulieren lassen.

■ Die paravenöse Kanüle entfernen und die Punktionsstelle großflächig abdrücken. Dabei das entstandene Hämatom unter leicht kreisenden Bewegungen im umliegenden Gewebe verteilen. Besondere Aufmerksamkeit gilt der noch verbleibenden Punktionskanüle. Sie muss mit physiologischer Kochsalzlösung durchgespült werden und ist vor dem Wiederanschluss ans BSS durch Aspirieren und Injizieren mit einer Spritze auf die weitere volle Funktionstüchtigkeit zu testen.

■ Prüfen Sie die noch verbliebene Kanüle auf die Möglichkeit einer Blutrückgabe

des im BSS zirkulierenden Blutes. Wir raten generell zur Blutrückgabe, natürlich nur sofern dies möglich ist.

■ Eine erneute Punktion ist erst nach vollständiger Blutstillung anzuraten, da Sie in der Regel erst dann das gesamte Shuntgefäß überblicken, den neuen Punktionsort definieren und die Trefferwahrscheinlichkeit abschätzen können.

■ Säubern Sie Ihr Arbeitsfeld und planen Sie die erneute Punktion. Überlegen Sie, ob Sie sich noch einen Versuch zutrauen oder besser einen Kollegen zur Hilfe holen.

■ Sollte die erneute Punktion im gleichen Gefäß stattfinden, so ist die venöse Kanüle möglichst immer **oberhalb** der Fehlpunktionsstelle zu platzieren, eine arterielle Kanüle hingegen immer **unterhalb.** Die Fehlpunktionsstelle befindet sich im Optimalfall immer zwischen der arteriellen und venösen Punktionskanüle. Das arterielle Blutangebot wäre somit gesichert und das venös zurückströmende Blut kann ungehindert oberhalb des Geschehens ins Shuntgefäß zurückbefördert werden.

Ist Ihnen eigentlich schon einmal aufgefallen, dass der zweite Punktionsversuch nach einer Fehlpunktion häufig einfacher erscheint wie der erste? Haben Sie bemerkt, dass Sie das Shuntgefäß nach dem Abdrücken nun viel besser sehen und tasten können? Dieser Effekt ist darauf zurückzuführen, dass Sie eventuell vorhandenes Gewebswasser eines mehr oder weniger ödematös gestauten Shuntarms partiell wegdrücken. Nun können Sie das Shuntgefäß in voller Größe sehen und tasten. Warum also nicht vorher abdrücken, bevor Sie punktieren? Versuchen Sie es ruhig mal! Eine Minute Zeitaufwand für einen deutlich höheren Punktionserfolg.

11.5 Kanülenfixierung

Hier können Sie Ihrer Kreativität freien Lauf lassen. Jede Punktionskanüle erfordert eine patientenbezogene, individuelle Fixierung. Benutzen Sie jeweils die Pflastersorte, von der Sie annehmen, dass sie für den vorliegenden Hauttyp am besten geeignet ist. Reißen Sie ausreichend lange Streifen und knicken Sie die Enden ca. 5 mm um. So lassen sie sich später besser entfernen. Trotz der hohen Individualität bei der Klebetechnik sollten einige Dinge beachtet werden:

- Die Pflasterstreifen müssen lang genug sein und sollten ca. zwei Drittel des Armumfangs bedecken.
- Ein Pflasterstreifen muss unterhalb der Kanülenflügel geklebt werden, um das Zurückrutschen zu verhindern.
- Jeder Pflasterstreifen muss ausreichenden und direkten Hautkontakt haben.
- Eine zusätzliche Fixierung mit einem Pflasterstreifen erfolgt am unteren Ende des Kanülenschlauchs.
- Sollte das Shuntgefäß buchstäblich „Berge und Täler" aufweisen, ist ggf. das Tal unter den Kanülenflügeln mit einem Tupfer zu unterfüttern. Die Kanülenspitze darf bei der Kontrolle weder zu sehen noch zu fühlen sein.

- Aus hygienischen Gründen sind die Punktionsstellen während der Dialyse mit sterilem Material (z. B. sterilen Tupfern) abzudecken.
- Die Schläuche des arteriellen und venösen Blutschlauchsystems sind körpernah am Arm zu befestigen. Eine große Schlaufe birgt die Gefahr, dass der Patient mit dieser bei einer Lageveränderung hängen bleibt und dabei eine oder beide Kanülen herauszieht.
- Aus dem gleichen Grund muss auch bei einer Shuntpunktion am Oberarm eine zusätzliche Fixierung am Unterarm erfolgen.
- Eine weitere Fixierung erfolgt in der Hand zwischen Daumen und Zeigefinger, meist mit Pflaster. Eine gute Alternative dazu bietet das ROTOCLIX-System. Es besteht aus einem Handgelenkklettverschluss und 2 Schlauchhaltern, passend für alle Dialyseschläuche. Es wird als Armband am Handgelenk getragen und befestigt zuverlässig die zum Patienten führenden Blutschläuche.
- Zuletzt erfolgt eine weitere Fixierung der Blutschläuche am Bett. Dies hat zum einen den Vorteil, dass etwas Gewicht vom Arm des Patienten genommen wird, zum anderen schützt diese Fixierung das Personal vor versehentlichem Hängenbleiben mit den Füßen.

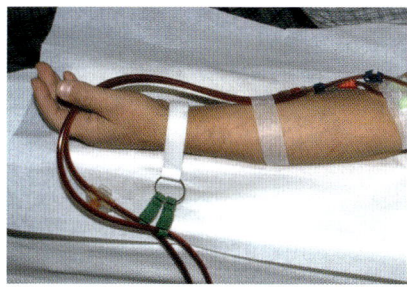

Abb. 11.6: Körpernahe Fixierung der Blutschläuche bei einem Oberarmshunt. [M227]

11.6 Kanülenentfernung

Legen Sie nach dem Entfernen der Klebestreifen einen steriler Tupfer auf die Punktionsstelle und ziehen Sie die Kanüle vorsichtig heraus. Die Kompression der Punktionsstelle erfolgt dabei erst nach vollständiger Kanülenentfernung, sonst besteht die Gefahr der Gefäß- und Stichkanalverletzung mit der scharfen Kanülenspitze. Der Kompressionsdruck muss individuell den Shuntdruckverhältnissen angepasst werden. Es darf nicht so fest gedrückt werden, dass sich die obere und untere Gefäßwand berühren. Eine Pulsation oberhalb der Kompressionsstelle sollte noch zu spüren sein. In der ersten Minute kann etwas fester gedrückt werden, danach sollte der Druck kontinuierlich nachlassen. Wir empfehlen eine generelle Abdrückzeit von mindestens 15 Minuten in dem Wissen, dass diese Zeit leider allzu häufig im praktischen Alltag unterschritten wird.

Der Patient sollte dazu angehalten werden, seine Punktionsstellen in oben genannter Verfahrensweise selbst abzudrücken. Falls er beide Punktionsstellen gleichzeitig nicht abdrücken kann, so wird zunächst die obere Kanüle (venöse Kanüle) und erst nach vollständiger Blutstillung die untere Kanüle (arterielle Kanüle) entfernt. Ein Hilfspflasterstreifen fixiert dabei den Tupfer während des Abdrückens auf der Punktionsstelle und verhindert, dass der Patient mit dem Finger abrutscht.

Der Einsatz mechanischer Abdrückhilfen ist sehr bedenklich. Diese haben zum Teil nur einen einzigen voreingestellten Kompressionsdruck und verleiten dazu, dass während des Abdrückens keine Sichtkontrolle mehr stattfindet. Ein Verrutschen der Abdrückhilfe mit der Folge einer Shuntblutung bliebe somit unbemerkt.

Nach vollständiger Blutstillung erfolgt die Abdeckung der Punktionsstellen mit sterilem Verbandsmaterial nach zentrumsüblichem Standard.

11.7 Praktische Übungen zur Shuntpunktion

Zur Shuntpunktion lassen sich sehr gut praktische Übungen durchführen. Sie benötigen dazu lediglich den Schlauch eines Infusionssystems, zwei Punktionskanülen, eine Rolle Pflaster, eine unsterile Unterlage und natürlich ein wenig Zeit. Führen Sie nun die nachfolgenden Übungen in chronologischer Reihenfolge durch. Sie werden feststellen, dass Sie fast das gesamte Spektrum der Shuntpunktion in dieser Form üben und trainieren können. Vorbereitend kleben Sie den ca. 30 cm langen Infusionsschlauch in vertikaler Richtung auf der Tischoberfläche fest. Dieser simuliert Ihr Shuntgefäß. Und nun geht's los!

■ Übung 1

Unter fachlicher Anleitung punktieren Sie mehrfach das vermeintliche Shuntgefäß. Dabei erlernen Sie die allgemeinen Fingerfertigkeiten, die zur Shuntpunktion benötigt werden. Neben den Kontrollfaktoren 1 und 4 wird jeweils die intravasale Kanülenlage durch Sichtkontrolle überprüft. Im Weiteren kann man die Ausstanzung in der Gefäßwand sehr gut erkennen.

■ Übung 2

Über das nachgeahmte Shuntgefäß wird jetzt die Einmalunterlage doppelseitig gelegt. Dies simuliert zwar nur eine sehr dünne Haut, stellt allerdings für Sie als Lernende/n eine optische Barriere dar. An diesem Dummy werden nun weitere Punktionen vorgenommen. Nach jeder einzelnen Punktion erfolgt immer eine Ergebniskontrolle.

Übung 3

Die Punktionen erfolgen wie in Übung 2, allerdings sollen Sie dabei die Augen schließen, sobald Sie die Kanülenspitze auf die Haut bzw. Einmalunterlage aufgesetzt haben. Die Punktion selbst und das Vorschieben der Kanüle ins Gefäß sollen nur durch die Wahrnehmung der sensiblen Reize, die Sie über Ihre Fingerspitzen wahrnehmen, gesteuert werden. Dies fördert Ihr Sensibilitätsempfinden für spätere Shuntpunktionen.

Übung 4

Nach den Punktionsübungen folgt die Fixierung der Kanüle. Dazu benötigen Sie eine neue sterile Kanüle und den Arm Ihres Praxisanleiters. Letzterer legt die Kanüle mit der Schutzkappe auf seinen frei gemachten, ausgestreckten Arm und hält diese mit einem Finger im Bereich der Kanülenspitze fest. Fixieren Sie nun die Punktionskanüle nach allen Regeln der Kunst und überprüfen Sie anschließend zusammen mit Ihrem Praxisanleiter das Ergebnis.

Resümee

Sie sind nun bestens gerüstet für die erste (oder nächste) Shuntpunktion. Denken Sie immer daran: Das Ziel ist die Durchführung einer komplikationslosen Dialysebehandlung mit einer erfolgreichen und möglichst schmerzarmen Shuntpunktion. Eine Fehlpunktion sollten Sie so frühzeitig wie nur möglich erkennen, um Schlimmeres zu vermeiden. Da das Dialysegerät häufig erst viel zu spät einen Alarm auslöst, bedarf es also von Ihnen sehr viel Aufmerksamkeit, ein hohes Maß an Wissen und Ihre volle Konzentration bei der Shuntpunktion.

Nutzen Sie auch die Möglichkeit, einmal bei einer Shuntoperation zuzusehen oder zu assistieren. Sie wird Ihnen mit Sicherheit einige Aha-Erlebnisse bescheren.

⚠ **VORSICHT: Prüfung!**

1. Nennen Sie die 5 Anforderungen an ein Shuntgefäß, anhand derer die Klassifizierung nach Servos vorgenommen wird!

2. Wie sollte der Armkeil zur Punktion unter dem Shuntarm positioniert werden?

3. Nennen Sie die sicheren Anzeichen für eine beginnende Shuntentzündung!

4. Wie groß sollte mindestens der Abstand zur Vorpunktionsstelle sein?

5. Beschreiben Sie die Besonderheit im Vorgehen bei einer Punktion bei einer Perigraftreaktion!

6. Nennen Sie die 7 Kontrollfaktoren zur erfolgreichen Shuntpunktion!

7. Die venöse Punktionskanüle ist para. In welchem Bereich sollten Sie möglichst eine erneute Punktion vornehmen?

8. Welche Regeln beschreiben den Kompressionsdruck nach der Kanülenentfernung?

(→ ➕ auf www.pflegeheute.de)

12 Behandlungsverfahren der terminalen Niereninsuffizienz

In diesem Kapitel stellen wir Ihnen die einzelnen Behandlungsverfahren der terminalen Niereninsuffizienz vor. Die Nierentransplantation, das effektivste und insbesondere im Bezug auf die Lebensqualität wünschenswerteste Behandlungsverfahren, werden Sie in unseren Ausführungen vergeblich suchen. Wir, die Autoren und Herausgeber, sind der Meinung, dass Sie im ersten Schritt Ihrer Professionalisierung den Fokus primär auf die täglichen Verrichtungen im beruflichen Alltag legen sollten. Dies bedeutet perspektivisch nicht, dass Sie das Thema Nierentransplantation in Ihrem theoretischen Exkurs komplett aussparen sollen, im Gegenteil. Doch wir beziehen uns auf eine alte Weisheit, die besagt: *Man mache einen Schritt vor dem anderen.* Die Nierentransplantation würde somit den Rahmen dieses Buches sprengen.

Stellen Sie sich vor, vier neue Patienten stehen zur Aufnahme der Nierenersatztherapie an. Jeder Patient wird individuell betrachtet, nicht nur unter medizinischen Gesichtspunkten, sondern auch unter psychosozialen Aspekten. In den nun folgenden Abschnitten werden wir jedem einzelnen Patienten gerecht, indem wir für jeden das geeignete Verfahren auswählen und ausführlich besprechen.

Doch zunächst beschäftigen wir uns mit der Indikationsstellung zur Aufnahme einer regelmäßigen Nierenersatztherapie.

12.1 Indikationen

Absolute Indikationen, die einen unverzüglichen Behandlungsbeginn mit einer Nierenersatztherapie (Hämodialyse, Hämofiltration, Hämodiafiltration, Peritonealdialyse) bei terminaler Niereninsuffizienz notwendig machen, sind:

- Perikarditis
- Lungenödem
- Hyperkaliämie (> 6,5 mmol/l)
- Urämische Polyneuropathie
- Urämische Enzephalopathie
- Schwere gastrointestinale Symptome
- Therapieresistenter Anstieg des Blutdrucks

Darüber hinaus gibt es keine festen Regeln, wann mit der Behandlung begonnen werden muss. Das subjektive Befinden des Patienten ist immer wichtiger als Laborwerte. Einige Patienten leben auch bei einer Kreatininclearance von 10 ml/min (Kreatininclearance beim nierengesunden Erwachsenen > 90 ml/min) ohne Dialysebehandlung bei gutem klinischem Zustand. Andere entwickeln bei diesem Wert urämiebedingte Symptome wie Leistungsschwäche, Inappetenz, Übelkeit und Erbrechen und Gewichtsverlust durch Katabolismus (Eiweißabbau).

Bevor Sie sich den nun folgenden Ausführungen widmen, ist es sinnvoll, zunächst die Kapitel 5 und 8 (noch einmal) zu lesen.

12.2 Hämodialyse (HD)

Gehen wir davon aus, dass für unseren ersten Patienten die Indikation gestellt ist und somit die Aufnahme einer regelmäßigen Nierenersatztherapie unumgänglich ist. Nun stellt sich die Frage, welche Nierenersatztherapie unter Berücksichtigung der medizinischen und psychosozialen Aspekte die günstigste für den betroffenen Patienten ist. Er ist 49 Jahre alt, Außendienstmitarbeiter eines großen Pharmakonzerns und möchte auch gern weiterhin berufstätig bleiben. Das günstigste Verfahren für ihn, aufgrund seiner Berufstätigkeit, wäre die Heimhämodialyse. Da er jedoch keine feste Partnerin hat und alleine wohnt, entscheidet er sich nach einem ausführlichen Gespräch mit dem behandelnden Arzt und der leitenden Pflegekraft für die Therapieoption Hämodialyse.

Grundlagen

Die Hämodialyse ist das am weitesten verbreitete künstliche Blutreinigungsverfahren, das bei der terminalen Niereninsuffizienz zum Ersatz der Entgiftungs- und Ausscheidungsfunktion eingesetzt wird. Wie schon in anderen Kapiteln beschrieben, wird das Blut des Patienten mittels einer Blutpumpe durch ein Schlauchsystem (arterielles System) in einen Dialysator geleitet.

Der Dialysator ist die Schnittstelle zwischen Mensch und Maschine. In ihm fließen das Blut auf der einen und die Dialysierlösung auf der anderen Seite einer semipermeablen Membran gegenläufig (Gegenstromprinzip) zueinander. Der primär wirksame Transportmechanismus bei der Hämodialyse ist die **selektive Diffusion**. Die Porengröße der semipermeablen Membran des Dialysators entscheidet darüber (selektiert), welche Moleküle aus dem Blut in die Dialysierlösung und umgekehrt diffundieren können. Die Membran ist für Wasser, kleinere und mittlere Moleküle durchlässig. Blutzellen und größere Moleküle, z. B. Proteine, können die Membran nicht passieren.

Die **Konvektion** hingegen spielt als Transportmechanismus bei der Hämodialyse eine nur sehr untergeordnete Rolle. Sie kommt lediglich als Begleiterscheinung der Ultrafiltration durch das Mitreißen von gelösten Substanzen mit dem Lösungsmittel Wasser zum Tragen. Die Transportrate einer Substanz hängt bei der Hämodialyse vor allem vom **Konzentrationsgefälle** (Konzentrationsgradienten) zwischen Blut und Dialysierlösung ab. Der **Konzentrationsgradient** wiederum ist im Wesentlichen von der Flussrichtung des Blutes und der Dialysierflüssigkeit abhängig (Gleichstrom/Gegenstrom). Darüber hinaus wird die Diffusionsrate einer Substanz von der Molekülgröße und dem Diffusionswiderstand der Membran beeinflusst.

Um dem Patienten überschüssige Flüssigkeit während der Behandlung zu entziehen, wird das Prinzip der **Ultrafiltration** angewendet. Ultrafiltration ist das Ergebnis der Druckdifferenz zwischen dem Überdruck auf der Blutseite und dem Unterdruck auf der Dialysatseite.

Nach dem Passieren des Dialysators fließt das gereinigte Blut durch ein weiteres Schlauchsystem (venöses System) über einen Luftdetektor zurück zum Patienten.

> **Merke**
> Die Hämodialyse ist ein effektives Nierenersatztherapieverfahren, bei dem die Urämietoxine zur Entgiftung primär durch das physikalische Prinzip der selektiven Diffusion aus dem Blut entfernt werden. Um überschüssige Flüssigkeit zu entziehen, wird das Prinzip der Ultrafiltration angewendet. Die Konvektion spielt als Begleiterscheinung der Ultrafiltration eine untergeordnete Rolle.

Sowohl der sichtbare extrakorporale Blutkreislauf (Blutseite) als auch der Wasser- oder Dialysatkreislauf (Dialysatseite, umgangssprachlich auch „Wasserseite" genannt) im Gerät wird durch zahlreiche Überwachungseinheiten kontrolliert. Folgende Parameter werden blutseitig überwacht:

- Arterieller Druck
- Venöser Druck
- Dialysatoreingangsdruck
- Transmembrandruck

Die arterielle und venöse Drucküberwachung erfolgt über flüssigkeitsundurchlässige Druckableiter, die unmittelbar vor der Blutpumpe (arterieller Druckableiter) und im Bereich der venösen Luftfalle (venöser Druckableiter) angebracht sind. Die Druckverhältnisse im extrakorporalen System übertragen sich auf die Luftposter innerhalb der Druckableiter und werden vom Dialysegerät in mmHg angezeigt. Da der Bereich zwischen der Blutpumpe und der venösen Luftfalle nur einer indirekten Drucküberwachung unterliegt, gehen einige Dialysegerätehersteller dazu über, einen dritten Druckableiter (Dialysatoreingangsdruck) innerhalb des extrakorporalen Systems zu integrieren. Dieser Druckableiter befindet sich unmittelbar vor dem Dialysator und signalisiert dem Anwender frühzeitig eventuelle Druckanstiege innerhalb des blutführenden Systems bei Thombenbildung (Clotting) im Dialysator.

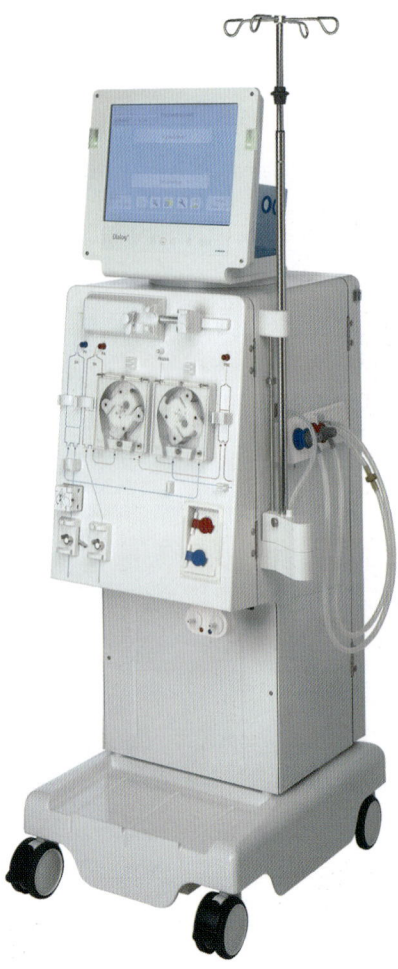

Abb. 12.1: Dialysegerät Dialog+ der B. Braun Avitum AG. [U 243]

Der Transmembrandruck (TMP) hingegen wird geräteseitig berechnet und ebenfalls in mmHg angegeben. Er setzt sich aus der Druckdifferenz zwischen der Blutseite und der Dialysatseite im Dialysator zusammen. Dialysegeräte berechnen den TMP wie folgt:

Blutseitiger venöser Druck
– Druck im geschlossenen
$\quad$ **Dialysatkreislauf**

= TMP

Die vom Dialysegerät angezeigten Druckwerte sind während der Behandlung jeweils von einem oberen und einem unteren Grenzwert umgeben. Sollte der Ist-Wert einen Grenzwert über- oder unterschreiten, wird das Gerät Alarm auslösen. Die üblichen Alarmreaktionen bei blutseitigen Alarmen sind der akustische und der optische Alarm, die Blutpumpe stoppt und die venöse Quetschklemme schließt. Die Alarmbehebung bei blutseitigen Alarmen muss immer manuell vom Bediener erfolgen. Die gleiche Alarmreaktion erfolgt auch bei Lufterkennung im extrakorporalen System.

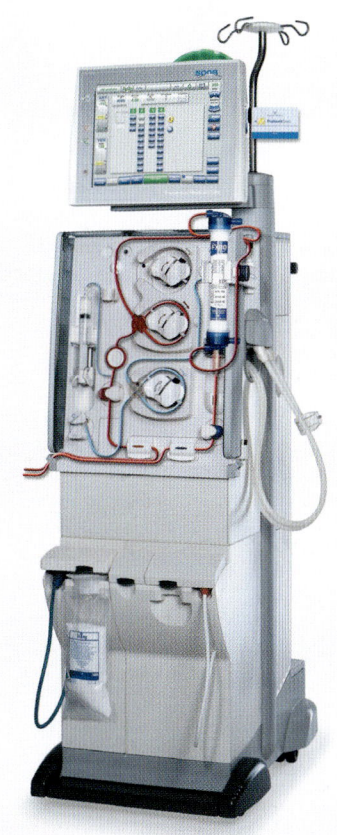

Abb. 12.2: Dialysegerät 5008 der Firma Fresenius. [U222]

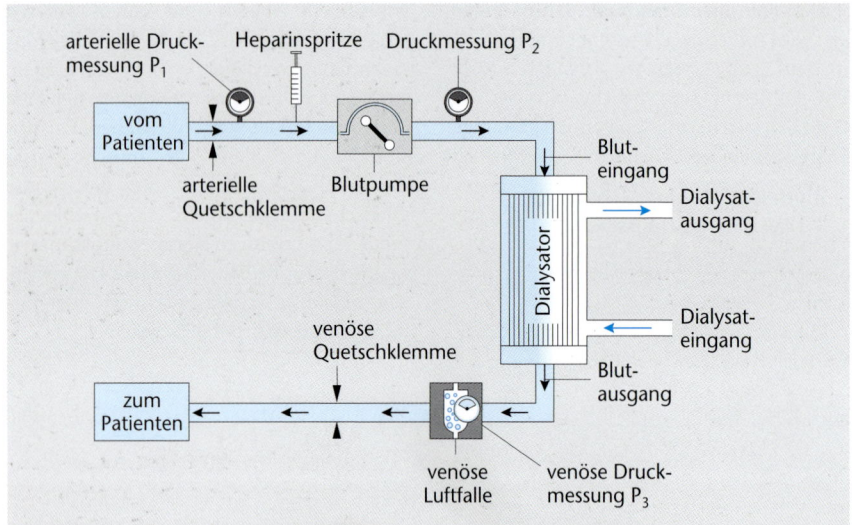

Abb. 12.3: Extrakorporaler Blutkreislauf bei der Hämodialyse. [L107]

Darüber hinaus überwacht ein Luftdetektor mittels Ultraschall die Luftfreiheit des Blutes. Dialysegeräte der neuesten Generation verfügen ferner über eine Leckageüberwachung des extrakorporalen Systems.

Die Überwachung der Dialysat- oder Wasserseite ist in Kapitel 7 genau beschrieben.

Praxis der Hämodialyse

Die praktische Einarbeitung in die in Ihrem Dialysezentrum durchgeführten Behandlungsverfahren können und wollen wir im Rahmen dieses Buches nicht abbilden. Sie unterliegt den zentrumsspezifischen Gegebenheiten und hängt wesentlich vom Zeitkontingent, der Motivation Ihres Praxisanleiters und ganz besonders von Ihrer persönlichen Motivation ab. Wir raten Ihnen, Ihre Einarbeitungsschritte in einem Einarbeitungshandbuch zu dokumentieren, um so Vollständigkeit und Nachvollziehbarkeit Ihrer Einarbeitung zu gewährleisten.

Nichtsdestotrotz möchten wir Ihnen einige Tipps für die Praxis mitgeben, die in der Regel zu wenig Beachtung finden.

▮ Vorbereitung

Desinfektions-Check

Denken Sie daran, dass es Ihre Aufgabe ist sicherzustellen, dass der wasserführende Teil des Dialysegeräts vor jeder Behandlung nach Herstellerangaben desinfiziert und nach Beendigung der Zwangsspülphase mit geeigneten Teststreifen oder Testlösungen auf Desinfektionsmittelrückstände überprüft wird. Die Desinfektionsmittelfreiheit wird unter Angabe der Gerätenummer im Dialyseprotokoll dokumentiert. Anschließend kann das Dialysegerät weiter vorbereitet werden. Bei einer thermischen Desinfektion mit Zitronensäure ist eine Testung der Desinfektionsmittelfreiheit nach der Desinfektions- und Freispülphase nicht zwingend erforderlich. Richten Sie sich aber immer nach den Angaben der Geräte-hersteller.

Anamnese

Führen Sie vor der Dialyse ein kurzes Anamnesegespräch durch, bei dem das aktuelle Befinden und Besonderheiten im dialysefreien Intervall erfragt werden. Wenn Zweifel bestehen, ob der Patient dialysefähig ist, informieren Sie den Arzt.

Die Kurzanamnese ist besonders wichtig bei Erstdialysen und Urlaubsdialysen. Neue Patienten sollten Sie auf jeden Fall noch einmal eingehend nach Besonderheiten wie Muskelkrämpfen, Allergien, Blutdruckverhalten und Erkrankungen (Diabetes mellitus, Herzerkrankungen) befragen.

Wiegen des Patienten

Der Patient sollte beim Wiegen stets gleich schwere Kleidung tragen und entweder immer mit oder immer ohne Schuhe gewogen werden. Dies sollte in der Dokumentation erkennbar sein.

Lagern des Patienten

Die Kleidung des Patienten sollte locker und angenehm sitzen. Der Shuntarm darf nicht eingeschnürt sein und sollte auf einer festen Unterlage liegen.

Vitalzeichenkontrolle

Der Blutdruck und die Pulsfrequenz sollte vor und nach dem Anlegen gemessen werden sowie mindestens stündlich während der Behandlung. Denken Sie daran, Herzrhythmusstörungen können ein Zeichen der Hyperkaliämie sein, insbesondere nach einem langen dialysefreien Intervall.

Patienten auf Überwässerungszeichen kontrollieren

Kontrollieren Sie vor Beginn der Dialyse, ob der Patient Ödeme an den Knöcheln, im Gesicht (v. a. Lidödeme) oder am Kreuzbein (bei bettlägerigen Patienten) aufweist, und fragen Sie ihn, ob er Atemnot (Überwässerung der Lunge) hat. Aus Gewichtszunahme, Blutdruck, Allgemeinbefinden und den Zeichen der Überwässerung wird das Maß der bei der Dialyse notwendigen Ultrafiltration vom Arzt bestimmt.

Eingabe aller Behandlungsdaten

Um einen ruhigen und reibungslosen Ablauf bei Behandlungsbeginn zu gewährleisten, empfiehlt es sich noch vor der Shuntpunktion, alle Behandlungsdaten geräteseitig zu programmieren. Diese werden unterschieden zwischen dialysatseitigen und blutseitigen Behandlungsdaten und Daten zur Antikoagulation.

Kreislaufinstabile Patienten

Denken Sie daran, dass bei kreislaufinstabilen Patienten das arterielle und das venöse System direkt nacheinander an die jeweiligen Nadeln angeschlossen werden sollte. Sie legen den Patienten also mit vollem Blutschlauchsystem an und entziehen ihm nicht direkt zu Beginn ca. 250 ml Flüssigkeit (in diesem Fall Blut) aus dem Körper. Diese Art des Anlegens nennt man geschlossenes Anlegen oder **isovolämisches Anlegen**. Die am Anfang infundierten 250 ml NaCl müssen in die Ultrafiltrationsbilanz miteinbezogen werden.

Einstellungen der Blutpumpe und des Dialysatflusses

Stellen Sie die Blutpumpe unter Berücksichtigung des arteriellen Drucks (max. 100–

120 mmHg) und der Kreislaufsituation des Patienten auf möglichst hohe Förderraten ein, da sich dies positiv auf die Dialysequalität auswirkt. Bei den meisten Dialysegeräten kann man auch den Fluss der Dialysierflüssigkeit einstellen. Hierbei sollten Sie bedenken, dass eine Erhöhung über 500 ml/min zwar die Kosten, aber nicht die Qualität der Dialyse steigert.

■ Anschluss und Überwachung

Fixieren des Schlauchsystems

Gleich nach dem Anschluss erfolgt die Fixierung des Schlauchsystems ohne Zug mit einem Pflaster an der Hand des Patienten oder am Armkeil. Außerdem wird das System zusätzlich mit einer Klemme an der Liege oder am Bett des Patienten fixiert.

In einem Dialysezentrum sollte eine einheitliche Fixierung der Schlauchsysteme gewählt werden, um die optische Kontrolle zu erleichtern; persönliche Wünsche des Patienten sind ebenfalls zu berücksichtigen.

Überwachung des Patienten während der Behandlung

Während einer mehrstündigen Dialysebehandlung ist die psychische Betreuung des Patienten ein wichtiger Bestandteil einer qualifizierten und individuellen Dialysetherapie. Die Gerätekontrolle, die optische Überprüfung des extrakorporalen Kreislaufs und des Shunts sowie die Vitalzeichenkontrolle des Patienten und die dazugehörige Dokumentation erfolgen mindestens stündlich.

Bei niedrigem Blutdruck überprüfen Sie die UF-Rate und korrigieren sie ggf. nach unten. Weitere Maßnahmen zur Erhöhung des Blutdrucks sind:

■ Autotransfusion: Fußende der Liege oder des Bettes nach oben stellen

■ Erhöhung der Blutosmolarität: langsame Injektion von 10–20 ml hochprozentiger (z. B. 5,85 %) Kochsalzlösung oder Glukoselösung (z. B. 40 %) in den extrakorporalen Kreislauf, hinter dem Dialysator
■ Volumenzufuhr: 100–250 ml NaCl 0,9 % über den arteriellen Zulauf

Bei zu hohem Blutdruck sollte Sie das Fußende tiefer stellen und den Arzt informieren. Wenn Sie Pulsunregelmäßigkeiten feststellen, muss die Pulsfrequenz eine Minute durchgezählt werden. Schließen Sie den Patienten eventuell an einen EKG-Monitor an, bestimmen Sie den Kaliumwert und informieren Sie den Arzt.

> **Merke**
> Die Qualität der Überwachung ist geprägt von einer guten Beobachtung des Patienten durch die Pflegekräfte. Alle Informationen zum Befinden des Patienten sollten dokumentiert und in Übergabegesprächen mit Kollegen und Ärzten ausgewertet werden. Anzustreben ist, dass der Patient sich bei allen Pflegenden einer Dialyseeinrichtung gleich sicher und gut betreut fühlt. Nach Möglichkeit sollte nur eine Pflegekraft während einer Behandlung für den Patienten zuständig sein.

Alarme während der Behandlung

Für Patienten bedeuten Alarme während der Behandlung einen Effektivitätsverlust ihrer Dialysetherapie. Die Blutpumpe stoppt oder das Gerät schaltet in den Bypass, es findet keine Dialyse statt. Bei allen neuen Geräten verlängert sich mit jedem Alarm die Dialysezeit, da die Zeitspanne des Alarms zur vorgewählten effektiven Dialysezeit addiert wird. Deshalb ist es notwendig, bereits in der Vorbereitung der Dialysegeräte auf einen korrekten Aufbau zu achten und während der Behandlung eine konsequente Überwachung durchzuführen.

Alarme und Funktionsstörungen können bei den Patienten Ängste hervorrufen. Treten Sie bei Gerätealarmen unaufgeregt und konzentriert auf, nur so geben Sie dem Patienten ein Gefühl der Sicherheit. Ihr erster Blick gilt dem Patienten, um durch Krankenbeobachtung medizinische Komplikationen auszuschließen. Der auftretende Alarmton wird, falls es sich nicht um vital gefährdende Situationen handelt, ausgeschaltet. Versuchen Sie den ursächlichen Alarm von den Folgealarmen zu trennen. Informieren Sie den Patienten über die Ursache und die Beseitigung der Alarmsituation. Wenn bei Ihnen Unsicherheiten bezüglich der Ursachenfindung bestehen, sollten Sie einen erfahrenen Kollegen zu Rate ziehen. Diskussionen vor dem Patienten werden dabei unbedingt vermieden. Nur wenn die Ursache des Alarms eindeutig bekannt ist, kann eine Neueinstellung durchgeführt werden. Leichtfertiges Verändern der Grenzwerte oder alarmüberbrückende Maßnahmen können lebensgefährdende Folgen haben!

Um einer Koagulation des Blutes vorzubeugen, muss bei längerem Stopp der Blutpumpe das System kurzgeschlossen werden. Dabei wird die Ultrafiltration gestoppt, die Schlauchsysteme von den Kanülen entfernt und mit einem Adapter oder einem Beutel mit NaCl 0,9 % kurzgeschlossen, die Blutpumpe auf 100 ml/min reduziert und die Kanülen mit NaCl 0,9 % durchgespült.

Bei nicht zu beseitigenden Störungen muss das Dialysegerät ausgetauscht werden. Der Gerätetechniker ist zu informieren, eine entsprechende Dokumentation findet im Dokumentationssystem und im Gerätebuch statt.

Alles Weitere zu diesem Thema finden Sie in Kapitel 16.

> **Merke**
> Verlassen Sie sich bei der Überwachung einer Dialyse nicht ausschließlich auf die Gerätetechnik. Regelmäßige Kontrollen mit wachsamen Auge und offenen Ohren sind durch kein Gerät der Welt zu ersetzen!

Ablegen des Patienten

Nach dem Ablegen des Patienten führen Sie eine Sichtkontrolle des gesamten extrakorporalen Systems durch, um eine eventuelle Koagelbildung in den Luftfallen und geronnene Hohlfasern im Dialysator zu bemerken und zu dokumentieren. Ggf. sollte bei der nächsten Dialyse die ACT bestimmt und die Heparindosierung angepasst werden.

Bei Patienten mit Autoregulationsstörungen, z. B. Diabetikern, werden Blutdruck und Puls nach der Dialyse im Sitzen und im Stehen gemessen.

So weit zu unseren kleinen Praxistipps. Wenden wir uns jetzt den speziellen Therapieoptionen der Hämodialyse zu.

Therapieoptionen der Hämodialyse

Single-Needle-Dialyse (SN-Dialyse)

Der kontinuierliche Blutfluss vom Shunt zum Dialysator und wieder zurück zum Shunt setzt normalerweise zwei getrennte Zugänge (Kanülen) voraus. Diese Idealsituation finden wir jedoch häufig nicht vor. Oft gelingt nur eine Shuntpunktion oder die Dialyse muss über einen einlumigen zentralen Venenkatheter (ZVK) durchgeführt werden. Wie das funktionieren kann, sehen wir uns im nächsten Abschnitt an.

Wenn nur eine Punktionskanüle oder ein einlumiger ZVK zur Verfügung steht, muss die Entnahme (arterielle Phase) und Rückgabe (venöse Phase) des Blutes abwechselnd aus diesem singulären Gefäßzugang vollzogen werden. Zu diesem Zweck wird entweder eine SN-Punktionskanüle (Doppelschlauchkanüle) oder bei einem ZVK ein Y-Stück zwischen Katheter und extrakorporalem Blutkreislauf angebracht.

Es gibt unterschiedliche technische Möglichkeiten, die Dialyse mit nur einem einzigen Gefäßzugang umzusetzen. Es ist sehr abstrakt und wenig zielführend, die technischen Abläufe der unterschiedlichen Verfahren im Detail darzustellen. Prüfen Sie, welche der vier Varianten, die wir Ihnen nachfolgend in gebotener Kürze vorstellen, in Ihrem Zentrum angewendet wird. Versuchen Sie im ersten Schritt, die technischen Abläufe genau zu verstehen. Anschließend beschäftigen Sie sich mit den ebenfalls in diesem Abschnitt skizzierten Möglichkeiten der Behandlungssteuerung, die für Ihren Berufsalltag sehr bedeutsam sein können.

SN-Verfahren nach Kopp (Klick-Klack)

Jedes Dialysegerät beherrscht als Notverfahren das SN-Verfahren nach Kopp, besser bekannt unter der Bezeichnung SN-Klick-Klack. Bei diesem Verfahren wird mittels nur einer laufenden Blutpumpe Überdruck gegen die geschlossene venöse Klemme unterhalb der Luftfalle aufgebaut. Nach dem Stopp der Blutpumpe öffnet sich die venöse Absperrklemme und das Blut des Patienten strömt, getrieben vom Überdruck, zum Patienten zurück. Dieses Verfahren ist wenig effektiv und ungeeignet für die Dauerbehandlung eines dialysepflichtigen Patienten. Trotzdem sollten Sie es auf jeden Fall beherrschen. Dieses SN-Verfahren ermöglicht es Ihnen, ohne Umbau des extrakorporalen Systems, eine als Zwei-Nadel-Dialyse begonnene Behandlung trotz auftretender Gefäßprobleme zu beenden.

> **Merke**
> Falls Sie in die Situation kommen sollten, von einer Zwei-Nadel-Dialyse auf SN-Klick-Klack umstellen zu müssen, sollten Sie auf jeden Fall die Ultrafiltrationsrate des Patienten überprüfen und ggf. reduzieren. Ansonsten besteht die Gefahr, dass aufgrund des verminderten Blutflusses das Blut im extrakorporalen System zu sehr eindickt und gerinnt.

Verfügt ein Dialysegerät über zwei Blutpumpen, kann eine wesentlich effizientere SN-Dialyse durchgeführt werden. Je nach Gerätetyp gibt es unterschiedliche SN-Systeme. Im Folgenden möchten wir Ihnen die drei Varianten vorstellen. Prüfen Sie bitte, welche der drei Varianten in den Dialysegeräten bei Ihnen im Zentrum vorhanden ist.

Variante 1: SN-Doppelpumpen-Verfahren

Das SN-Doppelpumpen-Verfahren ist in den Dialysegeräten vieler Hersteller vorhanden. Es arbeitet mit zwei großvolumigen Expansionskammern, von denen eine vor, die andere nach dem Dialysator angebracht ist. Die Blutpumpen sind dem Ganzen vor- bzw. nachgeschaltet (→ Abb. 12.4). Im Einzelnen ist die Reihenfolge der Komponenten:
1. Arterielle Blutpumpe
2. Arterielle Expansionskammer
3. Dialysator
4. Venöse Expansionskammer
5. Venöse Blutpumpe
In der arteriellen Phase fördert die arterielle Blutpumpe Blut in die arterielle Expansionskammer und über diese durch den Dialysator bis in die venöse Expansionskammer hinein. Dabei wirkt die stehende venöse Blutpumpe hinter der zweiten Expansionskammer wie eine Schlauchklemme.

Über einen Systemdruckaufnehmer an der venösen Expansionskammer wird der

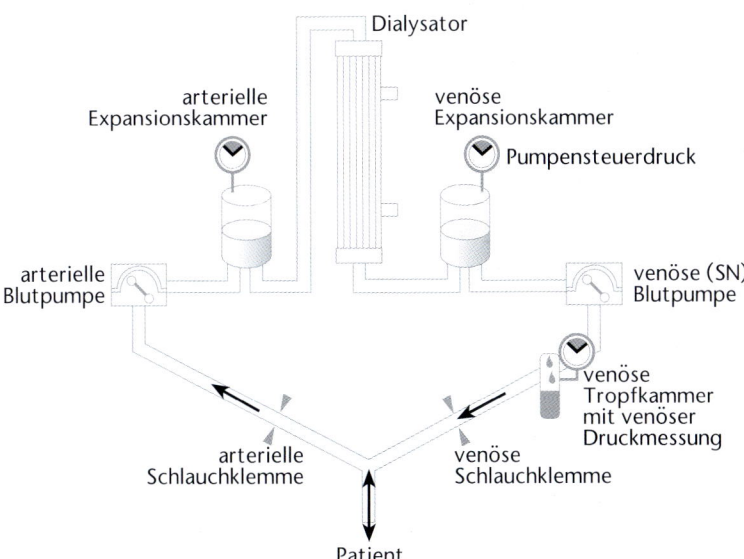

Abb. 12.4: Single-Needle-Doppelpumpenverfahren mit jeweils einer Blutpumpe vor und hinter dem Dialysator (Variante 1). [L138]

obere Umschaltdruck abgeleitet. Bei Erreichen des oberen Umschaltdrucks schaltet das System in die venöse Phase um.

In der venösen Phase schließt die arterielle Quetschklemme, die arterielle Blutpumpe stoppt, und die venöse Blutpumpe beginnt bei geöffneter venöser Quetschklemme mit der Blutrückführung zum Patienten. Dabei fördert die venöse Pumpe Blut aus beiden Expansionskammern einschließlich des Dialysatorbereichs zurück zum Patienten. Der Vorteil dieses Verfahrens ist ein fast kontinuierlicher Blutfluss.

Wie schon angekündigt, ist die Erklärung abstrakt und verwirrend. Betrachten Sie die Grafik und insbesondere, wenn vorhanden, das laufende System in Ihrem Dialysezentrum.

Variante 2: SN-Doppelpumpen-Verfahren

Bei diesem SN-Doppelpumpen-Verfahren sind beide Blutpumpen vor dem Dialysator angebracht und die Expansionskammer befindet sich dazwischen (→ Abb. 12.5).

In einem ersten Arbeitstakt (arterielle Phase) fördert die erste Blutpumpe (arterielle Pumpe) das Blut in eine in das Schlauchsystem integrierte Expansionskammer. Die zweite Blutpumpe (venöse oder SN-Pumpe) läuft nicht, wirkt aber als Schlauchabsperrklemme. Die venöse Schlauchabsperrklemme unterhalb der Luftfalle ist geschlossen. Die arterielle Blutpumpe läuft, bis ein oberer Druckwert in der Expansionskammer erreicht ist. Dieser ist individuell über das Hubvolumen (Blutvolumen pro Zyklus) einstellbar. Um die Rezirkulationsrate gering zu halten, wählen Sie möglichst immer das größtmögliche Hubvolumen.

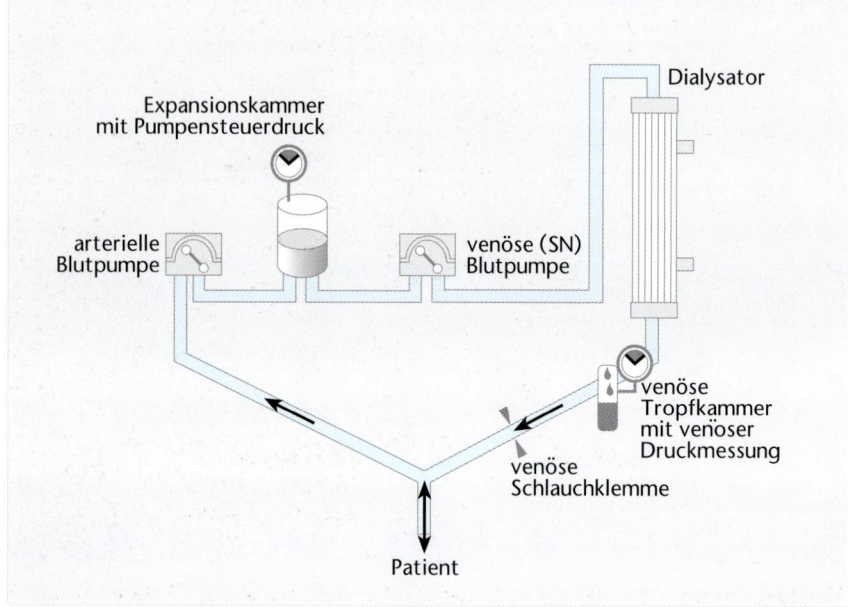

Abb. 12.5: Single-Needle-Doppelpumpenverfahren mit beiden Blutpumpen vor dem Dialysator (Variante 2). [L138]

Im zweiten Arbeitstakt (venöse Phase) befördert die zweite Blutpumpe (venöse oder SN-Pumpe) das Blut aus der Expansionskammer durch den Dialysator zurück zum Patienten. Die arterielle Pumpe steht und wirkt als Schlauchabsperrklemme. Die venöse Schlauchabsperrklemme unterhalb der Luftfalle ist geöffnet. Der Druck in der Expansionskammer fällt bis auf einen unteren Umschaltdruck, der die venöse Phase beendet und wieder auf die arterielle Phase umschaltet. Der wesentliche Nachteil dieses Verfahrens ist die ständige Unterbrechung des Blutflusses im Dialysator.

Variante 3: Cross-over-Verfahren

Beim Cross-over-Verfahren (→ Abb. 12.6) handelt es sich um ein Druck-Druck-gesteuertes Doppelpumpen-SN-Verfahren am Dialysegerät Dialog$^+$ der Firma B. Braun.

Im extrakorporalen Blutkreislauf findet man auf der arteriellen und venösen Seite jeweils eine Schlauchabsperrklemme, eine Expansionskammer mit einer Druckmessung und eine Blutpumpe. Auf der venösen Seite zwischen Dialysator und venöser Blutpumpe ist zusätzlich noch ein Blutpumpensteuerdruck geschaltet.

Arterielle Phase: Während der arteriellen Phase ist die arterielle Schlauchabsperrklemme geöffnet und die venöse geschlossen. Das Blut fließt vom Patienten in die arterielle Expansionskammer, dann durch die arterielle Blutpumpe, den Dialysator und die venöse Blutpumpe in die venöse Expansionskammer. Durch die nachgeschaltete und noch geschlossene venöse Schlauchabsperrklemme sammelt sich das Blut in der venösen Expansionskammer, in der der venöse Druck ansteigt. Bei Erreichen eines vordefinierten venösen Umschaltdrucks

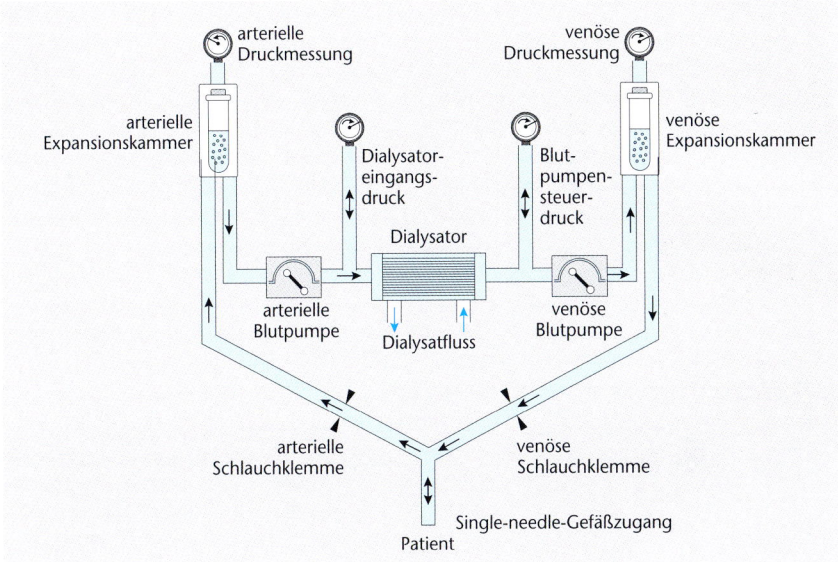

Abb. 12.6: Cross-over-Verfahren am Dialysegerät Dialog⁺ der Firma B. Braun (Variante 3). [R176]

(z. B. 390 mmHg), schaltet dieser die Absperrklemmen um. Die arterielle Absperrklemme wird geschlossen und die venöse geöffnet. Damit beginnt die venöse Phase.

Venöse Phase: Die arterielle Blutpumpe fördert nun das Blut aus der arteriellen Expansionskammer durch den Dialysator, und die venöse Blutpumpe transportiert es weiter über die venöse Expansionskammer zurück zum Patienten. Da die arterielle Absperrklemme geschlossen ist, sinkt der Druck in der arteriellen Expansionskammer bis zu einem vordefinierten unteren Umschaltdruck (z. B. −180 mmHg), der die venöse Phase beendet und wieder zur arteriellen Phase umschaltet.

Wesentliche Merkmale dieses Doppelpumpen-SN-Systems nach dem Cross-over-Verfahren snd im Vergleich mit herkömmlichen SN-Systemen der kontinuierliche Blutfluss und relativ konstante Druckverhältnisse im Dialysator bei kontinuierlich laufenden Blutpumpen.

Behandlungssteuerung einer SN-Dialyse

Bei der Behandlungssteuerung einer SN-Doppelpumpen-Dialyse ist einiges zu beachten. Die folgenden Aspekte gelten im Wesentlichen nur für konventionelle Doppelpumpensysteme und nicht für das Cross-over-Verfahren:

- Stellen Sie die maximal möglichen Geschwindigkeiten an beiden Blutpumpen (BP) ein. Bei einem gut laufenden zentralvenösen Katheter sind durchaus 500 ml/min an beiden Pumpen möglich. Der effektive Blutfluss beträgt dann ca. 250 ml/min.
- Machen Sie die Blutflussgeschwindigkeiten der beiden Blutpumpen von der jeweiligen Situation abhängig:
  – Bei allgemein guten Flussverhältnissen darf die venöse (SN-)Blutpumpe 50 ml über der arteriellen Geschwindigkeit liegen.

– Bei schlechtem Blutangebot, aber gutem Rückfluss darf die venöse (SN-)Pumpe doppelt so schnell laufen wie die arterielle Blutpumpe. Dies ist Ihre einzige Chance, einen halbwegs effektiven Blutfluss zu erreichen.

– Liegt ein gutes Blutangebot vor und der Rücklauf ist mit einem hohen Druck verbunden, so stellen Sie die arterielle Blutpumpe ganz schnell und die venöse (SN-)Blutpumpe entsprechend langsamer ein.

■ Den effektiven Blutfluss bei einer SN-Dialyse berechnen Sie mit folgender Formel:

$$\frac{\text{Arterielle-BP-Geschwindigkeit} \times \text{Venöse-BP-Geschwindigkeit}}{\text{Arterielle-BP-Geschwindigkeit} + \text{Venöse-BP-Geschwindigkeit}}$$

■ Das Rezirkulationsvolumen ist das Volumen an gereinigtem Blut, das nicht in den Körperkreislauf des Patienten gelangt, sondern direkt wieder in den extrakorporalen Kreislauf einströmt. Diese unvermeidliche Rezirkulationsrate bei einem SN-Verfahren wird beeinflusst durch den arteriellen Unterdruck, dem venösen Überdruck und maßgeblich durch das eingestellte Phasenvolumen (Hubvolumen). Während jeder SN-Phase rezirkuliert eine gewisse Blutmenge aufgrund des bestehenden Totraums im extrakorporalen System (Katheterinnenlumen und Y-Stück). Verringern Sie das Blutvolumen je Zyklus und erhöhen Sie im Gegenzug die prozentuale Rezirkulationsrate. Beim kleinstmöglichen Phasenvolumen könnten Sie so auf eine Rezirkulationsrate von 83 % kommen. Aus diesem Grund sollten Sie das Phasenvolumen immer auf dem maximal möglichen Wert belassen. Aber denken Sie daran: Bei Dialysen über zentrale Venenkatheter sind 10–15 % Rezirkulation unvermeidbar. Die Rezirkulation bei konventionellen Doppelpumpensystemen ist in der Regel höher als beim Cross-over-Verfahren.

■ Achten Sie bei einer SN-Dialyse über eine SN-Punktionskanüle auch darauf, dass die Kanülenstärke den angestrebten Blutflüssen angepasst wird. Mit einer 1,5 mm dicken Kanüle sollten Sie keinen Blutfluss über 250 ml/min einstellen. Bei 1,6 mm Durchmesser sind schon bis zu 340 ml/min möglich, und bei Punktionskanülen mit einem Durchmesser von 1,8 mm sind durchaus Blutflüsse von 450 ml pro Minute zu fördern.

■ Bergström -Verfahren (Isolierte Ultrafiltration)

Das Bergström-Verfahren (Iso-UF oder sequenzielle Dialyse) wird meist nur für einen begrenzten Zeitraum während einer Hämodialysebehandlung angewendet. Herstellung und Fluss der Dialysierlösung sind für die Zeit des Bergström-Verfahrens gestoppt. Dies hat zur Folge, dass nach dem Ausgleich des Konzentrationsunterschieds zwischen Dialysierflüssigkeit auf der einen und Blut auf der anderen Seite der Membran kein diffusiver Stofftransport stattfindet. Durch die eingestellte Ultrafiltration und dem damit verbundenen konvektiven Stofftransport findet aber eine, wenn auch zu vernachlässigende, Entgiftung statt. Da das Blut des Patienten weiter durch den Dialysator fließt und auch die transmembrane Druckdifferenz zwischen Dialysierlösung und Blut bestehen bleibt, wird weiterhin Flüssigkeit aus dem Blut entfernt.

Das Bergström-Verfahren wird primär bei Patienten mit hohen Gewichtszunahmen zwischen den Dialysen eingesetzt, da bei diesem Verfahren der Flüssigkeitsentzug besser toleriert wird. Dieser positive Effekt beruht vermutlich darauf, dass bei ausschließlicher Ultrafiltration der osmotische Druck im Blut höher bleibt und gleichzeitig osmotisch wirksame Substanzen wie Harnstoff nicht in die Dialysierlösung diffundieren. Aufgrund des höheren osmotischen Drucks im Blut kann Wasser leichter aus den Zellen mobilisiert werden.

Bei allen neuen Dialysegeräten kann ein spezielles Programm (isolierte UF) zur Aktivierung des Bergström-Verfahrens angewählt werden.

> **Merke**
> Da während der Anwendung des Bergström-Verfahrens keine diffusive Entgiftung stattfindet, muss diese Zeitspanne zur effektiven Dialysezeit hinzugerechnet werden.

Profile

Natrium- und Ultrafiltrationsprofile bieten die Möglichkeit, selbstständig, gesteuert durch das Dialysegerät, die Natriumkonzentration der Dialysierflüssigkeit und die Höhe des Flüssigkeitsentzugs im Laufe einer Dialyse individuell zu variieren.

Zur Beseitigung von intradialytischen Kreislaufkomplikationen aufgrund des Flüssigkeitsentzugs verfügen heute alle Dialysegeräte über Natrium- und Ultrafiltrationsprofile. Um die Handhabung zu vereinfachen, stehen teilweise vorgegebene Programme für das jeweilige Profil zur Verfügung.

Beim Einsatz der Profile müssen folgende Aspekte beachtet werden:

- Sie dürfen zu keiner zusätzlichen Natriumbelastung des Patienten am Ende der Dialyse führen.
- Wenn es aufgrund von Kreislaufkomplikationen notwendig wird, Profile abzubrechen, empfiehlt es sich, das Natriumprofil fortzusetzen und das Ultrafiltrationsprofil zu unterbrechen. Nur so bleibt die Bilanzneutralität des Natriums nach der Dialyse gewahrt. Die Ursache einer

solchen Komplikation ist in der Regel eine zu hohe UF-Rate.

- Die Serumnatriumkonzentration nach der Dialyse sollte den Patienten nicht zu einer therapieinduzierten Aufnahme von Flüssigkeit zwingen.
- Der Verlauf des Ultrafiltrationsprofils sollte der klinisch-physiologischen Situation des Patienten angepasst sein.

Profile sind kein Wundermittel, stellen aber eine sinnvolle Erweiterung der Therapiemöglichkeit dar. Da die Ausführung eines Profils ein Eingriff in das individuelle Dialyseregime eines Patienten ist, sollte die Anwendung eines Profils nur nach ärztlicher Anordnung erfolgen.

Kt/V-Messung

Mit der Funktion **OCM** an den Geräten der Firma Fresenius oder Diascan an den Geräten der Firma Gambro-Hospal ist es automatisiert möglich, die Clearance (K) des Dialysators und somit die Dialysedosis Kt/V während der laufenden Behandlung auf der Basis der Natrium-Dialysance zu ermitteln.

Obwohl sich Natriumion und Harnstoffmolekül in Größe und elektrischer Ladung unterscheiden, zeigen beide Teilchen ein ähnliches Diffusionsverhalten, so dass sich die Diffusionsgeschwindigkeit von Natrium in etwa auf Harnstoff übertragen lässt. Über die Messung der Leitfähigkeit vor und nach dem Dialysator werden die Natriumkonzentrationen in der Dialysierflüssigkeit und somit die so genannte Dialysance des Dialysators ermittelt. Aus der Natrium-Dialysance lässt sich dann die Harnstoffclearance ableiten.

Um eine messbare Diffusion der Natriumionen durch die Membran zu erzeugen, muss der Diffusionsgradient für Natrium zwischen der Blut- und Dialysierflüssigkeit erhöht werden. Dies geschieht durch eine kurze Anhebung der Natriumkonzentration in der Dialysierflüssigkeit, der eine verstärkte Diffusion von Natriumionen ins Blut folgt.

Das Verhältnis der beiden Dialysatleitfähigkeiten vor und hinter dem Dialysator spiegelt dabei die Diffusion des Natriumions durch die Dialysemembran wider. Je weiter die Ausgangsleitfähigkeit unter der Eingangsleitfähigkeit liegt, desto mehr Natrium ist von der Dialysatseite zur Blutseite gewechselt bzw. desto durchlässiger ist die Dialysemembran für Natrium. Mit dieser Messmethode wird in regelmäßigen Zeitabständen die Natriumclearance (K) bestimmt. Unter Berücksichtigung weiterer Parameter wie Patientenalter, Geschlecht, Größe, Gewicht, HKT und Dialysezeit kann die aktuelle Dialysedosis Kt/V ungefähr berechnet werden.

B. Braun Avitum verfolgt einen innovativen Ansatz, um den Q-Parameter Kt/V zu bestimmen. Das System **Adimea** erfasst die tatsächliche Reduktion harnpflichtiger Substanzen im Dialysatabfluss und misst somit an der Stelle, wo die eliminierten Stoffe auch tatsächlich den Kreislauf des Dialysesystems verlassen. Über den vollständigen Therapieverlauf wird die gesamte Dialysatmenge analysiert.

Dieses System nutzt somit nicht kurzzeitige Messungen des Surrogatparameters Natriumleitfähigkeit als Maß für die Filterleistungsfähigkeit, sondern es misst stetig die Stoffkonzentration im Dialysat und steht somit in direkter Verbindung zum Patienten. Eine Eigenschaft, die es absolut zuverlässig und präzise in der Messung des Kt/V macht.

Adimea wendet die Prinzipien der Spektroskopie an, um Stoffkonzentrationen im Dialysat zu bestimmen. Eine LED sendet ultraviolettes (UV) Licht durch das abfließende Dialysat. Harnpflichtige Substanzen haben die Eigenschaft, Lichtwellen im UV-Bereich zu absorbieren, diese (Lichtwellen) also quasi auf(zu)saugen und somit die Intensität der Wellen abzuschwächen. Dies bedeutet einfach gesagt: Je mehr UV-absorbie-

rende Teilchen sich im Dialysat befinden, desto höher ist die Absorptionsrate. Während der Therapie sinkt die Absorption, da sich weniger harnpflichtige Substanzen im Dialysat befinden, die somit auch weniger UV-Licht absorbieren. Der Sensor erfasst die Verluste (Lichtschwächung) der UV-Wellen und ermittelt die Absorptionsrate über die Behandlungsdauer.

Ein physikalisches Gesetz, aufgestellt von Lambert und Beer, beschreibt, dass Lichtabsorption und Stoffkonzentration sich in Flüssigkeiten proportional verhalten. Auf dieser Basis kann das System den Verlauf der eliminierten harnpflichtigen Substanzen über den Therapieverlauf analysieren und so zum jeweiligen Zeitpunkt der Dialyse den exakten, aktuellen und patientenindividuellen Kt/V-Parameter und die Harnstoffreduktionsrate (URR) bestimmen. Durch die Messung des Verlaufs der Harnstoffkonzentration im Dialysat entfällt die fehlerbehaftete V-Bestimmung beim Patienten, die bei anderen Systemen einen hohen Einfluss auf die Messgenauigkeit hat.

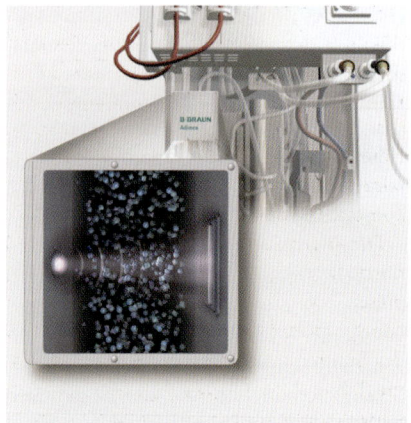

Abb. 12.7: Adimea (spektroskopische Messung des Kt/V). [U243]

Automatische Ultrafiltrationsregelung

Während der Dialyse wird in wenigen Stunden dem Blut die Flüssigkeit entzogen, die der Patient im dialysefreien Intervall eingelagert hat. Die Ultrafiltration und der Flüssigkeitsnachstrom (Refilling) aus den Zellen in das Zwischenzellgewebe (Interstitium) und von dort in die Blutgefäße (Intravasalraum) beeinflusst das Blutvolumen und somit auch den Blutdruck während der Behandlung. Bei einer vollständig an den Flüssigkeitsnachstrom angepassten Ultrafiltrationsrate bliebe das Blutvolumen bzw. der Hämatokrit (Anteil der zellulären Bestandteile am Volumen des Blutes in Prozent) während der Behandlung konstant. Da während der Dialyse aufgrund hoher Ultrafiltrationsraten die Flüssigkeit meist zu langsam aus der Zelle über das Interstitium bis in den Intravasalraum nachströmt, sinkt das zirkulierende Blutvolumen der Patienten, und der Hämatokrit steigt an. Die Folge sind intradialytische Blutdruckabfälle.

Um umfassende Informationen über Flüssigkeitsverschiebungen während der Behandlung zu erlangen, sind Messungen des Blutvolumens notwendig. In den letzten Jahren wurden Methoden zur nicht invasiven und kontinuierlichen Messung der relativen Blutvolumenveränderung (RBV) entwickelt. Alle beruhen auf dem Prinzip, dass bestimmte Blutkomponenten (Zellen, Hämoglobin, Plasmaproteine) den Intravasalraum nicht verlassen können und somit konstant messbar sind.

Der Fresenius-Blutvolumenmonitor BVM misst die Geschwindigkeit von Ultraschallpulsen im Blut. Diese Geschwindigkeit hängt von der Gesamtproteinkonzentration, der Summe aus Plasmaproteinen und Hämoglobin, ab. Aus Änderungen der Schallgeschwindigkeit können letztendlich Veränderungen des zirkulierenden Blutvolumens berechnet werden. Sinkt das zirkulierende

Blutvolumen unter einen voreingestellten kritischen Wert, so wird vom Dialysegerät automatisch die Ultrafiltrationsrate reduziert oder gestoppt. Ein wichtiger Nachteil dieses Systems ist eine zusätzlich notwendige Küvette und die damit verbundenen Kosten. Ferner findet in diesem System keine aktive Regelung des Blutvolumens über die osmotischen Druckverhältnisse zwischen Intravalraum, Intersititum und intrazellulärem Bereich statt.

> **Merke**
> Leider hat sich gezeigt, dass mittels der Messung der relativen Blutvolumenveränderung, Blutdruckabfälle während der Dialyse nur ungenügend vorausgesagt werden können. Auch das Trockengewicht lässt sich mit dieser Methode nicht festlegen

Eine technisch andere Lösung zur Blutdruckstabilisierung während der Behandlung bietet die Firma B. Braun: Das Biofeedback-System BioLogic RR® Comfort von B. Braun ist konzipiert für die Langzeitbehandlung chronischer Hämodialysepatienten, die unter hypotensiven Episoden während der Dialyse erheblich leiden.

Über die gesamte Therapiedauer verteilt erfolgen Messungen des Blutdrucks innerhalb eines geschlossenen Regelkreises. Durch eine automatische, gezielte, intelligente Regelung (fuzzy logic) der Ultrafiltrationsrate (UF-Rate) kann bioLogic RR® Comfort einen zu starken Blutdruckabfall während der Behandlung verhindern. Es bezieht hierbei sowohl exaktes Wissen aus der medizinischen Wissenschaft als auch klinische Erfahrungswerte in die Regelung der UF-Rate mit ein. Klinische Erfahrungen zeigen darüber hinaus, dass die Blutdruckverläufe einzelner Patienten während der Dialyse physiologischen Gesetzmäßigkeiten folgen. bioLogic RR® Comfort berücksichtigt diese Erkenntnisse bei der Behandlung. Das System speichert die Blutdruckverläufe vergangener Dialysen auf einer Patiententherapiekarte.

In der aktuellen Behandlung wählt das System aufgrund von Blutdruckmessungen den Blutdruckverlauf mit der geringsten Abweichung aus dem Speicher. Während der Behandlung passt das System dann die ausgewählte Kurve durch regelmäßige Kontrollmessungen ständig dem aktuellen Blutdruckverlauf an. Die so entstehende Guideline gleicht dem tatsächlichen Blutdruckverlauf weitgehend. Sie ist die Basis für die Regelung der Ultrafiltration während der aktuellen Behandlung und wird am Ende auf der Therapiekarte gespeichert.

▰ Das Genius®-Therapiesystem

Das Genius®-Hämodialysegerät arbeitet nach dem Prinzip eines Tanksystems. Im Vergleich zu den klassischen Hämodialysegeräten, bei denen kontinuierlich mit einem hohen technischen Aufwand die Dialysierflüssigkeit aus Konzentrat und Permeat proportioniert wird, wird in einem Tanksystem die gesamte Menge Dialysierflüssigkeit vor der Dialysebehandlung angesetzt. Einer der Ausgangspunkte bei der Entwicklung des Genius®-Therapiesystems war die Erkenntnis, dass die klassischen Tanksysteme trotz ihrer vielen Nachteile auch über eine Reihe von Vorteilen, z. B. in Form ihrer technischen Unkompliziertheit, verfügen.

Kernstück des Genius®-Dialysegeräts ist ein thermisch isolierter Glasbehälter mit einem Fassungsvermögen von 75 oder 90 Litern, der vor der Behandlung mit individuell zusammengesetzter und hochreiner Dialysierflüssigkeit vollständig und luftfrei gefüllt wird. Die Dialysierflüssigkeit ist vortemperiert, so dass ein Dialysierflüssigkeitsheizer nicht notwendig ist. Die transparente thermische Isolierung des Dialysierflüssigkeitstanks verhindert eine Abkühlung der Dialy-

sierflüssigkeit von mehr als 0,5 °C in der Stunde. Da das Dialysegerät über eine zentrale Auf- und Nachbereitungsstation (Präparator) versorgt wird, ist am Genius®-Dialysegerät selber kein Permeat- oder Konzentratanschluss und auch kein Abflussschlauch notwendig.

Mit nur einer doppelläufigen Schlauchrollenpumpe (Zirkulator) werden während der Behandlung Blut und Dialysierflüssigkeit gegenläufig zueinander durch den Dialysator gepumpt. Das Flussverhältnis zwischen Blut und Dialysat ist immer gleich, bei 250 ml Blutfluss besteht auch ein Dialysatfluss von 250 ml/min. Die verbrauchte Dialysierflüssigkeit wird durch ein gläsernes Verteilerrohr in den Glasbehälter zurückgeführt und unterschichtet dabei die frische Dialysierflüssigkeit. Diese bleibt während der gesamten Behandlung aufgrund von physikalischen Effekten wie Dichte- und Temperaturunterschied stets von der verbrauchten Dialysierflüssigkeit getrennt.

Der gesamte extrakorporale Kreislauf ist luftfrei, d. h. ohne jeglichen Blutluftkontakt. Der Luftdetektor befindet sich an diesem Gerät **vor** dem Dialysator und überwacht den arteriellen Blutschlauch zwischen dem Blutpumpenausgang und dem Dialysatoreingang. Diese Platzierung des Luftdetektors schützt den Dialysator vor Lufteinlagerungen und garantiert die Luftfreiheit im gesamten Blutkreislauf. Daher kann auf die sonst übliche venöse Luftüberwachung mit nachgeschalteter Absperrklemme verzichtet werden. Sobald Luft vom Luftdetektor erkannt wird, wird ein optischer und akustischer Alarm mit Sicherheitsabschaltung der okklusiv arbeitenden Blutpumpe ausgelöst, die den Pumpenschlauch in jeder Position des Rotors abklemmt. Die Drucküberwachungen werden durch die Messung eines einzigen Systemdrucks abgeleitet.

Die Ultrafiltrationsmenge wird am UF-Monitor eingestellt. Dieser entzieht über eine Schlauchpumpe kontinuierlich dem

Glasbehälter die zu ultrafiltrierende Flüssigkeitsmenge, die wiederum, bedingt durch den entstehenden Unterdruck, dem Blut des Patienten entzogen wird.

12.3 Hämofiltration (HF)

Bei einer Patientin, die bereits ein hohes Alter erreicht hat, steht die Aufnahme einer Nierenersatztherapie an. Da die Kreislaufsituation der Patientin sehr instabil ist, entscheiden sie, der Ehemann und das Dialyseteam sich nach eingehenden Überlegungen für die Therapieoption Hämofiltration. Die richtige Wahl, wie uns scheint, doch überzeugen Sie sich selbst.

Grundlagen

Wie bei der Hämodialyse wird auch bei der Hämofiltration das Blut des Patienten durch ein Blutschlauchsystem über einen Hämofilter (Highflux-Dialysator) gepumpt und zum Patienten zurückgeführt. Unter einem hydrostatischen Druck von 200–500 mmHg werden aus dem Blut ca. 80–140 ml Plasmawasser pro Minute ultrafiltriert. Die Filtrationsrate sollte max. 25 % des effektiven Blutflusses (BF) betragen. Ansonsten dickt das Blut zu sehr ein, und es besteht die Gefahr des Clottings im Hämofilter. Dieser Flüssigkeitsentzug erfordert eine entsprechende Substitution der Flüssigkeit und der darin gelösten Elektrolyte und Puffersubstanzen, abzüglich der bei der Behandlung gewünschten Ultrafiltrationsmenge. Das Substitut wird mittels einer Pumpe über eine Heizung in den extrakorporalen Blutkreislauf geleitet. Der konvektive Stofftransport bei der Hämofiltration ist eine Begleiterscheinung der Ultrafiltration. Durch eine

Art Mitnahmeeffekt werden die gelösten harnpflichtigen Substanzen mit dem ultrafiltrierten Plasmawasser aus dem Blut entfernt.

Bei der Hämofiltration ist somit keine aufwändige Wasser- und Dialysataufbereitung notwendig, da die Entgiftung im Hämofilter auf dem Prinzip der Filtration (Konvektion) basiert. Es fließt im Gegensatz zur Hämodialyse keine Dialysierflüssigkeit durch den Hämofilter.

> **Merke**
> Bei der Hämofiltration wird die glomuläre Filtration der menschlichen Niere nachgeahmt. Über eine hochpermeable Membran (Hämofilter) werden große Mengen Flüssigkeit aus dem Blut ultrafiltriert. Gleichzeitig wird die filtrierte Flüssigkeitsmenge abzüglich der gewünschten Ultrafiltrationsmenge wieder substituiert (ersetzt). Der Stofftransport beruht auf dem Prinzip der Konvektion. Es findet keine Diffusion wie bei der Hämodialyse statt.

Dabei unterscheiden wir zwischen den Verfahren Prä- und Postdilution.

Prädilution

Bei der Prädilution wird die Substitutionslösung vor dem Hämofilter zugeführt. Das führt zu einer Verbesserung der Fließeigenschaften des Blutes.

Postdilution

Bei der Postdilution wird die Substitutionslösung nach dem Hämofilter zugeführt, meist in die venöse Tropfkammer. Im Vergleich zur Prädilution werden bei der Postdilution geringfügig höhere mittelmolekulare Clearancewerte erreicht. Damit das Blut bei diesem Verfahren im Hämofilter nicht koaguliert, sollte der Filtratfluss nicht höher als ein Viertel des effektiven Blutflusses betragen.

Bei der Prädilution können bis zu 100 Liter Plasmawasser ausgetauscht werden, bei der Postdilution jedoch nur 20–30 Liter.

Fast alle Dialysegeräte der neuen Gerätegeneration bieten als Therapieoption eine so genannte Hämofiltration-Online an. Bei diesem Verfahren wird das Substitut aus dem Dialysekonzentrat (Säure und Bikarbonat) und dem Permeat der Umkehrosmoseanlage im Dialysegerät hergestellt und über Ultrafilter gereinigt. Im Prinzip wird also eine analog zur Online-HDF (→ unten) aufbereitete Dialysierlösung zur Substitution eingesetzt. Dieses Verfahren führt zu einer erheblichen Kostenreduzierung.

Merke

Die Austauschmenge pro Behandlung (Filtration/Substitution) sollte bei einem Drittel des Körpergewichts des Patienten liegen.

Rechenbeispiel Hämofiltration

Ein Patient ist 81 kg schwer und hat im dialysefreien Intervall 3 kg zugenommen. Die bei der Behandlung zu ultrafiltrierende Menge Plasmawasser beträgt:

27 Liter (1/3 des Körpergewichts) + 3 Liter (Gewichtszunahme im dialysefreien Intervall) = 30 Liter Filtrat.

Die Behandlungsdauer ist vom Arzt auf 5 Stunden festgelegt. Das bedeutet, dass pro Stunde 6 Liter Plasmawasser (30 Liter Filtrat: 5 Stunden) ultrafiltriert werden müssen.

Dies ist zu erreichen mit einem Filtratfluss von 100 ml/min (60 Minuten × 100 ml = 6 Liter).

Gleichzeitig werden während der Behandlungszeit von 5 Stunden 27 Liter Elektrolytlösung substituiert (27 Liter: 5 Stunden = 5,4 Liter pro Stunde = 90 ml pro Minute Substituatfluss).

Einem Filtratfluss von 100 ml pro Minute steht ein Substituatfluss von 90 ml pro Minute gegenüber.

Dies führt dazu, dass der Patient nach 5 Stunden (5 Stunden = 300 Minuten × 10 ml Differenz zwischen Substituatfluss und Filtratfluss = 3 Liter) Behandlungszeit seine Gewichtszunahme im dialysefreien Intervall von 3 kg wieder abgenommen hat.

Um eine sichere Bilanzierung zu gewährleisten, werden bei einem klassischen Hämofiltrationsgerät konventionell gravimetrische Systeme eingesetzt, d. h. mittels präziser Waagen für Filtrat und Substituat wird die Menge an substituierter und filtrierter Flüssigkeit auf zwei getrennten Waagen bestimmt. Anschließend werden die ermittelten Ergebnisse in einer Recheneinheit weiterverarbeitet. Dies gewährleistet, dass einerseits stets die exakt eingestellte Filtratmenge erreicht wird, andererseits die filtrierte Flüssigkeit abzüglich der gewünschten Ultrafiltrationsmenge durch eine sterile, pyrogenfreie Substitutionslösung ersetzt wird.

Die Förderung des Blutes aus dem Gefäßzugang und die Überwachung des extrakorporalen Kreislaufs erfolgt analog zur Hämodialyse. Das Filtrat wird mittels eines Blutleckdetektors überwacht, um frühzeitig Membranrupturen feststellen zu können.

Um die bei einer Hämofiltrationsbehandlung notwendigen Ultrafiltrationsmengen filtrieren zu können, muss die Membran im **Hämofilter** einerseits eine sehr hohe hydraulische Permeabilität besitzen, andererseits sehr stabil sein. Darüber hinaus muss die Membranstruktur so ausgelegt sein, dass Moleküle bis zu einem Molekulargewicht (Cut-off) von mindestens 50 000 Dalton die Membran passieren können. Großflächige asymmetrische Membranen aus synthetischem Material erfüllen diese Anforderungen.

Der Leistungsparameter für einen Hämofilter ist der **Siebkoeffizient.**

Die Substitutionslösung muss im Gegensatz zur Dialysierlösung zwingend steril und pyrogenfrei sein, da sie direkt ins Blut des Patienten geleitet wird. Die Zusammensetzung der Substitutionslösung entspricht in etwa der der Dialysierlösung. Nur hinsichtlich der Puffersubstanz besteht ein entscheidender Unterschied. Während in der Dialysierlösung zumeist Bikarbonat als Puffersubstanz enthalten ist, beinhalten einige fertige Substitutionslösungen Laktat als Puffer. Seit geraumer Zeit steht jedoch auch bikarbonathaltige Substitutionslösung für die Hämofiltration zur Verfügung. Da Kalzium- und Magnesiumsalze im alkalischen Bereich ausfallen, bestehen die bisher verfügbaren bikarbonathaltigen Substitutionslösungen aus zwei Komponenten, einer Bikarbonatlösung und der Elektrolytlösung, die erst unmittelbar vor Behandlungsbeginn gemischt werden. Bei der Hämofiltration im Online-Verfahren ist dieses Problem gelöst, da das Substituat aus aufbereiteter Dialysierflüssigkeit besteht.

Die Hämofiltration wird insbesondere zur Behandlung kreislaufinstabiler Patienten mit hohen Flüssigkeitszunahmen im dialysefreien Intervall eingesetzt. In der Regel ist der Flüssigkeitsentzug bei der Hämofiltration kreislaufverträglicher als bei der Hämodialyse. Die Ursache hierfür ist noch ungeklärt. Es wird vermutet, dass die gefäßverengende Reaktion als Folge des Flüssigkeitsentzugs bei der Hämofiltration ausgeprägter ist als bei der Hämodialyse. Darüber hinaus sinkt im Vergleich zur Hämodialyse der osmotische Druck im Extrazellulärraum geringfügiger ab bei gleichzeitiger Erhöhung des onkotischen Drucks. Dies hat ein schnelleres Nachströmen von Flüssigkeit in den

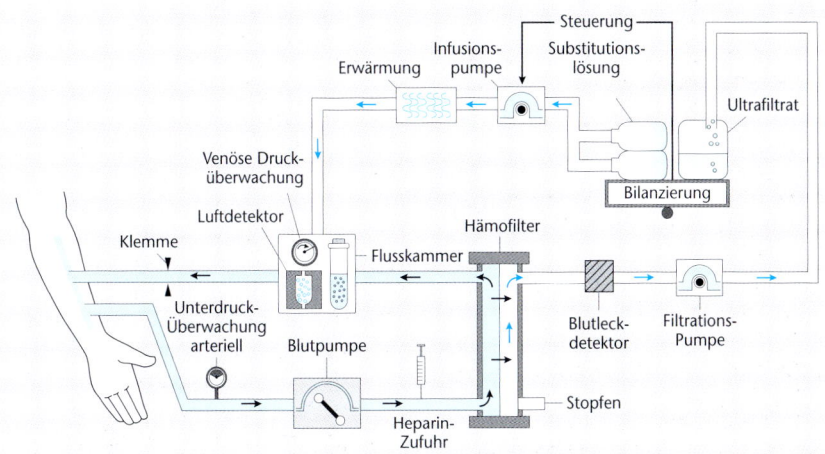

Abb. 12.8: Konventioneller Hämofiltrationskreislauf mit Beutelsubstitution. [L217]

Intravasalraum zur Folge. Der positive Effekt einer langfristigen Hämofiltrationsbehandlung auf die Hypertonie ist ein weiterer gesicherter Vorteil der Hämofiltration gegenüber der Hämodialyse. Die Ursachen dafür sind noch nicht abschließend geklärt.

Da die klassischen Therapieziele der Hämofiltration heutzutage auch mit einer individuell abgestimmten Bikarbonatdialyse zu erreichen sind, verliert die Hämofiltration im Behandlungsspektrum der Nierenersatztherapie zunehmend an Bedeutung.

Praxis der Hämofiltration

Wir gehen auch bei der Hämofiltration davon aus, dass Ihre praktische Einarbeitung in dieses Behandlungsverfahren vor Ort im Dialysezentrum stattfindet. Darüber hinaus lassen sich viele der Praxistipps aus dem Abschnitt Hämodialyse auf die Hämofiltration übertragen. Wir beschränken uns daher auf einige sehr behandlungsspezifische Tipps:

- Eine wichtige Voraussetzung für eine störungsfreie und effektive Behandlung ist die korrekte Vorbereitung des Hämofilters. Er muss bei langsamer Blutpumpengeschwindigkeit (100-150 ml/min) luftfrei gefüllt werden, da ansonsten Luft im Filter das Gerinnungsrisiko erhöht und zu einer Reduzierung der Membranoberfläche führt.
- Die HF ist nur dann effektiv, wenn sehr hohe Filtrationsraten erreicht werden. Hierzu ist ein großer Blutfluss (je nach gewünschter Ultrafiltrationsrate > 300 ml/min), also ein guter Shunt oder ein gut durchgängiger, doppellumiger Katheter nötig.
- Der Filtratabflussschlauch muss sorgfältig im Auffangbehälter befestigt werden. Falls er während der Behandlung aus dem Auffangbehälter rutscht, kommt es zu einem zu hohen Flüssigkeitsentzug aufgrund einer fehlerhaften automatischen Bilanz-

berechnung (gilt nur für klassische Hämofiltrationsgeräte).
- Durch Erschütterungen und Bewegungen am Gerät bei laufender Behandlung kann es leicht zu Irritationen an den Gerätewaagen und somit zu Bilanzierungsfehlern kommen. Um einer fehlerhaften Ultrafiltration oder Substitution vorzubeugen, ist es bei einem Bilanzierungsalarm ratsam, den Patienten unter laufender Blutpumpe und gestoppter Substitutions- und Filtrationspumpe zu wiegen (gilt nur für klassische Hämofiltrationsgeräte).
- Verändert sich der Blutfluss während der Behandlung, muss der Filtratfluss entsprechend angepasst werden (Filtratfluss = $1/4$ des Blutflusses).

Vor- und Nachteile der Hämofiltration

Nur etwa 3 % aller Patienten mit terminaler Niereninsuffizienz werden zurzeit mit der Hämofiltration behandelt. Ein wesentlicher Grund für diese Entwicklung sind sicherlich die weitaus höheren Kosten dieses Behandlungsverfahrens in der Relation zur Hämodialyse. Im Folgenden sind die Vor- und Nachteile der Hämofiltration aufgeführt:

Vorteile

- Patienten können nacheinander behandelt werden ohne zeitaufwändige interne Gerätedesinfektion. Eine äußerliche Wischdesinfektion und der Aufbau mit neuen Einmalmaterialien reichen aus.
- Bei der Hämofiltration ist die Mittelmolekularclearance besser als bei der Hämodialyse (dies ist jedoch bei der HD auch mit Highflux-Dialysatoren möglich).
- Der Flüssigkeitsentzug ist bei der Hämofiltration in der Regel kreislaufschonender als bei der Hämodialyse (dies erreicht man unter Umständen auch bei Dialysever-

längerung unter individueller Bikarbonatdialyse).

■ Arterielle Hypertonien zeigen eine gute
Beherrschbarkeit bei langfristigem Einsatz
der Hämofiltration.

Nachteile

■ Die HF ist bei der Entfernung von kleinmolekularen Substanzen, z. B. Harnstoff
und Kreatinin, der Hämodialyse unterlegen.
■ Die Sachkosten der Hämofiltration liegen
wesentlich höher als die der Hämodialyse
Die Möglichkeit der Online-Substituatge-
winnung reduziert diese Kostendifferenz.
Jedoch müssen höhere Anschaffungsko-
sten für die Geräte berücksichtigt werden.
■ Durch die Bildung von so genannten Sekundärmembranen leidet die Permeabilität der Membran im Hämofilter. Dies
wiederum hat einen Anstieg des transmembranen Widerstands und dementsprechend auch des Transmembrandrucks bei gleich bleibender Filtrationsleistung zur Folge. Sekundärmembranen
entstehen dann, wenn sich durch die Filtration von Blut Moleküle mit größerem
Durchmesser als die Porendurchmesser
der Membran an die Membran anlegen.
Dieses Problem versucht man durch
sehr hohe Blutflussraten positiv zu beeinflussen.

12.4 Hämodiafiltration (HDF)

Unser dritter Patient ist 47 Jahre alt, seit vielen Jahren Diabetiker und leidet unter sen-
sorischen Störungen in den unteren Extre-
mitäten (Polyneuropathie). Die beginnende
Polyneuropathie ist neben dem langjährigen
Diabetes auch mit der zunehmenden Ur-

ämie zu begründen. Dieser Patient muss bezüglich des gesamten Molekularspektrums
optimal dialysiert werden. Deshalb entscheidet der Nephrologe sich für die Hämodiafiltration.

Mit der Hämodiafiltration (HDF) werden
die technischen Möglichkeiten und Vorteile
der Hämodialyse (HD) und der Hämofiltration (HF) miteinander kombiniert. Niedermolekulare Substanzen (z. B. Kreatinin und
Harnstoff) werden vorwiegend durch Diffusion, mittelmolekulare Substanzen überwiegend durch Konvektion entfernt.

Grundlagen

Bei der Hämodiafiltration werden die Verfahren Hämofiltration und Hämodialyse
gleichzeitig angewendet. Die Basis dieses
Verfahrens ist eine ganz normale Hämodialyse (Diffusion). Parallel dazu findet eine
Hämofiltration statt, bei der dem Patienten
eine große Menge an Flüssigkeit entzogen
(Ultrafiltration/Konvektion) und in Form
einer sterilen Elektrolytlösung substituiert
wird. Die Zumischung des Substituats erfolgt entweder vor dem Dialysator (Prädilution) oder nach dem Dialysator (Postdilution).

Die gleichzeitige Anwendung beider Verfahren hat zur Folge, dass die Gesamtelimi-
nationsrate von kleinmolekularen und mit-
telmolekularen Substanzen höher sein kann
als beim Einsatz eines Einzelverfahrens. Sie
ist jedoch nicht so hoch wie die Summe
einer Hämodialyse und Hämofiltration, da
Konvektion und Diffusion sich nicht addie-
ren, sondern parallel zueinander ablaufen
und sich gegenseitig beeinflussen. Die diffusive Eliminationsrate wird im Wesentlichen
von der Membranpermeabilität und der
Membranstruktur des Dialysators sowie
dem Blutfluss und dem Ort der Substitution
(Prä-, Postdilution) bestimmt. Der konvektive Stofftransport hingegen wird primär

von der Filtrationsrate und dem Siebkoeffizienten (→ Kap. 12.3) beeinflusst.

Dialysegeräte mit der Therapieoption HDF-Online produzieren das Substituat selbst, indem sie einen Teil der Dialysierlösung dem Dialysatkreislauf entnehmen. Um die hohen mikrobiologischen Qualitätsanforderungen an eine Infusionslösung bei dem aus der Dialysierflüssigkeit hergestellten Substituat zu gewährleisten, durchläuft dieser Anteil der Dialysierflüssigkeit zwei hochwirksame Filtrationsstufen (auch Dialysierflüssigkeitsfilter genannt), bevor er als Substituat ins Patientenblut infundiert wird. Die Substitutionsrate ist bei den meisten Online-Geräten stufenlos einstellbar. Die Dialysatbilanzierung eines jeden Dialysegeräts stellt sicher, dass die dem Dialysator zuführende und abführende Dialysatmenge immer gleich groß ist. Entnimmt man also der zufließenden Dialysierflüssigkeit eine gewisse Menge Flüssigkeit zur Substitution, so wird automatisch genau die gleiche Menge Flüssigkeit dem Blut wieder über die Dialysatormembran entzogen.

Die Flüssigkeitsmenge, die dem Dialysatkreislauf zur Substitution entzogen wird, reduziert jedoch den Fluss der Dialysierflüssigkeit pro Minute.

Beispiel: 500 ml Dialysat minus 150 ml Substituat = 350 ml Restdialysat

Moderne Dialysegeräte kompensieren diese Reduzierung durch eine automatisch angepasste Dialysatflusssteigerung.

Kreislaufinstabile Patienten mit hohen Flüssigkeitszunahmen, Patienten mit schwerer Hyperphosphatämie (HDF-Postdilution), mit therapieresistentem Hypertonus oder schwerer urämischer Polyneuropathie profitieren im besonderen Maße von einer dauerhaften Behandlung mit der Hämodiafiltration.

Wie bei der Hämofiltration kann auch bei der Hämodiafiltration die Substituatlösung vor oder hinter dem Dialysator zugegeben werden.

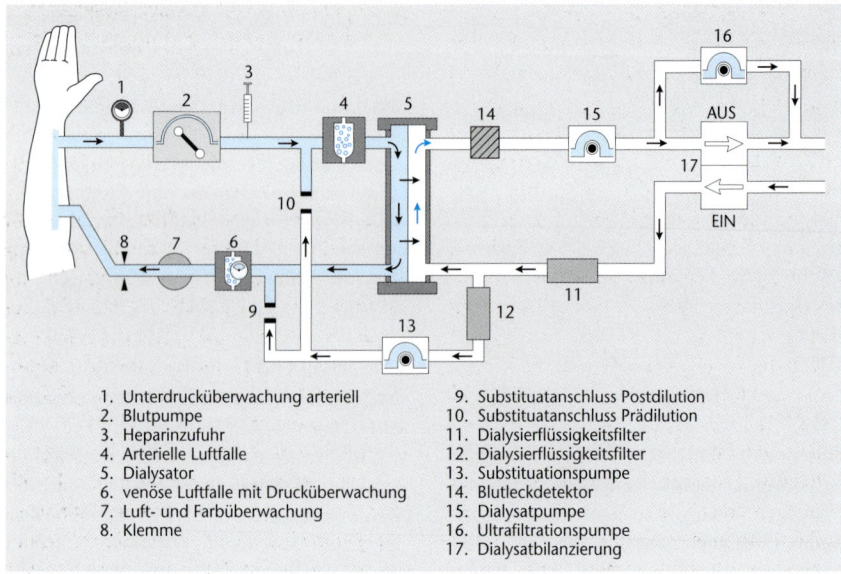

1. Unterdrucküberwachung arteriell
2. Blutpumpe
3. Heparinzufuhr
4. Arterielle Luftfalle
5. Dialysator
6. venöse Luftfalle mit Drucküberwachung
7. Luft- und Farbüberwachung
8. Klemme
9. Substituatanschluss Postdilution
10. Substituatanschluss Prädilution
11. Dialysierflüssigkeitsfilter
12. Dialysierflüssigkeitsfilter
13. Substituationspumpe
14. Blutleckdetektor
15. Dialysatpumpe
16. Ultrafiltrationspumpe
17. Dialysatbilanzierung

Abb. 12.9: Online-Hämodiafiltrationskreislauf. [R176]

Bei der **Postdilution** wird dem Blut zuerst das Filtrat entzogen und anschließend das Substituat hinter dem Dialysator über den Postdilutionsanschluss zugeführt. Der Filtratfluss ist stark abhängig vom effektiven Blutfluss des Patienten. Er sollte höchstens 25 % des effektiven Blutflusses betragen. Folglich kann z. B. bei einem effektiven Blutfluss von 270 ml/min ein Filtratfluss von max. 67 ml/min angestrebt werden. Die Postdilution ermöglicht im Bereich der kleinmolekularen Substanzen bei realistischen Substitutionsraten (um 70 ml/min) eine Clearancesteigerung von 10–15 %, aber nur dann, wenn der Dialysatfluss auf deutlich > 500 ml/min angehoben wird. Im mittel- bis großmolekularen Bereich sind Clearancesteigerungen bis zu 95 % möglich.

Bei der **Prädilution** wird dem Blut zuerst vor dem Dialysator das Substituat zugeführt. Somit ist der Filtratfluss nicht mehr blutflussabhängig. Durch die Verdünnung der Toxine und dem daraus bedingten Abfall des Diffusionsgradienten zwischen Blut und Dialysierlösung im Filter wird jedoch die Diffusion als wichtigster Transportmechanismus für kleinmolekulare Substanzen eingeschränkt. Dadurch kann die Clearanceleistung im Kleinmolekularbereich um ca. 10 % sinken. Dieser negative Effekt kann durch das Anheben des Dialysatflusses auf 800 ml/min wieder ausgeglichen werden. Im mittel- bis großmolekularen Bereich (Vitamin B_{12}/β_2-Mikroglobulin) sind Clearancesteigerungen zwischen 50 und 60 % möglich.

Um die Vorteile der HDF-Behandlung gezielt einsetzen zu können, sind folgende Aspekte zu beachten:

- Die Prädilutions-HDF kann bei kleinmolekularen Substanzen (Harnstoff, Kreatinin) zu einem Clearance-Verlust führen.
- Bei mittel- bis großmolekularen Substanzen, wie Vitamin B_{12} und β_2-Mikroglobulin, ergeben sowohl Prä- als auch Postdilution einen erheblichen Clearance-Gewinn. Die Postdilution übertrifft den Zugewinn sogar schon bei kleineren Filtrations- und Substitutionsraten (80 ml/min) erheblich.
- Obwohl sich ein erhöhter Dialysatfluss im Großmolekularbereich sogar leicht negativ auswirkt, sollte der Dialysatfluss trotzdem bei der Prä- und Postdilution auf 800 ml/min angehoben werden.
- Bei der HDF ist die größte Effektivitätssteigerung mit der Postdilution unter Anhebung des Dialysatflusses auf deutlich > 500 ml/min zu erzielen.

> **Merke**
> Die HDF ist vom theoretischen Ansatz her ein überzeugendes Verfahren. Bei sachlicher Betrachtung muss man jedoch feststellen, dass mit einer Bikarbonatdialyse (Highflux-Dialysator, sterile Dialysierlösung) durchaus vergleichbare Ergebnisse erzielbar sind. Bis dato steht ein allgemein akzeptierter Nachweis, der die Überlegenheit der HDF gegenüber einer Highflux-Dialyse (ultrareine Dialysierflüssigkeit) dokumentiert, nach wie vor aus.

Praxis der Hämodiafiltration

Auch bei der Hämodiafiltration gehen wir davon aus, dass Ihre praktische Einarbeitung in dieses Behandlungsverfahren vor Ort im Dialysezentrum stattfindet. Darüber hinaus gelten viele der Praxistipps für die Hämodialyse ($\rightarrow$ 12.2) auch für die Hämodiafiltration. Wir beschränken uns deshalb auf einige sehr behandlungsspezifische Tipps:

- Die Effektivität der HDF-Postdilution hängt entscheidend von der Höhe des Filtratflusses ab. Dieser wiederum ist abhängig vom effektiven Blutfluss. Ein Gefäßzugang mit hohen Blutflussraten ist also eine Grundvoraussetzung für die HDF-Postdilution. Diese Anforderung erfüllt nur ein gut funktionierender Shunt. Auch Doppellumenkatheter bieten aufgrund der sehr engen Einzellumen häufig keinen ausreichenden und vor allem keinen störungsfreien Blutfluss im Dialysebetrieb. Eine HDF im Single-Needle-Betrieb ist zwar nach Angaben eines Herstellers möglich, jedoch ist hier die Clearance-Steigerung aufgrund des sehr geringen effektiven Blutflusses minimal.

- Nur hochpermeable Highflux-Dialysatoren mit einem UF-Faktor von mindestens 40 ml/mmHg/h erfüllen die physikalischen Anforderungen der hohen Filtrationsraten.
- Es werden häufig Blutschlauchsysteme (BSS) eingesetzt, die wahlweise einen separaten Prä- und Postdilutionsanschluss besitzen. Zusätzlich zum BSS wird ein Substituatsystem benötigt, das unter strenger Beachtung der Sterilität mit dem Prä- oder Postdilutionsanschluss verbunden wird.
- Überwachung und Dokumentation erfolgen wie bei der Hämodialyse. Nur der Substituatfluss pro Minute und die Gesamtsubstituatmenge müssen zusätzlich im Dialyseprotokoll dokumentiert werden
- Durch die Bildung einer so genannten Sekundärmembran leidet die Permeabilität der Dialysatormembran. Dies wiederum hat einen Anstieg des transmembranen Widerstands und dementsprechend auch des Transmembrandrucks (TMP) bei gleich bleibender Filtrationsleistung zur Folge. Sekundärmembranen entstehen dann, wenn sich durch die Filtration, Moleküle mit größerem Durchmesser als der der Membranporen, an die Membran anlegen. Dieses Problem können Sie durch sehr hohe Blutflussraten positiv beeinflussen.
- Der zeitliche Einsatz der geräteseitig angebrachten Dialysierflüssigkeitsfilter zur Online-Substituataufbereitung ist be-

grenzt und wird bei Geräten neuerer Bauart überwacht. Bei Bedarf sind die Filter nach Herstellerangaben zu wechseln.

- Wenn sich der effektive Blutfluss während der Behandlung ändert, muss der Filtratfluss (Substituatfluss) im Verhältnis von max. 1:4 angepasst werden.

12.5 Peritonealdialyse (PD)

Unser vierter Patient ist ein 17-jähriger Gymnasiast, der vermutlich durch ein im Kindesalter durchlebtes hämolytisch-urämisches Syndrom nun dialysepflichtig ist. Bei der Auswahl des Behandlungsverfahrens steht der regelmäßige Schulbesuch und die unabhängige Gestaltung der Freizeit im Vordergrund. Der behandelnde Nephrologe empfiehlt dem Patienten deshalb, sich für ein Heimdialyseverfahren zu entscheiden. Da der Patient schon im präterminalen Stadium (vor der Dialysepflicht) eine Antipathie gegen Dialysegeräte und extrakorporale Behandlungsverfahren entwickelte, entscheidet er sich für die Peritonealdialyse.

Die Peritonealdialyse ist ein komplexes Behandlungsverfahren, welches von den beauftragten Pflegekräften ein hohes Maß an Kompetenz erfordert. Betrachten Sie den nun folgenden Abschnitt als Einstieg in die Thematik. Falls Sie in der täglichen Praxis mit der Betreuung von PD-Patienten betraut sind, empfehlen wir Ihnen, sich durch das Studium weitergehender Literatur (z. B. Breuch, G. (Hrsg.): „Fachpflege Nephrologie und Dialyse", 4. Auflage, Elsevier Urban und Fischer) zu professionalisieren.

Grundlagen

Bei der Peritonealdialyse (Bauchfelldialyse) werden über einen dauerhaft in den Bauchraum implantierten Katheter 1,5–2,5 Liter einer sterilen Flüssigkeit (Dialyselösung) der Schwerkraft folgend in die Bauchhöhle eingebracht. Die Dialyselösung enthält Elektrolyte, eine Puffersubstanz (Bikarbonat, Laktat oder ein Bikarbonat-Laktat-Gemisch) zur Korrektur der metabolischen Azidose (Übersäuerung) und eine osmotisch wirksame Substanz (Glukose, Glukosepolymere, Aminosäuren) zum Wasserentzug.

Durch den Austausch von gelösten Stoffen zwischen dem Blut in den kleinen Blutgefäßen des Bauchfells (Kapillargefäße) und der Dialyselösung erfolgt eine ausreichende Entfernung der harnpflichtigen Substanzen. Dieser Austausch findet nach dem Prinzip der Diffusion statt. Die gelösten Substanzen bewegen sich durch die semipermeable Membran (Kapillarwand) vom Ort der höheren Konzentration (Blutkapillaren des Peritoneums) zum Ort der niedrigeren Konzentration (Dialyselösung) bis zum Konzentrationsausgleich. Zur Entfernung des überschüssigen Körperwassers wird das Prinzip der Osmose genutzt. Abhängig von der Glukosekonzentration in der Dialyselösung entsteht ein Druckgradient, der das Wasser aus den Kapillaren des Peritoneums über das Interstitium und das Mesothel in die Bauchhöhle „saugt".

Die Dialyselösung verbleibt mehrere Stunden (Verweilzeit) in der Bauchhöhle und wird 3- bis 5-mal täglich ausgewechselt. Die Verweilzeit der Dialyselösung und die Frequenz der täglichen Wechsel (Einlauf/Auslauf) muss patientenindividuell je nach Transporteigenschaften des Peritoneums und der Restnierenfunktion der Niere festgelegt werden.

Man unterscheidet grundsätzlich zwischen der manuellen Peritonealdialyse (CAPD) die der Patient ausschließlich selbst oder mit Hilfe von Angehörigen durchführt, und apparativ unterstützten Verfahren (APD). Nachfolgend alle gängigen Möglichkeiten:

- **CAPD** (engl. continuous ambulant peritoneal dialysis, kontinuierliche ambulante Peritonealdialyse): Der Patient wechselt die Dialyselösung täglich 4- bis 5-mal manuell, mit einem längeren Intervall in der Nacht. Unter absoluter Einhaltung hygienischer Richtlinien wird morgens nach dem Aufstehen und dann in der Regel alle 3–6 Stunden drei weitere Male ein Beutelwechsel vorgenommen. Dazu wird zunächst das alte Dialysat aus der Bauchhöhle in einen leeren Beutel zum Auslauf gebracht, anschließend wird der Beutel mit frischer, angewärmter Dialyselösung in die Bauchhöhle eingebracht. Der Beutel mit der verbrauchten Dialyselösung wird gewogen. Die Differenz zwischen Ein- und Auslauf ist die dem Körper entzogene Flüssigkeit, sie wird protokolliert.
  Sowohl der Auslauf als auch der Einlauf erfolgt mit Hilfe der Schwerkraft, d. h., beim Auslauf wird der Beutel abgesenkt, beim Einlauf angehoben. Der Beutelwechsel dauert ca. 30 Minuten. Davon entfallen 10–15 Minuten auf den Auslauf und 10 Minuten auf den Einlauf. Der Rest der Zeit wird für die Vor- und Nachbereitung benötigt.
  Im Prinzip kann der Beutelwechsel überall, wo die hygienischen Verhältnisse es erlauben, durchgeführt werden, zu Hause, am Arbeitsplatz, unterwegs (Hotel o. Ä.).
- **APD** (engl. **a**utomatic **p**eritoneal **d**ialysis, automatische Peritonealdialyse): Der Wechsel der Dialyselösung erfolgt maschinell mittels eines Dialysegeräts (Cycler).
- **CCPD** (engl. **c**ontinuous **c**ycling **p**eritoneal **d**ialysis, kontinuierliche cyclervermittelte Peritonealdialyse): Die CCPD ist eine Form der APD: Die Behandlung wird vom Patienten jede Nacht selbstständig mit einem Cycler durchgeführt. Die

Dauer der Behandlung beträgt ca. 6–12 Stunden (bei Bedarf auch mehr) mit z. B. 4–5 Füllungen. Am Tag wird eine Beutelfüllung im Bauchraum belassen. Eventuell kann noch ein zusätzlicher Beutelwechsel während des Tages durchgeführt werden.

- **TPD** (engl. tidal peritoneal dialysis, Tidal-Verfahren; Tiden=Gezeiten). Bei diesem Verfahren wird die Dialyselösung mittels Cycler nicht völlig, sondern nur teilweise (max. 85 %) aus dem Bauchraum entfernt und wieder ersetzt. Das hat den Vorteil, dass die Wechselhäufigkeit der Dialyselösung gesteigert werden kann. In Abhängigkeit, u. a. von der peritonealen Transportrate, wird dadurch die Effektivität der Dialyse erhöht. Bei Patienten mit Flussproblemen, insbesondere gegen Ende des Dialysatauslaufs, wird die TPD bevorzugt eingesetzt.
- **IPD** (engl. intermittent peritoneal dialysis, intermittierende Peritonealdialyse): Der Dialysatwechsel erfolgt durch einen Cycler. Die Behandlung wird ambulant im Dialysezentrum oder stationär 3-mal pro Woche für 10–12 Stunden durchgeführt.
- **NIPD** (engl. nocturnal intermittent peritoneal dialysis, nächtliche intermittierende Peritonealdialyse). Durchführung einer IPD, nur über Nacht.

In Deutschland wurden im Jahre 2006 lediglich ca. 5 % aller dialysepflichtigen Patienten mit der Peritonealdialyse behandelt und das, obwohl eine Reihe von Untersuchungen darauf hinweisen, dass die PD und die HD weitgehend gleichwertige Behandlungsverfahren darstellen. In einigen europäischen Nachbarstaaten wie den Niederlanden (ca. 30 %) oder England (40 %) liegt der Anteil der PD-Patienten wesentlich höher.

Die Peritonealdialyse bietet gegenüber der Hämodialyse entscheidende Vorteile. Die Patienten haben die Möglichkeit einer flexibleren Tagesgestaltung, die Einschränkungen bezüglich der Ernährung sind weniger restriktiv und die Nierenrestfunktion bleibt zumeist länger erhalten. Darüber hinaus können Patienten im erwerbsfähigen Alter weiterhin ihrer Berufstätigkeit nachgehen.

▮ Indikationen

Grundsätzlich sollte allen präterminal niereninsuffizienten Patienten, die eine Heimdialyse durchführen können und keine medizinischen Hindernisse aufweisen, sowohl die Peritonealdialyse als auch die Hämodialyse vorgestellt und angeboten werden.

Medizinische Indikationen

- Kardiovaskuläre Probleme, z. B. geringe Volumentoleranz bei Herzinsuffizienz
- Allergien auf Antikoagulanzien
- Probleme mit dem Gefäßzugang, z. B. keine Shuntanlage möglich, mehrfache Shuntverschlüsse
- Ansteckende Infektionen (HIV)
- Diabetes mellitus (bessere Stoffwechsel- und Blutdruckeinstellung, langsameres Fortschreiten der diabetesbedingten Gefäßkomplikationen)
- Terminale Niereninsuffizienz im Kindesalter (Schonung der Gefäße, kontinuierliches Verfahren, soziales Umfeld)
- Hypotone Kreislaufverhältnisse unter HD
- Blutungskomplikationen unter HD

Soziale Indikationen

- Größere Freiheit bzw. Unabhängigkeit von Dialyseplatz und -terminen, was Berufstätigkeit oder einen regelmäßigen Schulbesuch erleichtert
- Antipathien des Patienten gegen das Dialysegerät und/oder die Funktion des Dialyseshunts
- Große Entfernung zum Dialysezentrum
- Patientenwunsch, berufliche Rehabilitation, Heimdialyse ohne Partner

▨ Kontraindikationen

Medizinische Kontraindikationen

- Intraabdominale Verwachsungen nach Bauchoperationen
- Chronisch-entzündliche Darmerkrankungen (Morbus Crohn, Colitis ulcerosa)
- Divertikulitis
- Chronisch obstruktive Lungenerkrankungen
- Schwere Wirbelsäulenveränderungen
- Ausgeprägte Adipositas
- Chronisch-entzündliche Hauterkrankungen
- Kolo- oder Nephrostomata, Fisteln
- Große Zystennieren
- Nicht kurierbare abdominelle Hernien
- Schwangerschaft
- Suchtkrankheit (Alkoholismus)

Soziale Kontraindikationen

- Ablehnung des Verfahrens durch den Patienten, z. B. mangelndes Interesse und Engagement
- Mangelnde Kooperation des Patienten
- Mangelhaftes hygienisches Verhalten
- Psychologisch-ästhetische Widerstände („Schlauch im Bauch")
- Beziehungsprobleme aufgrund mangelnder Akzeptanz durch den Partner
- Psycho-soziale Probleme (Depressionen)

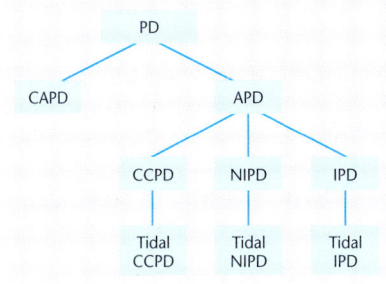

Abb. 12.10: Verschiedene Möglichkeiten der Peritonealdialyse. [L217]

Praxis der Peritonealdialyse

Nachfolgend werden wir in systematischer Reihenfolge den Weg der PD-Lösung (Dialyselösung), beginnend beim ungeöffneten, mit Lösung gefüllten Plastikbeutel über das Schlauchsystem zum Überleitungsgerät bis zum PD-Katheter verfolgen und Ihnen dabei die jeweils wichtigsten Informationen zu den einzelnen Abschnitten geben.

▨ Dialyselösung

Die Dialysierlösung ist eine sterile und pyrogenfreie Lösung, die folgende Substanzen enthält:

- **Elektrolyte** (Na^+, Ca^{++}, Mg^{++}, Cl^-); in der Regel ist kein Kalium (K^+) in der Lösung enthalten.
- **Kalzium** wird in unterschiedlichen Konzentrationen angeboten. Die optimale Ca^{++}-Konzentration muss individuell in Abhängigkeit von den Ca^{++}- und Phosphat-(PO_4)-Werten im Serum und dem Knochenstoffwechsel des Patienten festgesetzt werden. Niedrige Ca^{++}-Konzentrationen (1,25 mmol/l) in der Dialyselösung erlauben den Einsatz von kalziumhaltigen Phosphatbindern und erweitern den Spielraum für die Gabe von Vitamin-D-Präparaten, bergen aber die Gefahr einer Stimulierung der Nebenschilddrüsen. Hohe Ca^{++}-Konzentrationen (1,75 mmol/l) in der Dialysierlösung begünstigen die Supprimierung der Nebenschilddrüsen, können aber in Verbindung mit kalziumhaltigen Phosphatbindern zu Hyperkalziämien führen.
- **Glukose** wird als osmotisch wirksame Substanz eingesetzt. Die Osmolarität der Dialyselösung und damit der Wasserentzug pro Wechselintervall kann durch die Glukosekonzentration in der Dialyselösung gesteigert werden. Es gilt die Regel: Je höher die Glukosekonzentration, desto höher die Ultrafiltration. Die Hersteller

bieten drei verschiedene Glukosekonzentrationen an, die entweder als wasserfreie Glukose oder als Glukosemonohydrat (Dextrose) angegeben werden: 1,36 %, 2,27 %, 3,86 % Glukose (Anhydrat) entsprechen 1,5 %, 2,5 % und 4,25 % Dextrose (Monohydrat). Da es bei der Verwendung von Glukose schon nach wenigen Stunden intraabdomineller Verweilzeit zu einem Nachlassen der Ultrafiltration kommt und darüber hinaus die kalorische Belastung der Patienten aufgrund der Resorption von Glukose aus der Dialyselösung ins Blut sehr hoch sein kann, werden inzwischen auch andere osmotisch wirksame Substanzen angeboten. So genannte **Glukosepolymerlösungen** (z. B. Extraneal®) halten den Wasserentzug bis zu 12 Stunden aufrecht und eignen sich deshalb für lange Verweilzeiten sowohl nachts bei der CAPD als auch tagsüber bei der APD. Da Glukosepolymere zu Maltose abgebaut werden, steigt der Serum-Maltosespiegel der behandelten Patienten an. Dadurch bedingt zeigen einige Blutzuckermessgeräte falsche, zu hohe Blutzuckerwerte an. Es dürfen keine Blutzuckermessgeräte verwendet werden, die nach der Glukose-Deydrogenase-Methode messen (z. B. Accutrend-Teststreifen von Roche®). **Aminosäurelösungen** (z. B. Nutrineal®) bieten in etwa die gleiche Ultrafiltrationsleistung wie eine 1,36 %ige Glukoselösung, kompensieren aber den täglichen Aminosäurenverlust von PD-Patienten. Während der Verweilzeit von aminosäurenhaltigen Dialyselösungen sollte möglichst eine kalorienreiche Mahlzeit eingenommen werden, da die zugeführten Aminosäuren sonst zur Energiegewinnung und nicht zum Aufbau von Proteinen verwendet werden.

- Als **Puffersubstanz** werden in PD-Lösungen **Laktat** und **Bikarbonat** verwendet. Mit Laktat als Puffersubstanz lässt sich lediglich ein pH-Wert von ca. 5–6 erzielen.

Um annähernd physiologische Werte von > 6 zu erreichen wird zusätzlich Bikarbonat benötigt. Unphysiologisch niedrige pH-Werte in PD-Lösungen führen zu Störungen der Zellfunktion im Peritoneum und sind häufig verantwortlich für signifikante Schmerzen beim Einlauf der Dialyselösung. Moderne Dialyselösungen werden von allen Herstellern als Zweikammerbeutel angeboten, um die osmotisch wirksame Glukose von den Puffersubstanzen Laktat und Bikarbonat zu trennen. Dies ist erforderlich, da sonst bei der Hitzesterilisierung der Dialyselösung die Glukose/Dextrose aufgrund des hohen pH-Werts karamellisieren würde. Ein weiterer Vorteil der modernen Lösungen ist die Reduktion der Bildung von GDP (glucose degradation products = Glukoseabbauprodukte). Durch die Hitzesterilisation kommt es abhängig vom pH-Wert und der Lagerung der Lösung zur Bildung dieser GDP. GDP wiederum begünstigen die Bildung von AGEs (Advanced Glycation Endproducts). Diese sind vermutlich für längerfristige Veränderungen an der Peritonealmembran verantwortlich.

Die Dialysatlösung für die CAPD ist in Beuteln zu 1,5 l, 2,0 l, 2,5 l und 3 l erhältlich. Für die APD gibt es identische Lösungen in Beuteln mit bis zu 5 l Inhalt.

Da Sie nun wissen, wie Dialyselösungen für die PD zusammengesetzt sind, verfolgen wir den Weg dieser Lösung durch das mit dem Lösungsbeutel fest verbundene Schlauchsystem.

Beutelwechselsystem

Um die Anzahl der notwendigen Konnektionen beim Beutelwechsel, die jeweils mit einem Infektionsrisiko verbunden sind, zu reduzieren, wurde das **Y-System** (Diskonnektsystem) entwickelt. Bei diesem Beutelsystem laufen die Schlauchstrecken des Auslauf- und Einlaufbeutels Y-förmig vor der Konnektionsstelle zusammen. Der Ein- und Auslauf des Dialysats erfolgt bei Verwendung des Y-Systems ausschließlich über die Schwerkraft durch eine hohe oder tiefe Position des entsprechenden Beutels.

Ein weiterer Vorteil ist der so genannte Flush. Hierbei wird nach dem Auslauf eine kleine Menge frische Dialysierlösung (aus dem Einlaufbeutel) über das Y-Stück in den Auslaufbeutel geleitet. So werden eventuell vorhandene Keime vor dem Einlauf aus dem Y-Stück ausgeschwemmt, gleichzeitig wird das System entlüftet. Die verschiedenen Flussrichtungen werden durch entsprechendes Einsetzen von Klemmen geregelt. Nach beendetem Einlauf wird das Überleitungsgerät mit einer neuen Verschlusskappe versehen.

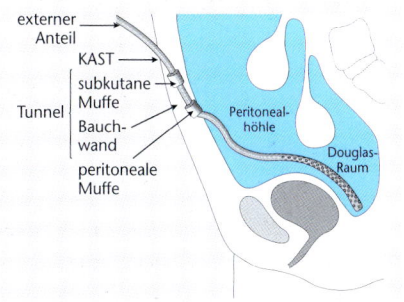

Abb. 12.11: Lage des Peritonealdialysekatheters. [L217]

■ Überleitungsgerät

Der Katheter hat an seinem extraperitonealen Ende einen speziellen Adapter mit Luer-Lock-Anschluss. An diesen Adapter wird passend zum jeweiligen Beutelsystem ein Überleitungsgerät angeschlossen. Das Überleitungsgerät ist ein 20–60 cm langer Schlauch, der den Katheter mit dem PD-System verbindet. In regelmäßigen Zeitabständen (alle 3–6 Monate) muss das Überleitungsgerät unter sterilen Bedingungen von einer Pflegekraft gewechselt werden. Der Wechsel des Überleitungsgeräts sollte mit „gefülltem Bauch" erfolgen.

■ Katheter

Damit das Peritoneum zur Dialyse genutzt werden kann, muss ein Peritonealdialysekatheter implantiert werden. Der PD-Katheter ist keine kurzfristige abdominelle Drainage, sondern ein dauerhaft im Gewebe verbleibendes **Implantat.** Um die Langlebigkeit dieses Implantats nicht zu gefährden, ist es

wichtig, dass sich Patienten und Pflegende stets dieser Tatsache bewusst sind.

Der Katheter stellt einen Fremdkörper dar, der zu Komplikationen führen kann. Um Reize möglichst zu vermeiden, sollte der PD-Katheter nur von einem erfahrenen Operateur unter Sicht in die Bauchhöhle gelegt werden.

Es gibt eine Vielzahl verschiedener Peritonealkatheter, die mittels unterschiedlicher Techniken implantiert werden. Sehr häufig wird der gerade **Tenckhoff-Katheter** verwendet. Er besteht aus Silikonkautschuk und besitzt zwei **Dacronfilzmanschetten,** von denen die eine zwischen Peritoneum und Fascia abdominalis liegt, die andere im Rektusmuskel 2–3 cm von der Stelle des Austritts aus der Haut. Der Katheterverlauf zwischen diesen beiden Stellen ist der so genannte Tunnel (→ Abb. 12.10). Das Einwandern von Bindegewebe in die Dacronmuffen trägt zur Stabilisierung des Katheters bei, dichtet ihn gegen Flüssigkeitsaustritt ab und soll eine Bakterieneinwanderung in den Tunnel verhindern. Intraperitoneal befindet sich der Katheter mit seinem Ende am tiefsten Punkt im Becken, im Douglas-Raum zwischen Rektum und Blase/Scheide.

Bereits intraoperativ findet eine erste Spülung mit 500 ml Dialysierlösung statt, um

Ein-/Auslaufprobleme oder eine Nahtinsuffizienz feststellen und beheben zu können. Am Abend des OP-Tages wird ein Beutelwechsel mit 500 ml Dialysierlösung durchgeführt. Bei komplikationsfreiem Verlauf (z. B. wasserdichte Katheteraustrittsstelle, KAST) werden in den nächsten Tagen 3–4 Wechsel mit je 500 ml Lösung mit niedriger Glukosekonzentration wiederholt. Die Dialysatmenge wird langsam, je nach Verträglichkeit, bis auf 2 l gesteigert.

Ist der Wundverband unauffällig (trocken, blut- und eiterfrei), wird er bis zum 7. Tag postoperativ nicht erneuert. Gleichzeitig sollte er den Katheter gut fixieren, um mechanische Reize möglichst gering zu halten.

▥ Qualitätskontrollen

Die Dialyselösung, die wir vom Plastikbeutel über das Schlauchsystem bis zum PD-Katheter verfolgt haben, ist nun im Bauchraum angelangt. Die physikalischen Prozesse, die nun in der Bauchhöhle bzw. im Peritoneum ablaufen, haben wir uns schon eingangs zu Gemüte geführt. Von Interesse ist aber noch eine Frage: Welche Möglichkeiten gibt es, die Effektivität und Qualität der nun beginnenden Peritonealdialyse zu messen?

Transporteigenschaften

Der **PET** (peritoneale Äquilibrationstest) wird standardisiert durchgeführt und dient der Diagnostik der individuellen Membraneigenschaften des Peritoneums. An den Ergebnissen des PET lässt sich ablesen, ob der Patient ein so genannter High Transporter (schnelle Einstellung des Verteilungsgleichgewichts von Kreatinin und Glukose zwischen Dialysierlösung und Blut) oder Low Transporter (langsame Einstellung des Verteilungsgleichgewicht von Kreatinin und Glukose zwischen Dialysierlösung und

Blut) ist. Vereinfacht ausgedrückt wird überprüft, ob Kreatinin schnell (High Transporter) oder langsam (Low Transporter) aus den Blutgefäßen des Peritoneums in die Dialysierlösung diffundiert und ob Glukose schnell oder langsam aus der Dialysierlösung in die Blutgefäße diffundiert.

Durchführung

- Am Vortag des PET den Nachtbeutel mit 2 l Dialysierlösung (2,27 %ige Glukose) 8–12 Stunden verweilen lassen
- Vollständiger Auslauf in sitzender Position über 20 Minuten, Auslaufmenge dokumentieren
- Einlauf von 2 l Dialysierlösung (2,27 %ige Glukose) über 10 Minuten in liegender Position, wobei sich der Patient alle 2 Minuten, jeweils nach 400 ml Flüssigkeit, von einer Seite zur anderen drehen muss, Ende des vollständigen Einlaufs = Zeitpunkt „null"
- Anschließend sofort 200 ml Dialysat auslaufen lassen, vermischen und 10 ml Dialysatprobe unter aseptischen Bedingungen aus der dafür vorgesehenen Entnahmestelle am Auslaufbeutel entnehmen (Probe 1)
- Die restlichen 190 ml Dialysat einlaufen lassen und das System abklemmen
- Nach 2 Stunden wieder 200 ml Dialysat auslaufen lassen, vermischen und 10 ml Dialysatprobe entnehmen (Probe 2)
- Die restlichen 190 ml Dialysat einlaufen lassen
- Zu diesem Zeitpunkt dem Patienten eine Serumprobe entnehmen
- Nach 4 Stunden vollständiger Auslauf in sitzender Position über 20 Minuten, Dialysat vermischen und 10 ml Dialysatprobe entnehmen (Probe 3)
- Auslaufmenge dokumentieren.

Die ermittelten Werte der Transferraten von Glukose und Kreatinin werden in die Standardäquilibrationskurven eingetragen.

Auswertung

Patienten, deren Peritoneum eine **hohe Permeabilität** aufweist („Schnelltransporter"), brauchen kürzere Verweilzeiten. Bei zu langen Verweilzeiten droht diesen Patienten ein Ultrafiltrationsverlust, da das UF-Maximum schon nach kurzen Verweilzeiten erreicht wird.

Patienten mit einer **niedrigen Transportrate** haben eine verlangsamte Diffusion der Giftstoffe. Diese Patienten brauchen unter Umständen lange Verweilzeiten und große Volumina. In einigen Veröffentlichungen wird darauf hingewiesen, dass insbesondere Patienten mit langsamer Transportrate langfristig von der PD profitieren, da Sie z. B. weniger Glukose resorbieren und geringere Mengen Eiweiß über das Peritoneum verlieren.

> **Merke**
> Generell ist es sinnvoll, sowohl die Verweilzeiten als auch die Zusammensetzung der Peritonealdialyselösungen patientenindividuell an den Ergebnissen des PET zu orientieren.

Ein PET sollte 4–6 Wochen nach Beginn der Peritonealdialysebehandlung und dann einmal jährlich, nach jeder Peritonitis und bei Veränderungen der Transportleistung vorgenommen werden.

Entgiftung

Die Bestimmung der Kreatinin- und Harnstoffclearance gibt Aufschluss über die Entgiftungsleistung.

Die Gesamtclearance setzt sich aus der Clearanceleistung der Dialyse (Dialysance) und der Nierenrestfunktion zusammen. Sie wird in Liter/Tag oder Liter/Woche angegeben und auf die individuelle Körperoberfläche (KOF) bezogen.

Große klinische Studien haben in den letzten Jahren gezeigt, dass eine verbesserte Dialyseleistung die Überlebensrate verbessert. Die Empfehlungen für eine ausreichende Dialyseeffektivität wurden deshalb stetig nach oben korrigiert. Die Kreatininclearance für eine adäquate Peritonealdialyse sollte mindestens bei 60 Liter/1,73 m^2/Woche liegen.

Adäquate Dialyse

Das **Kt/V** ist ein Parameter zur Überprüfung einer adäquaten Dialyse. Es beruht auf dem so genannten kinetischen Harnstoffmodell, das ursprünglich von Gotch für die Hämodialyse entwickelt wurde.

- **K** steht für die Harnstoffclearance bei der Dialyse („Dialysance" in ml/min)
- **t** steht für die Behandlungszeit (in Minuten)
- **V** steht für das Verteilungsvolumen des Harnstoffs im Körper, das etwa dem Körperwassergehalt (55–60 % des Körpergewichtes) entspricht.

Bei der Peritonealdialyse steht **Kt** für die Gesamtharnstoffclearance (24 Std.) multipliziert mit 7 (Wochentagen) bezogen auf das Harnstoffverteilungsvolumen (V).

Der **Mindestgrenzwert** für das Kt/V bei einer CAPD sollte über 1,7/Woche liegen.

Mit Hilfe von Computerprogrammen können die Clearanceleistung der Dialyse, die Restfunktion der Nieren und die Transportkapazitäten des Peritoneums berechnet und detailliert angezeigt werden. Die Programme ermöglichen zusätzlich, für jeden Patienten eine Voraussage bezüglich der zu erwartenden Dialyseeffektivität bei verschiedenen Dialyseregimen zu treffen.

Lesen Sie dazu bitte auch Kapitel 13.4.

Ernährungszustand

Eine hochwertige und ausreichende Ernährung hat für das Langzeitüberleben von Dialysepatienten eine fast noch größere Bedeutung als die Dialysequalität. Beides hängt eng miteinander zusammen, da sich bei ausreichender Beseitigung der Urämie der Appetit bessert. Die Beurteilung des Ernährungszustands kann sehr schwierig sein. Das Körpergewicht ist nur dann verwertbar, wenn es wirklich das Trockengewicht ist. Als laborchemischer Parameter zur Beurteilung des Ernährungszustands ist in erster Linie das Serumalbumin von Bedeutung (> 4g/dl). Darüber hinaus kann aus der Gesamtausscheidung von Harnstoff im Dialysat und Urin bei stoffwechselstabilen Patienten die Eiweißabbaurate (**protein catabolic rate**) bestimmt werden. Auch diese erlaubt eine Beurteilung des Ernährungszustands.

■ Komplikationen der PD

Infektion der Katheteraustrittstelle (KAST)

In der CAPD-Ambulanz sind Probleme an der Katheteraustrittstelle (Exit) am häufigsten anzutreffen. Die bei Dialysepatienten häufig geschädigte Haut (trocken, rissig und juckend) wird durch die Anlage eines Katheters traumatisiert und bietet eine Angriffsfläche für Hautkeime (z. B. Staphylo-

Klassifikation und Vorgehen bei Katheteraustrittsinfekten		
Stadium	**Merkmale**	**Vorgehen**
0	blander Exit	■ täglicher Verbandswechsel mit Desinfektion und Hautpflege
1	postoperativ: diskrete Rötung, Wundsekret, Kruste, aber normale Wundheilung	■ tägliche Desinfektion ■ sorgfältige Beobachtung ■ Hautpflege
2	Zustand nach Trauma: leichte blutige Sekretion, aber keine Entzündungszeichen, Pflasterallergie, trockene Krusten	wie Stadium 1
3	oberflächliche Entzündungszeichen, Rötung, Sekretion, evtl. Eiter, subkutane Muffe ohne Eiter (Tunnelsonographie)	wie Stadium 1 ■ bei Eiter Abstrich ■ ggf. lokale oder systemische Antibiose
4	wie Stadium 3, aber Eiter aus der Tiefe zu exprimieren, sonografisch erkennbarer Eiter an der subkutanen Muffe	wie Stadium 1 ■ systemische Antibiose ■ regelmäßige Inspektion und Tunnelsonographien
5	Tunnelinfekt: Eiter hat subkutane Muffe überschritten	wie Stadium 4 ■ engmaschige Kontrollen ■ rechtzeitige Explantation des Tenckhoff-Katheters

Aus: Breuch, G. (Hg.): Fachpflege Nephrologie und Dialyse, 4. A., Elsevier Urban & Fischer Verlag, München 2008

coccus aureus, Staphylococcus epidermidis), die oft für KAST-Infektionen verantwortlich sind. **Klinische Zeichen** können sein:

- Rötung, Schwellung, Überwärmung
- Putride (eitrige) Sekretion
- Hypergranulationsgewebe
- Schmerzen

Diagnose

- Klinische Untersuchung
- Keimnachweis durch Abstrich
- Ultraschallkontrollen (Differenzialdiagnose Tunnelinfektion)

Therapie

- Täglicher, aseptischer Verbandswechsel (bei Bedarf häufiger). Dabei sind klebrige und evtl. blutige Kompressen mit Desinfektionsmittel (z. B. Natriumhypochlorit 0,1 %) oder physiologischer NaCl-Lösung vorsichtig zu entfernen, um keine neuen Verletzungen zu verursachen
- Lokale oder systemische Antibiose
- Regelmäßige Ultraschallkontrollen, um eine Befundverschlechterung frühzeitig zu erkennen (Katheterpflege und Verbandswechsel nach jeder Untersuchung)
- Die Tabelle zeigt ein Therapieschema, mit dem ein einheitliches Vorgehen (Standard) im Umgang mit der Katheteraustrittstelle gewährleistet werden kann.

Tunnelinfekt

Dabei handelt es sich um eine Ausbreitung der KAST-Infektion über die äußere Muffe hinaus und im weiteren Tunnelverlauf. Die **Symptome** sind äußerlich wie bei der KAST-Infektion, im weiteren Verlauf treten auf:

- Druckschmerz
- Rötung
- Schwellung
- Putrider Spiegel im Trichter des Exits

Eine Tunnelinfektion kann auch ohne KAST-Infektion auftreten.

Die **Diagnose** wird mit Ultraschalluntersuchungen gesichert.

Therapie

- Sorgfältige KAST-Pflege
- Antibiose
- Regelmäßige Kontrollen (Ultraschall)
- Rechtzeitige Explantation des Katheters (bei Verschlechterung des Befunds besteht Peritonitisgefahr); evtl. gleichzeitig Neuanlage des Katheters auf der anderen Bauchseite.

Cuffprotusion

Es kommt vor, dass der äußere Cuff (Dacronfilzmanschetten) nach außen wandert. Die Gefahr eines Exits- und Tunnelinfekts ist groß.

Therapie

- Antibiotikatherapie
- Eventuell Cuffshaving: Abschälung der nach außen gewanderten, infizierten Filzmanschette (Cave!)
- Wenn Cuffsharing nicht möglich, abwarten, ob der Cuff ganz nach außen wandert (dann besteht keine Gefahr des Infekts mehr)
- Bei nicht therapierbarem Cuff muss der Katheter entfernt werden

Peritonitis

Eine weitergehende Komplikation ist die Bauchfellentzündung. Bakterien können über unterschiedlichste Wege in die Bauchhöhle gelangen und dort eine Infektion auslösen.

Exogen

- Intraluminaler Weg (durch den Katheter)
  - Unsachgemäßer Beutelwechsel

– Kontamination des Katheters oder des Überleitungsgeräts
– Materialfehler mit Keimeintritt in das System
▪ Periluminaler Weg (um den Katheter)
– Exitinfekt
– Tunnelinfekt

Endogen

▪ Transmuraler Weg (durch die Darmwand)
– Darmentzündungen (z. B. Divertikulitis), Appendizitis
– Darmperforation
▪ Hämatogene Streuung
– Pilzinfektionen
– Allergische Reaktionen (z. B. postoperativ-eosinophile Peritonitis)
– Zahninfekt

Die häufigsten **Symptome** einer Bauchfellentzündung sind:
▪ Trübes Dialysat mit mehr als 100 Leukozyten/mm^3 (mindestens 50 % neutrophile Granulozyten)
▪ Evtl. Temperaturen > 38 °C
▪ Schmerzen und Abwehrspannung
▪ Ultrafiltrationsverlust (Gewichtszunahme)
▪ Übelkeit
▪ Diarrhö

Nachdem der Patient klinisch untersucht wurde, erfolgen zum **diagnostischen Nachweis**:
▪ Feststellung der Leukozytenzahl
▪ Bakteriologische Untersuchung des Dialysats (Dialysatkultur)

Die **Behandlung** der Peritonitis sieht in der Regel so aus:
▪ Stationäre Aufnahme (in einigen Kliniken auch tägliche ambulante Behandlung)
▪ Antibiose unter täglicher Leukozytenkontrolle; die antibiotische Therapie wird 3 Tage bis zur Normalisierung der Leukozyten fortgesetzt, danach erfolgen weitere Kontrollen. Wenn diese auch negativ sind, ist die Peritonitis ausgeheilt.

▪ Katheterexplantation: Bei einer unter gezielter Antibiose (Antibiogramm) persistierenden (anhaltenden) Dialysattrübung und unverändertem klinischem Befund spricht man von einer persistierenden Peritonitis (5–7 Tage). In der Regel ist dies eine Indikation zur Katheterexplantation und vorübergehender Hämodialysebehandlung, bis die Ausheilung erfolgt ist.
▪ Ggf. medikamentöse Schmerztherapie: Bei starken Schmerzen hat sich eine 1- bis 2-malige Spülung der Bauchhöhle (Beutelwechsel ohne Verweilzeit) zur Schmerzlinderung bewährt. Nachteil: Hierbei werden Makrophagen und Immunglobuline miteliminiert. Um das abwehrgeschwächte Peritoneum nicht noch mehr zu reizen, sollten hierzu nur niedrige Glukosekonzentrationen verwendet werden. Zu berücksichtigen ist auch der Reiz durch die fortwährende Gabe frischer Lösung mit niedrigem pH-Wert. Es besteht auch die Möglichkeit der intraperitonealen Scandikain-Applikation.
▪ Ausgleich des Ultrafiltrationsverlusts (Trinkmenge reduzieren, Beutelregime bzw. Glukosekonzentration nach ärztlicher Anordnung anpassen).

Proteinverlust

Bei der Ernährung von Peritonealdialysepatienten muss der Proteinverlust über das Dialysat berücksichtigt werden. 5–15 g Eiweiß können pro Tag über diesen Weg verloren gehen. Im Rahmen einer Peritonitis (Siebkoeffizient erhöht) kann der Eiweißverlust auf 40 g pro Tag steigen. Um eine **Malnutrition** zu verhindern, sollte auf eine adäquate Nahrungsaufnahme bei PD-Patienten geachtet werden: z. B. 1,2–1,5 g Eiweiß/Tag/kg Körpergewicht.

Eine entsprechende Diätberatung und kontinuierliche Betreuung sind deshalb unumgänglich.

Ein- und Auslaufstörungen

Probleme beim Auslauf des Dialysats treten häufiger auf als beim Einlauf.

Mechanische Probleme

- Die Klemme des Überleitungssets ist geschlossen.
- Der Katheter ist durch einen unsachgemäß angelegten Verband abgeknickt.
- Der Katheter ist durch gefüllte Darmabschnitte verlegt (bei Obstipation).
- Die Katheterlage ist verändert (Kontrolle durch Röntgen des Abdomens).
  - Durch Anregung der Darmtätigkeit (z. B. Abführmaßnahmen) lässt sich der Katheter meist wieder in seine alte Lage bringen.
  - Körperliche Bewegung kann eine zusätzliche Hilfe sein (z. B. Bauchmassage, „Bauchgymnastik" oder Treppen steigen).
- Es liegt ein Verschluss durch Fibrinfäden oder Einschluss des Katheters im Netz vor. Kleine Fibrinfäden lassen sich meist durch Spülen des Katheters beseitigen. Der Bauch wird „überfüllt", indem man zusätzlich 1 l Dialysierlösung mit sanftem Druck einlaufen lässt.

Kann das Auslaufproblem auf keine der oben beschriebenen Arten korrigiert werden, muss dies operativ geschehen.

Blutbeimengungen

- In den ersten 3 Tagen nach Katheteranlage sind Blutbeimengungen im Dialysat unverdächtig.
- Bei Frauen im gebärfähigen Alter ist die Menstruation eine häufige Ursache. Dabei tritt Blut über die Eileiter in den Bauchraum (retrograde Menstruation). Auch im weiteren Zyklusverlauf kann es während des Eisprungs zu Blutbeimengungen kommen. Solche Blutungen sind harmlos

und müssen ohne Beschwerden nicht therapiert werden.
- Bei körperlicher Anstrengung, z. B. durch schweres Heben oder Sport, können Kapillargefäße platzen und das Dialysat blutig aussehen lassen. Ohne Beschwerden ist auch hier keine Therapie erforderlich. In einem Gespräch mit dem Patienten kann nochmals darauf hingewiesen werden, welche körperlichen Aktivitäten vermieden werden sollten.
- Gelegentlich wird auch ohne vorhergehende körperliche Anstrengung blutig gefärbtes Dialysat beobachtet. Die Ursache dafür sind wahrscheinlich arrodierte (beschädigte) Gefäße. Häufig genügen abwartendes Beobachten und etwas Bewegung oder eine kurze Bettruhe. Die Indikationsstellung für ein operatives Vorgehen orientiert sich an der Höhe des Blutverlusts.

Stoffwechselstörungen

Bei veranlagten Patienten kann sich durch die zusätzliche **Glukosebelastung** (Glukose in der Dialysierlösung) ein **Diabetes mellitus** entwickeln. Aus diesem Grund sind regelmäßige Blutzuckerkontrollen erforderlich. Darüber hinaus besteht die Gefahr, dass sich durch die vermehrte Glukosezufuhr Störungen des Fettstoffwechsels einstellen.

Im Durchschnitt nimmt ein Patient etwa 70 % der Glukose aus der Dialysierlösung auf; bei drei niedermolekularen und einem hochmolekularen Beutel pro Tag sind dies etwa 500 kcal in 24 Stunden!

Zusätzliche Kilokalorien am Beispiel von 2000 ml Dialysierlösung:
- 1,36 %ige Lösung – ca. 120 kcal
- 2,27 %ige Lösung – ca. 200 kcal
- 3,86 %ige Lösung – ca. 350 kcal

Ultrafiltrationsverlust

- Im Langzeitverlauf der CAPD kann es ohne erkennbaren Grund zu einem Ultrafiltrationsverlust kommen. Man spricht auch von einer **Ermüdung des Peritoneums**.
- **Vernarbungen** bei immer wiederkehrenden Bauchfellentzündungen können ebenfalls zum Ultrafiltrationsverlust führen. Die histologischen Veränderungen des Bauchfells können zu einer **sklerosierenden Peritonitis** und damit zu einem Verlust der Membranoberfläche führen. Diese Patienten müssen rechtzeitig auf Hämodialyse umgestellt werden.

Intraabdominelle Druckerhöhung

Die intraabdominelle Volumen- und Druckerhöhung (Druckerhöhung im Bauchraum) durch die Dialysierlösung kann zu folgenden **Komplikationen** führen:
- Hernien
- Genitalödeme
- Dialysatleckagen
- Einschränkung der pulmonalen Vitalkapazität
- Rückenbeschwerden durch veränderte Statik

▪ Vor- und Nachteile der Peritonealdialyse

Vorteile

- Die CAPD ist ein **Heimdialyseverfahren**, der Patient behandelt sich selbst zu Hause. Er kann den Zeitpunkt und Ort des Beutelwechsels selbst bestimmen und daher seinen Tagesablauf freier gestalten.
- Der Patient ist **beruflich besser rehabilitiert** (Beutelwechsel können in der Regel auch am Arbeitsplatz durchgeführt werden).

- Durch den kontinuierlichen Flüssigkeitsentzug wird das Herz- und Kreislaufsystem weniger belastet. Für die Blutdruckeinstellung sind oft **weniger Antihypertonika** erforderlich. Durch kontinuierlichen Flüssigkeitsentzug ist die **Flüssigkeitszufuhr weniger eingeschränkt**. Auch die Diät ist liberaler, eine Kaliumeinschränkung ist weniger häufig erforderlich.
- Die Nierenrestfunktion bleibt unter CAPD länger erhalten.
- Es ist **keine Heparinisierung** notwendig (wichtig bei Allergien gegen Antikoagulanzien).
- PD-Patienten brauchen in der Regel weniger Erythropoetin.
- Im Vergleich zur Hämodialyse bietet die Peritonealdialyse eine **kontinuierlichere Entgiftung**, da die Spitzenbelastung im dialysefreien Intervall bei der PD durch kürzere dialysefreie Intervalle im Gegensatz zur HD erniedrigt ist.

Nachteile

- Infektionen der Katheteraustrittstelle (KAST-Infektionen) und Gefahr der Peritonitis
- Erhöhte Glukosebelastung
  - Begünstigt die Entstehung einer Adipositas
  - Kann bei diabetischer Stoffwechsellage zu Hyperglykämie und erhöhtem Insulinbedarf führen
  - Trägt zur Hyperlipidämie bei, die möglicherweise das Arterioskleroserisiko erhöht
- Ästhetische Probleme (Katheter im Bauch, Sorge vor Störungen des Sexualkontakts)
- Die Lagerung des Materialvorrats und die Entsorgung der Verpackungsmaterialien (Einmalmaterialien) erfordert entsprechende Räumlichkeiten.

- Die persönliche Belastung des Patienten und des Partners ist höher als bei der HD. Täglich 4- bis 5-mal muss eine gewissenhafte Durchführung der Beutelwechsel erfolgen. Dabei gibt es keine „freien" Tage wie bei der Hämodialyse. Dies kann zu einer psychischen Überforderung der Patienten oder ihrer Angehörigen führen.

Resümee

Die Nierenersatztherapie bietet unterschiedlichste Möglichkeiten, um den individuellen medizinischen Gegebenheiten und psychosozialen Bedürfnissen jedes einzelnen Patienten adäquat begegnen zu können. Die richtige Auswahl des Behandlungsverfahrens und dessen Ausgestaltung spiegelt sich unmittelbar in der Lebensqualität der uns anvertrauten Patienten wider. Unumstritten bleibt, dass bei allem technischen und medizinischen Fortschritt in der Nierenersatztherapie die Transplantation die wünschenswerteste Alternative darstellt.

⚠ VORSICHT: Prüfung!

1. Nennen Sie 3 absolute Indikationen, die einen unverzüglichen Behandlungsbeginn mit einer Nierenersatztherapie bei terminaler Niereninsuffizienz notwendig machen!

2. Nennen Sie das primär wirksame physikalische Prinzip, mit dem bei der Hämodialyse die Urämietoxine aus dem Blut entfernt werden!

3. Welche wichtige Funktion der Dialyse wird durch das Aktivieren des Bergström-Verfahrens abgeschaltet?

4. Wie groß sollte die Austauschmenge pro Behandlung (Filtration/Substitution) bei der Hämofiltration sein?

5. Wie hoch sollte der Filtratfluss bei einer Hämodiafiltration mit Postdilution maximal sein?

6. Nennen Sie drei mögliche Verfahren der Peritonealdialyse!

7. Welche osmotisch wirksamen Substanzen werden in PD-Lösungen zum Wasserentzug eingesetzt?

8. Welche wesentliche Erkenntnis liefert der PET (peritonealer Äquilibrationstest)?

(→ ➕ auf www.pflegeheute.de)

13 Wege zu einer effektiven Dialyse

Eine laufende Dialysebehandlung bezüglich ihrer Effektivität zu beurteilen ist sicherlich nicht ganz einfach. Die Zusammenhänge sind sehr komplex, so dass man nur bedingt bewerten kann, ob ein Patient gut oder weniger gut dialysiert wird. Nicht alle Kriterien, die zu einer Bewertung der Dialyseeffektivität führen, sind laut Dialyseregime vorgegeben und somit ärztlich verordnet. Daher ist es umso wichtiger, dass Sie als Pflegende die Effektivitätskriterien der Dialyse kennen und auch in der Lage sind, eine Beurteilung und die daraus resultierenden Maßnahmen durchzuführen.

13.1 Physikalische und physiologische Grundlagen

Die Fässchentheorie, die Sie bereits in Kapitel 5 kennen gelernt haben und in Abbildung 13.1 noch einmal dargestellt sehen, soll Ihnen die Verteilung der harnpflichtigen Substanzen beim dialysepflichtigen Patienten verdeutlichen. Da der Mensch nicht aus einem starren Fass, sondern aus mehreren Flüssigkeitsräumen besteht, sind die Flüssigkeitsvolumina und somit auch die harnpflichtigen Substanzen in den unterschiedlichen Räumen verteilt.

Das erste Fässchen unseres Patienten (Intravasalraum oder Gefäßsystem) enthält etwa 8 % der Körperflüssigkeit, im zweiten Fässchen (Interstitium oder Zwischenzellraum) befinden sich ca. 28 % und das dritte Fässchen, der intrazelluläre Bereich, enthält mit 64 % die größte Flüssigkeitsmenge.

Bei der Hämodialysebehandlung soll aber nicht nur das Blut, das ca. 8 % der Körperflüssigkeit darstellt, gereinigt werden, sondern auch die restlichen 92 % Flüssigkeit, die sich in den anderen Räumen befinden. Setzt man voraus, dass sich im dialysefreien Intervall die harnpflichtigen Substanzen nach dem physikalischen Gesetz der Diffusion in alle Flüssigkeitsräume in gleicher Konzentration verteilt haben, so müssen diese während der Behandlung mobilisiert und über das Transportmedium „Blut" zum Shunt transportiert werden.

Das Blut benutzen wir somit nur als Trägersubstanz, um die harnpflichtigen Substanzen aus den unterschiedlichsten Flüssigkeitsräumen zum Dialysator zu bewegen. Schlecht durchblutete Organe oder so genannte „langsame Gewebe" wie Fettgewebe geben die harnpflichtigen Substanzen langsamer an das Blut ab als schnelle Gewebe, z. B. die gut durchblutete Muskulatur.

13.2 Leistungskriterien

Im Folgenden stellen wir Ihnen jene Kriterien vor, mit denen Sie die Effektivität einer Hämodialyse, wenn auch nicht abschließend, bewerten können. Unter gezielter Berücksichtigung dieser Kriterien sind Sie in der Lage, die Clearance einer Dialysebehandlung zu gestalten und positiv zu beeinflussen.

Die einzelnen Kriterien sind:

- Dialysezeit
- Dialysator
- Gegenstromverfahren
- Blufluss
- Dialysatfluss

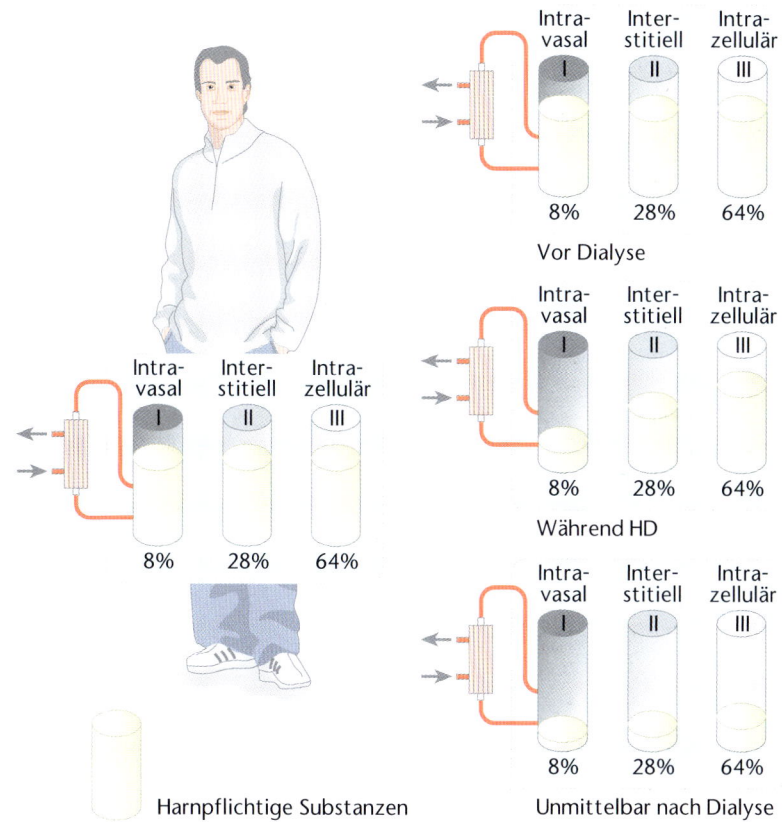

Abb. 13.1: Fässchentheorie nach W. Servos. [L138]

An dieser Stelle sei schon gesagt, dass die Dialysezeit den größten Anteil am Erreichen der Dialyseeffektivität hat.

Dialysezeit

Das gereinigte Blut, das vom Dialysegerät in den venösen Blutkreislauf des Patienten zurückgeführt wird, muss nun auch das abgelegenste, langsamste und am schlechtesten durchblutete Körpergewebe des Patienten erreichen, um sich dort wieder neu mit harnpflichtigen Substanzen zu beladen. Dies ist die erste Erklärung dafür, weshalb die Dialyse nun mal viel Zeit benötigt.

Während der Hämodialyse sinkt die Konzentration harnpflichtiger Substanzen in den einzelnen Flüssigkeitsräumen kontinuierlich, und besonders deren Konzentration im Blut. Aber gerade der Konzentrationsgradient zwischen Blut und Dialysierflüssigkeit beeinflusst die Diffusion bzw. Clearance erheblich. Je kleiner der Konzentrationsunterschied zwischen Blut und Dialysierflüssigkeit ausfällt, desto geringer ist der diffusive Effekt. Mit fortschreitender Dialysezeit reduziert sich somit die Eliminationsrate harnpflichtiger Substanzen pro Zeiteinheit. Dies bedeutet, dass der Patient reichlich Dialysezeit benötigt, um bei sinkender Dialyseeffektivität dennoch am (Behandlungs-)Ziel anzukommen. Aktuelle Empfehlungen zur Dialysedosis fordern eine Reduzierung der Harnstoffmenge im Körper pro Behandlung von mindestens 65 % (Harnstoffreduktionsrate/URR ≥ 65).

Mit der Entwicklung leistungsfähiger Dialysatoren in den 70er Jahren, konnte die durchschnittliche Dialysezeit von seinerzeit 10–15 Stunden deutlich reduziert werden. Dies hatte im Wesentlichen zwei Ursachen. Zum einen wurden Dialysatoren mit einer größeren Oberfläche hergestellt. In einer 1971 von Scribner et al. veröffentlichten Studie wurde die Oberflächen-mal-Stunden-Theorie beschrieben. Diese besagte, dass die Dialysatormembranoberfläche multipliziert mit der Dialysezeit in Stunden pro Woche immer konstant sein sollte. Bei größer werdender Oberfläche reduzierte man folglich die Dialysezeit, und kam rechnerisch zum gleichen Ergebnis. Das hat früher funktioniert, um lange Behandlungen von 10–15 Stunden zu optimieren. Der Zusammenhang zwischen Oberfläche und Dialysezeit ist jedoch auf die heutige moderne und effiziente Dialyse von 4–5 Stunden nicht mehr anwendbar.

Zum anderen stellte die Firma Cordes Dow mit dem CDAK-4000 den weltweit ersten Kapillardialysator vor. Eine neue Ära begann, mit modernen Hohlfasermembranen, deren Effektivität sich fortan steigerte. Daraufhin wurden die Dialysezeiten Anfang der 80er Jahre bis auf teilweise 3 Stunden pro Behandlung gekürzt. Ein Fehler, den man allerdings schnell bemerkte und wieder korrigierte. Die Dialysatormembranen wurden zwar leistungsfähiger, konn-

ten schneller und effizienter harnpflichtige Substanzen aus dem Blut eliminieren, aber das Nachfließen der harnpflichtigen Substanzen aus den anderen Flüssigkeitsräumen – oder Fässchen, um bei unserem Bild zu bleiben – ging deshalb nicht (wesentlich) schneller. Die Membran zwischen den beschriebenen Flüssigkeitsräumen des Menschen bleibt immer die gleiche und verändert sich nicht. Daher benötigt die Dialyse ausreichend viel Zeit.

Als zukunftsträchtig, wenn auch vorerst nur für eine kleine begrenzte Patientengruppe, scheint sich die tägliche Heimhämodialyse zu erweisen. Die bisherigen Erfahrungen belegen die Theorie, dass 6 mal 2,5 Stunden Dialyse effektiver sind als 3 mal 5 Stunden. Dieser Effekt ist mit der besseren Clearance in den ersten Dialysestunden zu begründen.

Dialysator

Ein weiteres Effektivitätskriterium liegt in der Wahl des Dialysators. Dialysatoren unterscheiden sich unter anderem in ihren Clearance-Eigenschaften und ihrem Ultrafiltrationsfaktor. Umfangreiche Informationen dazu finden Sie in Kapitel 8. Hier möchten wir lediglich die Einflüsse thematisieren, die sich bei der Behandlung positiv oder negativ auf die Dialysatorleistung auswirken.

■ Clearance

Die besten Clearance-Eigenschaften – besonders im Mittel- und Großmolekularbereich – haben Highflux-Dialysatoren aus synthetischem Material mit Porengrößen, die eine Membranpassage von Molekülen bis zur Albumingrenze 66 000 Dalton erlauben (Cut-off = max. 66 000 Dalton). Sie haben dabei eine sehr hohe hydraulische Permeabilität mit Ultrafiltrationsfaktoren von teilweise über 100 ml/h mmHg.

▨ Rückfiltration

Haben Sie auch festgestellt, dass, wenn in Ihrem Team über Rückfiltration oder Backfiltration gesprochen wird, dies meist in negativer Form geschieht? Es soll einfach nicht gestattet sein, dass (unreine) Dialysierflüssigkeit im Dialysator zur Blutseite hin übertritt. Ist die Dialysierflüssigkeit heutzutage denn überhaupt noch unrein? Und was ist mit dem konvektiven Stofftransport? Könnte die Rückfiltration nicht sogar die Clearance zusätzlich steigern?

Ptüfen Sie also zuerst, ob Ihre Dialysegeräte mit Dialysierflüssigkeitsfiltern betrieben werden. Wenn ja, dann produzieren diese ultrareine Dialysierflüssigkeit, die beim eventuellen Übertritt ins Blut keinen negativen Effekt verursacht.

Die Rückfiltration ist folgendermaßen zu erklären: Je höher der UF-Faktor des Dialysators, desto leichter kann Plasmawasser von der Blut- zur Dialysatseite übertreten. Bei Highflux- Dialysatoren mit UF-Faktoren von ≥ 10 reicht meist der positive Druck auf der Blutseite aus, um schon im oberen Teil des Dialysators mehr Plasmawasser vom Blut zur Dialysatseite hin übertreten zu lassen als dem Patienten mittels Ultrafiltration entzogen werden soll. Die überschüssige Flüssigkeitsmenge wird infolgedessen im unteren Teil des Dialysators wieder von der Dialysat- zur Blutseite hin verschoben. Die dabei übertretende Dialysierflüssigkeit ist nicht oder nur sehr gering mit harnpflichtigen Substanzen belastet und als ultrarein zu bezeichnen. Eventuell vorhandene Keime oder Pyrogene werden bei der Membranpassage, wie bei der Aufbereitung von Substituat zur HDF-Behandlung, selektiv zurückgehalten.

Eine Hämodialyse mit ausgeprägter Rückfiltration könnte man auch als Mini-HDF bezeichnen. Der Flüssigkeitsaustausch zwischen belastetem Plasmawasser und ultrareiner Dialysierflüssigkeit fördert den konvektiven Stofftransport im Dialysator und somit auch die Clearance, besonders im Mittel- und Großmolekularbereich.

Gegenstromverfahren

Die in der Produktbeschreibung der Dialysatoren angegebenen Clearancewerte beziehen sich immer auf den Einsatz des Dialysators im Gegenstromverfahren. Dabei fließen Blut und Dialysierflüssigkeit gegenläufig zueinander. Nur so ist gewährleistet, dass an jeder Stelle der Dialysatormembran die Konzentration harnpflichtiger Substanzen im Blut höher ist wie in der Dialysierlösung und somit die komplette Oberfläche für den Stoffaustausch zur Verfügung steht.

Im Gleichstromverfahren hingegen käme es etwa in der Mitte des Dialysators zum Konzentrationsausgleich zwischen Blut und Dia-

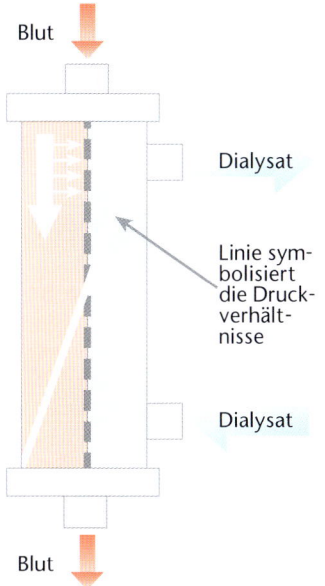

Blut

Dialysat

Linie symbolisiert die Druckverhältnisse

Dialysat

Blut

Abb. 13.2: Rückfiltration im Dialysator. [L138]

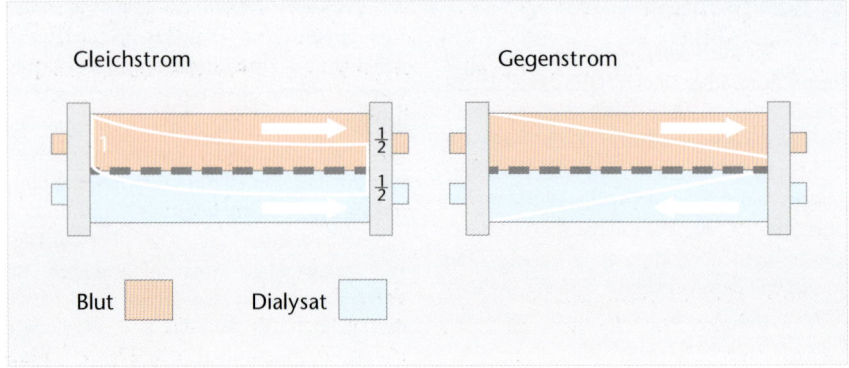

Abb. 13.3: Dialysator im Gleich- und Gegenstromverfahren. [L138]

lysierlösung. Ab hier würde keine Diffusion bzw. Clearance mehr stattfinden und die Effektivität der Dialysebehandlung wäre ca. 30–40 % geringer.

Blutfluss

Als Faustregel gilt: Es kann die Menge eingestellt werden, die der Shunt hergibt, jedoch nicht mehr, da es ansonsten zur Rezirkulation im Shuntgefäß kommt. Voraussetzend für eine optimale Einstellung des Blutflusses ist natürlich die Kenntnis über das Shuntflussvolumen des jeweiligen Patienten. Bei nativen Fisteln mit guten Flussverhältnissen beträgt dieses im Durchschnitt 600–1200 ml pro Minute. Als probate Messmethode gilt die Sonographie in Dopplertechnik, die schon fast in jeder nephrologischen Praxis durchführbar ist.

Der Blutfluss kann also auch über 300 ml/min eingestellt werden. Eine zu große Kreislaufbelastung – wie so häufig geschildert – tritt nicht ein, da das Blut sowieso in dieser Geschwindigkeit durch das Shuntgefäß fließt und in diesem Fall nur den Umweg durch den Dialysator nimmt.

Schauen Sie in die Produktinformation Ihrer Dialysatoren. Dort finden Sie die in vitro gemessenen Clearancedaten bei entsprechendem effektivem Blutfluss. Bei Highflux-Dialysatoren sind durchaus noch Clearancesteigerungen jenseits der 300-ml-Rate zu erzielen.

▓ Effektiver Blutfluss

Nur der effektive Blutfluss zählt! Heutige Dialysegeräte zeigen diesen Wert an und berechnen ihn aus dem Durchmesser des Pumpensegments, der Drehgeschwindigkeit der Pumpe und dem arteriellem Unterdruck. Bei zunehmendem arteriellem Unterdruck reduziert sich der Querschnitt des Pumpensegments und es kommt zur Abweichung zwischen eingestelltem und tatsächlichem (effektivem) Blutfluss. Der effektive Blutfluss kann bis zu 15 % unter dem Eingestellten liegen.

Verantwortlich für den arteriellen Unterdruck sind das Blutangebot und der Durchmesser der Punktionskanüle. Passen Sie daher die Kanülenstärke dem jeweiligen gewünschten Blutfluss an (→ Tabelle S. 160). Eine Blutpumpengeschwindigkeit von > 300 ml/min erfordert meist auch Punktionskanülen mit einem Durchmesser von 1,8 mm (15 Gauge – häufig mit orangefarbenen Flügeln).

Empfehlungen zu Kanülenstärke und Blutfluss			
Gauge	**Durchmesser (mm)**	**Länge (mm)**	**Max. Blutfluss (ml/min)**
17 G	1,5 mm	20 mm	240 ml/min
16 G	1,6 mm	20 mm	340 ml/min
15 G	1,8 mm	20 mm	450 ml/min

Ein hoher Blutfluss in Kombination mit zu dünnen Kanülen führt zu einem ausgeprägten arteriellen Unterdruck, zu einer reduzierten effektiven Blutflussrate und erhöht zudem noch die traumatische Belastung der Blutzellen. Wir empfehlen, einen arteriellen Unterdruck unter –140 mmHg nicht zu tolerieren.

◼ Kumuliertes Blutvolumen

Es definiert das gesamte Blutvolumen, das während der Behandlung durch den Dialysator geleitet wird. 1971 publizierte Kopp die „Liter-Kilogramm-Regel", die das Verhältnis zwischen Körpergewicht des Patienten in Kilogramm und kumuliertem Blutvolumen in Litern beschreibt. Diese Regel hat heute noch als grobe Richtschnur zur Bestimmung der Dialyseeffektivität Bestand.

> **Merke**
> Die Gesamtmenge des zu dialysierenden Blutes in Litern (kumuliertes Blutvolumen) soll mindestens gleich dem Körpergewicht (kg) des Patienten sein.
> Beispiel: Wiegt ein Patient 80 kg, so soll sein kumuliertes Blutvolumen mindestens 80 Liter betragen, um eine effektive Dialysebehandlung zu gewährleisten.

Wenn Sie das Körpergewicht des Patienten (kg) mit 1000 multiplizieren und das Ergebnis durch die effektive Blutflussrate (ml/min) dividieren, so erhalten Sie die benötigte Dialysezeit in Minuten.

Beispiel:
80 (kg) mal 1000 = 80 000
80 000 dividiert durch z. B. 278 (eff. Blutflussrate in ml/min) = 288 Minuten Dialysezeit $\cong$ 4,8 Stunden

Dialysatfluss

Schon in den 70er Jahren wurde das Verhältnis zwischen Dialysat- und Blutflussrate mit einem festen Faktor von 2,5 definiert. Bei einer seinerzeit üblichen Blutflussrate von 200 ml/min ergab sich somit eine Dialysatflussrate von 500 ml/min, die oft heute noch standardmäßig in Dialysegeräten eingestellt ist. Da der Clearancezugewinn bei einem höheren Dialysatfluss nur gering ausfallen würde, bleibt es eine Frage von Kosten und Nutzen, ob bei der klassischen Hämodialyse eine Dialysatflusssteigerung jenseits der 500-ml-Marke als sinnvoll erscheint.

Die Entwicklungen gehen derzeit genau in die andere Richtung: Das Bestreben nach einem ökonomischen Umgang mit Wasser und Strom lässt den Wunsch entstehen, die gleiche Clearance mit weniger Dialysierflüssigkeit zu erzielen. Neue wissenschaftliche Erkenntnisse zu Clearance-Eigenschaften, moderne Dialysatoren und optimierte technische Möglichkeiten in Dialysegeräte könnten zukünftig zu der Einführung eines variablen Faktors zwischen Dialysat- und Blutfluss führen. Somit könnte in Zukunft eine variabel und sich automatisch anpassende Dialysatflussrate von < 500 ml/min

Standard werden Dabei sollen bei annähernd gleicher Clearanceleistung Wasser und Strom eingespart werden.

13.3 Effektivitätsreduzierende Faktoren

Nun sind Sie in der Lage, die Dialyseeffektivität mit der richtigen Wahl des Dialysators, der Anwendung des Gegenstromverfahrens, der Dialysatflussrate sowie mit einer möglichst hohen effektiven Blutflussrate und mit einer ausreichend langen Dialysezeit positiv zu beeinflussen. Lassen Sie jedoch einen oder mehrere dieser Faktoren außer Acht, so wird dies die Effektivität der durchgeführten Behandlung deutlich reduzieren. Weitere effektivitätsreduzierende Faktoren sind die nachlassende Dialysatorclearance, die Rezirkulation des Blutes und die Kreislaufzentralisation bei niedrigem Blutdruck während der Hämodialysebehandlung.

Nachlassende Dialysatorclearance

In einem Kapillardialysator befinden sich je nach Produkt und dessen Oberfläche zwischen 7000 und 14 000 Hohlfasern. Verschließen sich während der Behandlung ein Teil dieser Fasern durch Thrombosierung (Clotting), so reduziert sich im gleichen Verhältnis die Kontaktoberfläche zwischen Blut und Dialysierflüssigkeit und die Clearanceleistung des Dialysators sinkt. Ursachen für Clotting im Dialysator können mangelnde Antikoagulation oder Lufteinschlüsse in den Hohlfasern sein, die bei der Vorbereitung zur Dialysebehandlung nur unzureichend herausgespült wurden.

Eine weitere Ursache für nachlassende Dialysatorclearance ist die Bildung einer Sekundärmembran: Hierbei bildet sich im Inneren der Hohlfasern ein Film aus Lipiden, Eiweißen und Thrombozyten, die die Poren der Membran teilweise verschließen und folglich die Permeabilität für Moleküle und für Plasmawasser reduzieren. Ein eindeutiger Hinweis auf Clotting oder die Bildung einer Sekundärmembran ist der steigende Transmembrandruck (TMP) während der Behandlung.

Rezirkulation des Blutes

Eine Rezirkulation des Blutes im Shuntgefäß oder auch im extrakorporalen System beim Single-Needle-Verfahren hat zur Folge, dass Blut vom Ausgang des Dialysators wieder zum Eingang des Dialysators gefördert wird, bevor es sich in den Geweben mit Urämietoxinen angereichert hat. Eine Rezirkulation reduziert somit die Konzentration harnpflichtiger Substanzen im Blut, das dem Dialysator zugeführt wird. Da die Clearanceleistung des Dialysators auf der Molekulardiffusion basiert, und diese wiederum maßgeblich vom Konzentrationsgradienten der zu diffundierenden Substanz abhängt, bedeutet eine geringere Konzentration harnpflichtiger Substanzen im Blut eine schlechtere Clearance und somit eine schlechtere Dialyse.

Mit geeigneten Maßnahmen sollte daher einer Rezirkulation vorgebeugt werden. Häufig hilft schon die Änderung der Punktionstechnik.

Tipps für die tägliche Praxis

- Wählen Sie stets den größtmöglichen Abstand zwischen den Punktionsstellen.
- Punktieren Sie die arterielle Kanüle ruhig mal in Richtung Hand, also gegen die Flussrichtung. Damit vergrößern Sie auch den Abstand der Kanülenöffnungen zueinander.

- Wenn der Patient über den Luxus verfügen sollte, zwei punktionsfähige Shuntgefäße zu besitzen, dann nutzen Sie die Chance. Legen Sie jeweils eine Kanüle in einem Gefäß. Eine Rezirkulation ist somit fast ausgeschlossen.
- Durch eine geschickte Punktion stets in die eventuell vorhandene Engstelle des Shuntgefäßes kommt es mittelfristig zu einer Gewebszunahme im Stenosenbereich und zu einer lokalen Gefäßdilatation. Man spricht im Dialysejargon vom „Aufpunktieren" der Stenose.

Nutzen Sie all Ihre Möglichkeiten, einer Shuntrezirkulation vorzubeugen, und seien Sie stets wachsam bei der Shuntuntersuchung und der Punktion. Eine Rezirkulation spürt der Patient nicht, daher bleibt sie nicht selten unbemerkt.

Kreislaufzentralisation

Bei konstant latenter Hypotonie während der Dialysebehandlung kommt es zur Kreislaufzentralisation mit peripherer Hypoperfusion (Minderdurchblutung). Dies ist ein Anpassungsmechanismus des Kreislaufs an eine Verminderung des zirkulierenden Blutvolumens. Durch eine Vasokonstriktion (Engstellung der Blutgefäße) wird die Durchblutung in peripheren Gefäßgebieten wie Haut und Muskulatur zugunsten der Durchblutung der Hirn- und Herzkranzgefäße gedrosselt. Harnpflichtige Substanzen aus schlecht durchbluteten Geweben werden während der Dialysebehandlung nur unzureichend mobilisiert und über das Blut zum Shunt/Dialysator transportiert. Die Ursache für eine Hypotonie ist meist eine zu kurze Dialysezeit mit einer damit verbundenen (zu) hohen Ultrafiltrationsrate pro Stunde.

In solchen Fällen ist eine Verlängerung der Dialysezeit angemessen. Sie ermöglicht kleinere UF-Raten pro Stunde mit einer geringeren Gefahr der Hypotonie- und Kreislaufzentralisation. Zudem ist allein die Dialysezeitverlängerung das probateste Mittel, die Dialyseeffektivität zu steigern.

Eine interessante Idee, auch um hypotonen Blutdruckepisoden vorzubeugen, ist die aktive sportliche Betätigung während der Dialyse mittels eines am Behandlungsbett angebrachten Fahrradergometers. Sport während der Hämodialyse bedeutet eine bessere Durchblutung der Peripherie, was wiederum mit einer besseren Entgiftung gleichzusetzen ist.

13.4 Kt/V zur Bestimmung der Dialyseeffektivität

Zur Bestimmung der Dialyseeffektivität wurde 1985 von Gotch und Sargent in den USA erstmalig als Parameter das Kt/V eingeführt. Es trifft eine Aussage über die verabreichte Dialysedosis und somit über die Clearanceleistung pro Behandlung.

Grundlage des Kt/V ist die quantitative Bestimmung der Urämietoxine, die während einer Dialysebehandlung aus dem menschlichen Körper entfernt werden. Die meisten, der für die Urämie verantwortlichen Moleküle, sind allerdings bis heute unbekannt und somit nicht messbar. Auf der Suche nach einem Molekül, das repräsentativ für alle Urämietoxine den Vergiftungszustand des Patienten wiedergibt, entschied man sich für Harnstoff.

Harnstoff ist ein kleines Molekül mit einem Gewicht von 60 Dalton, es ist wasserlöslich und geht aufgrund seiner neutralen elektrischen Ladung keine Verbindung mit anderen Molekülen ein. Wegen seines geringen Molekulargewichts kommt es in den einzelnen Flüssigkeitsräumen des Körpers schnell zu einem Konzentrationsausgleich, sodass man davon ausgehen kann, dass die Harnstoffkonzentration, die bei Dialysebeginn im Blut gemessen wird, auch in allen anderen Flüssigkeitsräumen vorliegt. Außerdem ist die Harnstoffkonzentration im Blut ein Maß für den Grad der Urämie, und bei der Dialyse wird die Harnstoffentfernung genutzt, um die Dialyseleistung messbar zu machen.

Natürlich ist man sich darüber im Klaren, dass Harnstoff nur als Repräsentant für die kleinen Urämietoxine fungiert und dass dessen Clearance nur indirekt auf andere Moleküle übertragbar ist.

Kt/V-Berechnung

Kt/V beschreibt die Harnstoffclearance pro Behandlung im Verhältnis zum Körperwasser des Patienten. Es ist eine mathematische Formel und steht für: **K** multipliziert mit **t** dividiert durch **V**. Im Einzelnen bedeuten:

K = Harnstoffclearance im Dialysator in ml/min

t = Behandlungszeit in min

V = Harnstoffverteilungsvolumen bzw. Körperwasser des Patienten in ml

Mit einem Taschenrechner und ein wenig mathematischem Geschick lässt sich fast jedes Kt/V theoretisch bestimmen. Versuchen Sie es einfach mal. Sie werden erstaunt sein, wie einfach Ihnen diese Berechnung fällt. Sie müssen lediglich die Parameter **K, t** und **V** bestimmen und anschließend in die Formel einsetzen.

Zuerst ermitteln Sie **K**, die theoretische Harnstoffclearance in ml/min. Diesen Wert finden Sie in der Clearancetabelle der Produktbeschreibung des verwendeten Dialysators unter Berücksichtigung der effektiven

Blutflussrate während der Dialyse. Sie erhalten **t**, wenn Sie die Behandlungszeit in Minuten umrechnen.

Als Drittes benötigen Sie das Harnstoffverteilungsvolumen **V** bzw. die Menge Körperwasser des Patienten. Nehmen Sie bei Frauen einfach 55 % des Körpergewichts in kg (bei Männer 60 %), so erhalten Sie den ungefähren Wasseranteil des Körpers in Litern. Rechnen Sie den Wert in Milliliter um, indem Sie die Zahl mit 1000 multiplizieren. Nach Ermittlung der drei Parameter **K, t** und **V** werden Sie mit Ihrem Taschenrechner aktiv.

Rechenbeispiel:

K: Laut Produktbeschreibung wird bei einem effektiven Blutfluss von 300 ml/min die Harnstoffclearance mit 250 ml/min angegeben

t: Bei einer 4,5 Stunden-Dialyse beträgt die Behandlungszeit 270 min (4,5 × 60 min)

V: Das Harnstoffverteilungsvolumen (Körperwasser) beträgt bei einem 80 kg schweren männlichen Patienten 48000 ml (60 % von 80 kg = 48 kg, entsprechend V = 48000 ml

Rechenweg:

$$\frac{K \times t}{V}$$

K = 250 ml/min

t = 270 min

V = 48 000 ml

$$\frac{250 \text{ ml/min} \times 270 \text{ min}}{48000 \text{ ml}} \cong 1,41$$

Nach dieser einfachen Berechnung würde Ihr Patient ein Kt/V von 1,41 erreichen. Erst mal ein gutes Ergebnis! Das Kt/V ist übrigens dimensionslos und hat somit keine Maßeinheit. Oberhalb des Bruchstrichs heben sich die Minuten (min) auf, weil sie bei der Clearance dividiert und bei der Zeit multipliziert werden. Dann bleiben nur noch die Milliliter (ml) oberhalb und unterhalb des Bruchstriches übrig, die man wegkürzen kann. Somit ist der Kt/V-Wert eine Zahl ohne dahinterstehende Maßeinheit.

▓ Blutabnahmen trotz Kt/V-Berechnung?

Warum sind Blutabnahmen nötig, wenn doch das Kt/V so einfach zu bestimmen ist? Die o. g. Berechnungsmethode setzt voraus, dass die im Beipackzettel des Dialysators angegebenen Clearance-Eigenschaften auch tatsächlich vorliegen, über die komplette Dialysezeit erhalten bleiben und sich darüber hinaus keine effektivitätsreduzierenden Faktoren einstellen. Die Realität sieht jedoch anders aus, denn folgende Einflüsse reduzieren die Clearance und werden bei der einfachen Kt/V-Berechnung nicht mit berücksichtigt:

- Nachlassende Dialysatorclearance durch Clotting oder Bildung einer Sekundärmembran
- Eventuell vorliegende Shuntrezirkulation
- Mangelnde Harnstoffmobilisierung aus schlecht durchblutetem Gewebe durch Zentralisierung der arteriellen Strombahn bei latent niedrigem Blutdruck
- Reduzierung des effektiven Blutflusses bei sinkendem arteriellen Unterdruck oder bei Reduzierung der Blutflussrate
- Störzeiten mit Blutpumpenstillstand und vorzeitigem Beenden der Dialysebehandlung

Daher ist das eben ermittelte Kt/V nur eine grobe Einschätzung und ersetzt kein Harnstoffkinetikmodell, bei dem die Harnstoffkonzentrationen im Blut des Patienten vor und nach der Behandlung bestimmt werden und als Berechnungsgrundlage dienen.

Harnstoffkinetikmodell

Das Wort Kinetik geht auf den Begriff kinetikós (griech. „Bewegung") zurück. Kinetik ist ein Teilbereich der Physik: Die Lehre von der Bewegung unter dem Einfluss von Kräften. Wenn wir also von einem Harnstoffkinetikmodell sprechen, meinen wir die modellhafte Darstellung von Harnstoffbewegung bzw. Harnstoffwanderung.

Es gibt zahlreiche Formeln, nach denen das Kt/V berechnet wird. Die bekannteste ist die Formel nach „Daugirdas". Dabei handelt es sich um eine mathematische Näherungsformel die neben dem Patientengewicht vor und nach der Dialyse nur zwei Serum-Harnstoffbestimmungen und keine Urinuntersuchung erfordert. Die erste Harnstoffbestimmung erfolgt unmittelbar vor Beginn der Dialysebehandlung und eine zweite bei Dialyseende.

Zu Beginn der Behandlung sind die Harnstoffkonzentrationen in allen Flüssigkeitsräumen des Körpers ausgeglichen. Daher ist bei der Blutabnahme auch nichts Wesentliches zu beachten. Zum Ende der Dialyse liegen im Körper allerdings unterschiedliche Konzentrationen vor. Bedingt durch minimale Rezirkulationsphänomene ist die Harnstoffkonzentration im arteriellen Teil des extrakorporalen Blutschlauchsystems meist etwas geringer als im extrazellulären Bereich (Blutgefäße) des Patienten. Dieses Phänomen soll mit einer Reduzierung von Blut- und Dialysatflussgeschwindigkeit ausgeschaltet werden. Unmittelbar danach erfolgt die zweite Blutabnahme. Bei zu langem Warten strömt Harnstoff aus dem intrazellulären Raum nach (Harnstoffrebound) und würde den zweiten Harnstoffwert fehlerhaft erhöhen.

Blutabnahmen zur Kt/V-Bestimmung

Üblicherweise wird das Kt/V bei der ersten Dialysebehandlung der Woche bestimmt. Um vergleichbare Ergebnisse zu erhalten, sollte eine einheitliche Blutabnahmetechnik gewählt werden. Bei der Blutabnahme zur Bestimmung des postdialytischen Harnstoffwertes empfehlen wir die international anerkannte Abnahmetechnik **„Slow Flow Sampling Technique" nach K DOQI**, die nachfolgend beschrieben wird.

▓ Blutabnahme für den prädialytischen Harnstoffwert

Das Blut sollte unmittelbar vor Dialysebeginn aus der arteriellen Kanüle entnommen werde, ohne dass es zu einer Verdünnung mit Kochsalz oder Heparin kommt. Bei Dialysekathetern muss zuerst die Katheterblocklösung aspiriert und verworfen werden. Anschließend werden ca. 10 ml Blut steril entnommen, die dem Patienten im Anschluss der Blutabnahme wieder zurückgegeben werden. Nun erfolgt die Blutabnahme zur ersten Harnstoffbestimmung.

▓ Blutabnahme für den postdialytischen Harnstoffwert

Hier die Vorgehensweise bei einer normalen Zwei-Nadel-Dialyse:
1. 10–20 Sekunden vor Dialyseende sollten Ultrafiltration und Dialysatfluss ausgeschaltet oder so weit wie möglich reduziert werden.
2. Der Blutfluss ist anschließend auf 50–100 ml/min herabzusetzen (zur Minimierung der Rezirkulation).
3. Frühestens 15 Sekunden nach der Blutflussreduktion wird Blut aus dem arteriellen Schenkel des Blutschlauchsystems bei laufender Blutpumpe entnommen.
4. Die Abnahme sollte wegen des beginnenden Harnstoffrebounds in den ersten 30 Sekunden nach dem Abschalten von Ultrafiltration und Dialysatfluss (Punkt 1) abgeschlossen sein, da sonst ein zu hoher Harnstoffwert bestimmt wird.

▓ Postdialytische Blutabnahme bei einem Vorhofkatheter

1. 10–20 Sekunden vor Dialyseende sollten Ultrafiltration und Dialysatfluss ausgeschaltet oder so weit wie möglich reduziert werden. Danach wird der Patient vom Dialysegerät getrennt.
2. Direkt im Anschluss werden 30 ml Blut mit Hilfe einer Spitze steril entnommen.
3. Danach wird das für die Messung des postdialytischen Harnstoffs notwendige Blut entnommen.
4. Die 30 ml Blut aus der Spritze werden dem Patienten zurückgegeben.
5. Der Patient wird wieder an das Dialysegerät angeschlossen und wie gewohnt das Blut zurückgegeben

> **Achtung!**
> Nach dem Ausschalten von Ultrafiltration und Dialysatfluss (Punkt 1) sollte der gesamte Vorgang der Blutabnahme nicht länger als 30 Sekunden in Anspruch nehmen!

Was bedeutet ein Kt/V von 1?

Ein Kt/V von 1,0 bedeutet, dass die Blutmenge, die im Dialysator vollständig von Harnstoff befreit wurde, gleich groß ist wie das Flüssigkeitsvolumen (V) des Patienten. Da das Blut jedoch nur als Trägersubstanz dient, um Harnstoff von der Zelle zum Dialysator zu transportieren, bedeutet dies nicht, dass bei einem Kt/V von 1,0 das komplette Körperwasser von Harnstoff befreit wurde. Der Statistik ist zu entnehmen, dass dabei höchstens 60 % des gesamten Harnstoffs aus dem Körper entfernt wurden.

Single- und Double-Pool-Kt/V

Würde man die Begriffe wörtlich aus dem Englischen übersetzen, so könnte man auch „Einzel- und Doppelschwimmbecken-Kt/V" sagen. Das hört sich zwar merkwürdig an, ist aber gar nicht so falsch. Wie Sie wissen, stellt der Körper des Menschen kein einzelnes großes „Fass" dar, sondern er besteht aus mehreren Flüssigkeitsräumen („Fässchen"). Die Fässchentheorie (→ Abb. 13.1) verdeutlicht, dass das erste Fässchen des Menschen, der Intravasalraum, nur ca. 8 % des Körperwassers enthält. Die restlichen 92 % Körperwasser befinden sich in dahinterliegenden Flüssigkeitsräumen.

▨ Single-Pool-Modell

Bei der Kt/V-Bestimmung im Single-Pool-Modell werden unmittelbar vor und nach der Dialyse die Harnstoffkonzentrationen im Blut bestimmt. Dabei geht die Modellrechnung allerdings davon aus, dass der Mensch aus einem einzigen Fass (flüssigkeitsgefüllter Raum) besteht. Das Ergebnis, das $Kt/V_{(sp)}$, wobei (sp) für Single Pool steht, gaukelt uns vor, dass schon direkt nach der Dialyse die Harnstoffkonzentration im ganzen Körper gleich niedrig wäre. Das ist allerdings falsch! In den anderen beiden Fässchen, im interstitiellen und intrazellulären Raum, sind die Harnstoffkonzentrationen noch höher als im Blut. Erst ca. 60 Minuten nach Dialyseende ist der Vorgang des Konzentrationsausgleichs (Rebound) abgeschlossen.

> **Merke**
> Das Nachfließen von Harnstoff aus dem Gewebe ins Blut wird **Rebound** genannt.

▨ Double-Pool-Modell

Das Double-Pool-Modell, auch Zwei-Kompartment-Modell genannt, berücksichtigt das Nachfließen von Harnstoff (Rebound), indem der Single-Pool-Kt/V (Kt/V_{sp}) mit einem Korrekturfaktor versehen wird. Dann sprechen wir von Double-Pool-Kt/V (Kt/V_{dp}). Dies muss logischerweise schlechter, also niedriger, ausfallen als das Kt/V_{sp}, da man nach der Dialyse von einer höheren Harnstoffkonzentration im Blut ausgeht als gemessen wurde.

Es gibt allerdings noch eine genauere Methode für die Bestimmung des Double-Pool-Kt/V. Dabei lässt man den Patienten nach Dialyseende ca. 1 Stunde warten, um erst dann die zweite Harnstoffprobe zu entnehmen. Dies ist die exakteste Vorgehensweise, um den Kt/V_{dp} zu ermitteln.

Da wir aber unsere Patienten aus bekannten Gründen nicht warten lassen, nehmen wir die zweite Harnstoffprobe unmittelbar nach Behandlungsende ab. Computerprogramme, z. B. Efficacy, berechnen aus den gewonnenen Werten das Kt/V_{sp} und das Kt/V_{dp} unter rechnerischer Berücksichtigung des Rebounds. Je länger die Dialysezeit des Patienten, je mehr gleichen sich auch die Harnstoffkonzentrationen der einzelnen Flüssigkeitsräume während der Dialyse an und infolgedessen fällt auch der Rebound-Effekt und die Differenz zwischen Single- und Double-Pool Kt/V geringer aus.

> **Merke**
> Es ist wichtig, dass Sie stets zwischen Single-Pool- und Double-Pool-Kt/V unterscheiden.

Wie hoch sollte das Kt/V sein?

Die amerikanischen Leitlinien zur Qualitätssicherung der Dialyseverfahren (Dialysis Outcomes Quality Initiative Guidelines – abgekürzt: DOQI-Guidelines) schlagen zur Berechnung des Kt/V die Formeln nach Daugirdas vor.

Gemäß Beschluss des Gemeinsamen Bundesausschusses (G-BA) von Ärzten, Krankenhäusern und Krankenkassen müssen alle Erbringer von Dialyseleistungen, mit Ausnahme von Klinikdialysen, verpflichtend an Qualitätssicherungsmaßnahmen teilnehmen. Für die Hämodialyse gilt ein Ziel-Kt/V_{sp} von $\geq 1{,}2$ pro Behandlung.

■ Kt/V und Mortalitätsrate

Zwischen Kt/V und der Mortalitätsrate der Patienten besteht ein direkter Zusammenhang. Unter Mortalität versteht man das relative Risiko zu sterben. Sinkt also der Kt/V_{sp} unter 1,2, so steigt im Gegenzug das Mortalitätsrisiko. Jede Verringerung des Kt/V um 0,1 % bedeutet eine Zunahme der Mortalität von ca. 7 %. Würde ein Patient pro Behandlung stets nur einen Kt/V_{sp} von 1,0 aufweisen, so wäre sein statistisches Sterblichkeitsrisiko 14 % höher.

Lange wurde davon ausgegangen, dass oberhalb eines Kt/V_{sp} von 1,2 keine signifikante Verbesserung der Mortalitätsrate mehr zu erwarten ist. Mittlerweile gibt es jedoch genügend Nachweise dafür, dass bei einem Kt/V_{sp} über 1,2 die Anfälligkeit für Erkrankungen (Morbidität) sinkt und infolgedessen auch eine Verbesserung der Mortalitätsrate zu erzielen ist. Andere Untersuchungen zeigten, dass insbesondere Typ-II-Diabetiker von einer Erhöhung der Dialysedosis profitieren. Daher wird derzeit darüber diskutiert, zumindest bei Diabetikern den Ziel-Kt/V_{sp} auf mindestens 1,4 anzuheben.

Resümee

Sie sind nun bestens gerüstet, eine Dialysebehandlung bezüglich ihrer Effektivität zu beurteilen und zu steuern. Nutzen Sie die Chance, dem Patienten neben einer hohen Behandlungsqualität auch eine möglichst effektive Dialyse zukommen zu lassen, indem Sie die leistungssteigernden Kriterien fördern und die leistungsreduzierenden möglichst ausschalten. So tragen Sie als Pflegende einen maßgeblichen Anteil an der Ergebnisqualität in der Nierenersatztherapie.

⚠ VORSICHT: Prüfung!

1. Nennen Sie die 5 Leistungskriterien der Hämodialyse!

2. Welches Leistungskriterium wirkt sich am meisten auf die Dialyseeffektivität aus?

3. In welcher Richtung sollen im Dialysator Blut und Dialysierflüssigkeit zueinander laufen, um die maximal mögliche Clearance zu erzielen?

4. Aus welchen Werten berechnet das Dialysegerät die effektive Blutflussrate?

5. Was ist das kumulierte Blutvolumen?

6. Was bedeutet V in der Kt/V-Formel?

7. Welches Ziel-Kt/V sollte bei jeder Hämodialysebehandlung mindestens erreicht werden (bei drei Behandlungen pro Woche)?

8. Welchen Kt/V-Wert würde Herr Meyer nach der einfachen Berechnungsformel im nachfolgenden Beispiel maximal erzielen?
- Gewicht: 120 kg
- Dialysezeit: 5 Stunden
- Harnstoffclearance: 280 ml/min

($\rightarrow$ ✚ auf www.pflegeheute.de)

14 Medizinische Komplikationen vor, während und nach der Dialysebehandlung

In diesem Kapitel stellen wir Ihnen die möglichen Behandlungskomplikationen die während und unmittelbar nach der Hämodialysebehandlung auftreten können, vor. Wie das Wort Behandlungskomplikationen schon sagt, entstehen diese Komplikationen erst durch die Hämodialysebehandlung und sind somit hausgemacht. Ihre Aufgabe als Pflegende ist es, auftretende Behandlungskomplikationen möglichst früh zu erkennen, noch bevor sie ihr volles Ausmaß erreicht haben, um ihnen dann zügig und routiniert mit geeigneten Maßnahmen entgegenzuwirken. Für alle nachfolgend beschriebenen Komplikationen vor, während und nach einer Hämodialysebehandlung gilt natürlich, dass Sie immer rechtzeitig einen Arzt hinzurufen sollten.

14.1 Komplikationen vor der Hämodialyse

Hyperkaliämie

Die Hyperkaliämie (Serumkalium $> 5,5$ mmol/l) ist die hier einzig beschriebene Komplikation bei einem dialysepflichtigen Patienten, die **nicht** durch die Dialysebehandlung verursacht wird. Verantwortlich hierfür ist das mit der Nahrung aufgenommene Kalium, das aufgrund der unzureichenden oder fehlenden Nierenfunktion nicht mehr ausgeschieden wird und im dialysefreien Intervall im Körper kumuliert. Eine ausgeprägte metabolische Azidose (pH $< 7,36$) fördert zusätzlich die Hyperkaliämie, indem H^+-Ionen in die Zelle diffundieren und im Gegenzug Kalium aus der Zelle ins Blut übertritt.

> **Merke**
> Sinkt der pH-Wert des Blutes um 0,1, steigt der Serumkaliumgehalt um ca. 0,5 mmol/l.

Dialysepatienten und deren Angehörige sollten unbedingt über Risiken, Symptome und vor allen Dingen über die präventiven Maßnahmen einer Hyperkaliämie aufgeklärt werden. Da Diätfehler die häufigste Ursache darstellen, ist eine Ernährungsberatung durch z.B. speziell geschulte Pflegefachkräfte unerlässlich. Die Patienten und deren Angehörige müssen wissen, in welchen Nahrungsmitteln die Gefahr lauert. Der Verzehr von stark kaliumhaltigen Produkten wie Spargel, Nüssen oder Steinobst kann für einen Dialysepatienten im ungünstigsten Fall zum Tod führen.

Eine Hyperkaliämie macht sich durch Sensibilitätsstörungen der Haut und Muskelschwäche bis hin zu Lähmungen bemerkbar. Bedingt durch die Herz-Reizleitungsstörung ist der Puls extrem verlangsamt (Bradykardie) und es kommt zu Veränderungen im EKG. Nimmt der Patient ein Digitalispräparat (Digitoxin), verstärkt dieses zusätzlich die Symptomatik der Hyperkaliämie. Digitalis und Kalium zeigen eine ähnliche Wirkungsweise am Herzen, indem sie die Pulsfrequenz senken. Dies bedeutet, dass digitalisierte Patienten früher und auch ausgeprägter auf eine beginnende Hyperkaliämie reagieren können als Patienten, die kein Digitalispräparat einnehmen.

Zur Kontrolle wird vor der Dialysebehandlung der Serumkaliumwert bestimmt. Bestätigt sich die Hyperkaliämie, ist der Patient umgehend und vorrangig an das Dialysegerät anzulegen, ansonsten droht der akute Herztod. Die Menge an Kalium, die während einer Behandlung dem Patienten entzogen wird, ist abhängig von der Dialysezeit und dem Konzentrationsunterschied zwischen Blut und Dialysierflüssigkeit. Der Kaliumgehalt in der Dialysierflüssigkeit sollte in diesem Fall nicht mehr als 2 mmol/l betragen und die Dialysezeit ausreichend lang gewählt werden (mindestens 5 Stunden). Vor Dialysebeginn sollten auch die Blutgase des Patienten kontrolliert werden. Besteht eine ausgeprägte metabolische Azidose, so ist auch diese, durch Anpassung der Bikarbonatkonzentration in der Dialysierflüssigkeit, bis zum Ende der Behandlung wieder vollständig auszugleichen.

14.2 Komplikationen während der Hämodialyse

Blutdruckabfall

Der Blutdruckabfall zählt zu den am häufigsten vorkommenden Komplikationen während der Hämodialysebehandlung. Die Ursache ist meist eine zu hohe Ultrafiltration. Wird dem Patienten nach dem Prinzip der Ultrafiltration Flüssigkeit aus dem Blut (Intravasalraum) entzogen, dickt dieses im Laufe der Behandlung ein, der Hämatokrit steigt an, das zirkulierende Blutvolumen sinkt und es kann bei Unterschreitung einer kritischen Grenze zur Hypovolämie (zu geringem Füllungszustand im Gefäßsystem) und dadurch bedingt zum Blutdruckabfall kommen.

Voraussetzend für einen stabilen Kreislaufzustand während einer Dialysebehandlung mit Ultrafiltration ist, dass in der gleichen Zeit genauso viel Flüssigkeit aus dem Gewebe (aus Fässchen 2 und 3) ins Blut (Fässchen 1) hin übertritt, wie dem Patienten durch Ultrafiltration entzogen wird (→ Abb. 14.1). Es muss also immer ein Gleichgewicht zwischen Flüssigkeitsentzug und Flüssigkeitsnachstrom aus dem Gewebe bestehen. Ist der Flüssigkeitsentzug pro Stunde oder auch in der Gesamtmenge zu hoch, droht als Folge der Blutdruckabfall.

Eine besondere Herausforderung im Rahmen der dialyseassoziierten Komplikationen stellt die autonome Neuropathie bei Diabetikern unter Dialysebedingungen dar. Durch eine periphere Vasoplegie (Blutgefäßlähmung) sind diese Patienten an der Dialyse nicht mehr in der Lage, im Rahmen eines beginnenden Blutdruckabfalls während der Behandlung mit einer adäquaten peripheren Vasokonstriktion (Gefäßverengung) und einem reflektorischen Herzfrequenzanstieg zu reagieren. Dies bedeutet, dass insbesondere bei Diabetikern der Blutdruck während einer Dialyse mit Volumenentzug engmaschig kontrolliert werden muss.

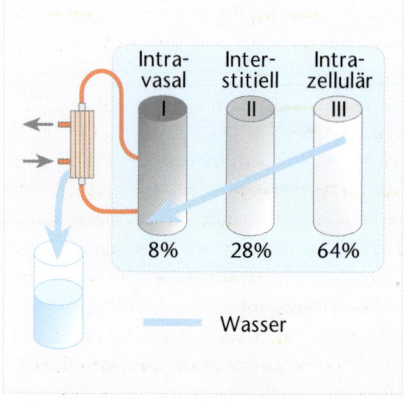

Abb. 14.1: Flüssigkeitsnachstrom aus dem Gewebe während der Hämodialyse am Beispiel der Fässchentheorie nach W. Servos (→ 5.5). [L138]

Erste Symptome für einen Blutdruckabfall können Blässe, Kaltschweißigkeit, Bewusstseinseintrübung, Übelkeit und plötzliches Erbrechen sein. Der Blutdruck ist niedrig oder vielleicht nicht mehr messbar. Jetzt sind von Ihnen routinierte und zügige Arbeitsabläufe gefordert, um den Patienten vor der tiefen Bewusstlosigkeit zu bewahren: Schocklagerung, UF-Pause, Volumensubstitution mit 0,9 %iger NaCl-Lösung und engmaschige Blutdruckkontrolle, am besten durch einen zweiten Kollegen. Nach Stabilisierung der Kreislaufsituation des Patienten sollte nun die UF-Rate pro Stunde, die gesamt UF-Menge und das Sollgewicht mit objektiven Kriterien kontrolliert und neu überdacht werden. Im Grunde kann nur eine ausreichend lange Dialysezeit (Dialysezeitverlängerung) mit entsprechend geringer Ultrafiltrationsrate pro Stunde einen adäquaten Spielraum für eine optimale Flüssigkeitskorrektur während der Dialysebehandlung eröffnen.

Muskelkrämpfe

Muskelkrämpfe werden meist durch eine Hypoxie (Sauerstoffmangel im Gewebe) verursacht. Diese wiederum entsteht durch eine Hypovolämie (zu geringes zirkulierendes Blutvolumen) mit mangelnder peripherer Durchblutung aufgrund zu hoher Ultrafiltrationsrate oder/und einer Hyponatriämie (erniedrigter Serumnatriumgehalt). Eine eventuelle Hyponatriämie wird durch eine für den Patienten zu niedrig dosierte Natriumkonzentration in der Dialysierflüssigkeit hervorgerufen. Fehlt jedoch Natrium als osmotisch wirksame Substanz in ausreichender Menge im Gefäßsystem (Fässchen 1), ist nach dem physikalischen Prinzip der Osmose der Flüssigkeitsnachstrom aus dem Gewebe zum Blut hin gestört. Die Folge ist wieder eine Hypovolämie mit Mangel-

durchblutung, Hypoxie, Muskelkrämpfen bis hin zum Blutdruckabfall.

Sie sehen also, Muskelkrämpfe und Blutdruckabfall haben im Prinzip die gleichen Ursachen.

> **Merke**
> Muskelkrämpfe sind häufig die ersten Anzeichen eines beginnenden Blutdruckabfalls.

Hochprozentige Kochsalzzufuhr (5,85 %– 10 %) erhöht die Blut-Osmolarität und beschleunigt den Flüssigkeitsnachstrom aus dem Gewebe. Aber aufgepasst: Zu viel Kochsalz macht durstig und der Patient wird zu Hause entsprechend mehr trinken. Abhilfe können auch Ultrafiltrations- und Natriumprofile schaffen. Dabei wird meist in der ersten Dialysephase unter hoher UF-Rate der Natriumgehalt in der Dialysierflüssigkeit angehoben. Der über den Dialysator ins Blut verabreichte Natriumbolus beschleunigt nun den Flüssigkeitstransfer vom Gewebe ins Blut. In der Endphase der Dialyse, mit niedriger UF-Rate, wird dann der anfänglich gegebene Natriumbolus durch automatische Absenkung der Natriumkonzentration in der Dialysierflüssigkeit wieder herausdialysiert.

Dies sind angewandte Hilfen, um den Patienten möglichst zügig zu entwässern. Besser wäre auch hier, wie schon beim Blutdruckabfall beschrieben, eine schonende Flüssigkeitskorrektur bei ausreichend langer Dialysezeit.

Weitere Maßnahmen bei Muskelkrämpfen sind:
■ Engmaschige Blutdruckkontrolle
■ Flüssigkeitszufuhr je nach Kreislaufsituation
■ Unterbrechung der Ultrafiltration
■ Durchstrecken und Massage der Gliedmaßen
■ Glucose 20-40 % i. v. als osmotisch wirksame Substanz

> **Merke**
> Vorsicht bei Wärmflaschen: Diabetiker mit einer ausgeprägten Polyneuropathie spüren bei zu hoher Temperatur keinen Schmerz, und die Gefahr der Verbrennung ist schon bei der Wärmflaschen-Anwendung gegeben. Daher ist generell davon abzuraten.

Blutdruckanstieg mit hypertensiver Krise

Häufig wird auch ein kontinuierliches Ansteigen des Blutdrucks während einer laufenden Dialysebehandlung beobachtet. Die Ursachen können recht vielfältig sein. Sie reichen von der Aktivierung des Renin-Angiotensin-Aldosteron-Systems (RAA-Systems) über die nachlassende Wirkung der blutdrucksenkenden Medikamente zum Ende der Dialyse bis zur Hypernatriämie bei zu hoher Natriumkonzentration in der Dialysierflüssigkeit. Darüber hinaus können auch psychische Faktoren wie Ängste und Sorgen Auslöser einer hypertensiven Krise sein. Zu Ihren Aufgaben als Pflegende gehören nun:

- Psychologische Intervention bei Krisen des Patienten
- Engmaschige Kreislaufkontrolle mit sorgfältiger Dokumentation und Informationsweiterleitung an den Arzt
- Verabreichung blutdrucksenkender Medikamente nur nach ärztlicher Anordnung
- Mit dem Patienten über die korrekte Einnahme seiner Medikation sprechen. Dabei den aktuellen Medikamentenplan zur Hilfe nehmen
- Hilfe bei der Vorbereitung der verordneten Medikamente, mit dem Ziel einer korrekten und regelmäßigen Einnahme. Empfehlenswert sind hier Medikamentenkästchen, in denen die Medikation einer gesamten Woche bereitgestellt

wird. Diese sind in jeder Apotheke erhältlich
- Wenn der Patient mit der korrekten Einnahme seiner Medikamente offensichtlich überfordert ist, sollten seine Angehörigen kontaktiert werden

Im Weiteren ist über eine Absenkung des Sollgewichts bei Verlängerung der Dialysezeit und reduzierter Natriumkonzentration in der Dialysierflüssigkeit nachzudenken. Bei therapieresistentem Hypertonus kann auch über die Hämofiltration (→ 12.3) als alternatives Behandlungsverfahren nachgedacht werden.

Hypokaliämie

Wird ein Patient, dessen Serumkalium schon bei Dialysebeginn innerhalb der Norm ($\cong$ 4,5 mmol/l) oder gar darunter liegt, mit 2 mmol/l Kalium in der Dialysierflüssigkeit dialysiert, besteht das Risiko einer Hypokaliämie (zu niedriges Serumkalium) während der Behandlung. Als Symptome zeigen sich tachykarde Herzrhythmusstörungen (schnelle und unregelmäßige Herzfrequenz).

Es betrifft meist Patienten unter Diuretikatherapie, die über ihre gut erhaltene Resturinausscheidung noch genügend Kalium über die Nieren verlieren und deren Serumkalium sich infolgedessen schon bei Dialysebeginn innerhalb der Norm oder gar darunter befindet. Durchfall führt jedoch auch zum Kaliumverlust und somit zur Reduzierung der Kaliumkonzentration im Blut. Bleibt so ein akutes Ereignis unbeachtet, kann dieses wiederum Auslöser für lebensbedrohliche Herzrhythmusstörungen während der Dialyse sein.

Als Prävention und Therapie hilft nur eine häufige Kaliumkontrolle und eine an die Situation angepasste Kaliumkonzentration in der Dialysierflüssigkeit. Auch während einer laufenden Behandlung ist gegebenenfalls die

Kaliumkonzentration in der Dialysierflüssigkeit durch Wechseln des Säurekonzentratkanisters zu ändern bzw. anzuheben. Ist vor Dialysebeginn das Serumkalium schon im Normbereich oder gar zu niedrig, wird der Kaliumgehalt in der Dialysierflüssigkeit von meist standardmäßig 2 mmol/l auf 3–4 mmol/l angehoben.

> **Merke**
> Klagt der Patient über Durchfall, ist seine Gewichtszunahme ungewöhnlich gering oder kommt er gar unter seinem Sollgewicht, deutet das auf einen Flüssigkeits- und Kaliumverlust über den Darm hin. Bestimmen Sie in solchen Fällen unbedingt das Serumkalium vor der Behandlung, und heben ggf. den Kaliumgehalt in der Dialysierflüssigkeit auf 3–4 mmol/l an (nur nach ärztlicher Anordnung!).

Hämolyse

Die Hämolyse ist eine gefürchtete Dialysekomplikation und beschreibt die Zerstörung von roten Blutkörperchen (Erythrozyten). Da sich in den Erythrozyten viel Kalium befindet und dies bei einer Hämolyse freigesetzt wird, droht eine Hyperkaliämie mit den entsprechenden klinischen Zeichen wie Herzrhythmusstörungen und Veränderungen im EKG. Weitere Symptome sind Bauchschmerzen, Übelkeit und Erbrechen.

Die Ursachen sind, zumindest in der Theorie, sehr vielfältig und reichen von der Überhitzung des Blutes (Dialysattemperatur > 46 °C.) bis hin zur fehlerhaften Aufbereitung der Dialysierflüssigkeit (Dialyse gegen Permeat ohne Konzentratzusatz).

Beim Einsatz heutiger, moderner und sicherer Hämodialysegeräte bleibt jedoch bei realistischer Betrachtung nur noch eine Ursache übrig: die mechanische Zerstörung von Erythrozyten, verursacht durch Knickstellen im Blutschlauchsystem (BSS). Die klassischen Gefahrenstellen am Blut-

schlauchsystem sind meist kurz vor dem blutseitigen Dialysatoreingang und direkt vor der venösen Luftfalle (→ 12.2). Was an solchen Knickstellen passiert, können Sie mit einem Gartenschlauch ausprobieren.

> **Versuch**
> Drehen Sie den Wasserhahn an Ihrem Gartenschlauch auf und beobachten Sie dabei den Druck des Wasserstrahls. Dieser dürfte erst mal nicht allzu stark sein. Knicken Sie allerdings den Schlauch kurz vor der Öffnung leicht ab, kommt es im Schlauch zum Druckanstieg vor der Öffnung und das Wasser spritzt mit hohem Druck aus dem Schlauch heraus. Dies nennt man Venturi-Düseneffekt.

Bei der Hämodialyse übernimmt also die Knickstelle im Blutschlauchsystem (BSS) die Funktion einer Düse. Vor der Knickstelle kommt es zum Druckanstieg des Blutes und hinter der Knickstelle zur abrupten Druckentlastung mit großen Turbulenzen. Leicht vorstellbar, dass dies viele Erythrozyten nicht überleben und dabei zerstört werden.

Ein Schmatzen der Blutpumpe sagt Ihnen, dass das Blut nicht ungehindert durch das Blutschlauchsystem fließen kann. Häufig ist auch der Venendruck geringer als üblich. Suchen Sie in solchen Fällen unbedingt das gesamte extrakorporale System nach Knickstellen und nach Verschlüssen oder Teilverschlüssen ab.

Liegt bereits eine Hämolyse mit klinischen Symptomen vor, ist die Dialysebehandlung sofort zu unterbrechen. Eine Blutrückgabe ist aufgrund des freien Kaliums nicht zu empfehlen. Wegen der Gefahr einer drohenden Hyperkaliämie sollte umgehend eine erneute Dialysebehandlung mit einem anderen Dialysegerät und komplett neuen Materialien durchgeführt werden. Das alte Dialysegerät wird mit allen Materialien zur Feststellung der Ursache sichergestellt. Der Patient sollte nach der Akutbehandlung für einige Tage unter stationärer Beobachtung bleiben.

Merke
- Bringen Sie bei der Vorbereitung zur Dialyse das Blutschlauchsystem sorgfältig an und entdrillen Sie dabei die Schläuche
- Vermeiden Sie Knickstellen, indem Sie alle Schläuche in den dafür vorgesehenen Halterungen befestigen
- Achten Sie genau auf Hinweise wie ein Schmatzen der Blutpumpe oder einen unüblich hohen oder niedrigen Venendruck

Luftembolie

Während der Behandlung zapfen wir den venösen Blutkreislauf des Patienten an und verlängern diesen außerhalb des Körpers (extrakorporal) mit einem Blutschlauchsystem, in dem sich sogar Lufteinschlüsse in Luftfallen und Druckableitern befinden (→ Abb. 14.2). Das Zusammentreffen mehrerer Fehler, wie das Ansaugen von Luft ins Blutschlauchsystem bei gleichzeitig fehlerhafter Luftüberwachung an der venösen Luftfalle des Gerätes, kann zum unbemerkten Lufteinstrom in den Patienten führen. Die Folge wäre eine Luftembolie mit schwerstem Krankheitsbild.

In der Literatur findet man nur wenige quantitative Angaben zur Auswirkung einer versehentlichen Luftinjektion oder Luftinfusion beim Menschen. Es stellt sich dennoch immer wieder die Frage, wie groß die Luftembolie sein muss, um beim Patienten erste Symptome oder lebensbedrohliche Komplikationen hervorzurufen.

Kleinere Luftembolien bleiben häufig unerkannt, da sie keinerlei klinische Symptome verursachen. Im Tierversuch kam es ab einer Luftmenge von 0,3 ml/kg Körpergewicht (KG) zu einem direkten Übertritt in die arterielle Strombahn, da bei dieser Luftmenge die Lunge als Filterorgan versagte. Übertragen auf einen 70 kg schweren Patienten,

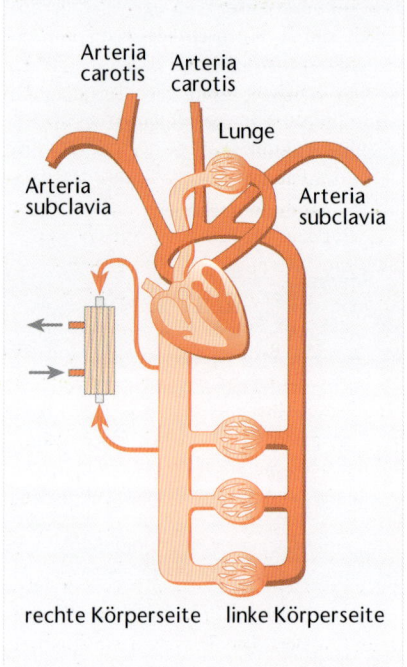

Abb. 14.2: Blutkreislauf des Menschen mit angeschlossenem extrakorporalem System. [L138]

dürften also schon 21 ml Luft ausreichen, um ein schwerwiegendes Krankheitsbild hervorzurufen. Eine Luftinfusion über 1,8 ml/kg KG ist als absolut tödliche Dosis anzusehen. Bei den beschriebenen Luftembolien beim Menschen wurden Luftmengen zwischen 100 und 300 ml nicht überlebt.

Beim aufrecht sitzenden Patienten kann die einströmende Luft über die großen Venen bis ins Gehirn und über das rechte Herz und der Lungenarterie zur Lunge gelangen. Zu den ersten Lungensymptomen zählen Atemnot, Husten und thorakales Engegefühl. Passiert diese Luft nun auch die Lungenkapillaren, gelangt sie über das linke Herz in den arteriellen Blutkreislauf und führt zur arteriellen Luftembolie im Gehirn. Das Krankheitsbild verschlimmert sich, es kommt zu zerebralen Symptomen wie vernichtenden Kopfschmerzen, Ohrgeräuschen, Schwindel, zerebralem Krampfanfall, Bewusstlosigkeit und schließlich zum Tod als schlimmste Folge der Luftembolie.

Sollte es zum Lufteinstrom in die Blutbahn des Patienten kommen, ist dieser unverzüglich in die Linksseiten- und Kopftieflage zu bringen. Damit soll erreicht werden, dass die Luft nicht ins Gehirn, sondern in den rechten Arm gelangt und dort nur minderschwere Symptome verursacht. Im Weiteren ist das Blutschlauchsystem sofort vom Patienten zu entfernen. Sauerstoffgabe und kreislaufstabilisierende Maßnahmen erfolgen bis zum Beginn der intensivmedizinischen Behandlung.

Für Sie als Pflegende sollten daher neben den Kenntnissen zu Sofortmaßnahmen bei einer Luftembolie das Wissen über die möglichen Ursachen und die daraus resultierenden präventiven Maßnahmen im Vordergrund stehen. Die Ursachen sind teilweise so banal, dass sie oft als „unmöglich" dargestellt werden. Die Erfahrung lehrt uns jedoch eines Besseren.

▨ Lufteinstrom ins Blutschlauchsystem (BSS)

■ Eine Glas- oder Kunststoffinfusionsflasche wird ohne Infusomat vor der Blutpumpe (BP) angebracht. Nach vollständiger Entleerung saugt die BP Luft aus der Flasche ins Blutschlauchsystem.
■ Der arterielle Druckableiter wurde nicht ordnungsgemäß angebracht und die Blutpumpe saugt darüber Luft ins Blutschlauchsystem.
■ Die arterielle Punktionskanüle ist herausgerutscht. Die BP saugt Luft ins Blutschlauchsystem.
■ Eine vor der BP gelegene Schlauchverbindung ist undicht und saugt Luft.
■ Ein zu niedriger Blutspiegel in der arteriellen Luftfalle kann zum Lufteinstrom in den Dialysator und zur Blasen- und Schaumbildung im Blutschlauchsystem führen.
■ Die arterielle Luftfalle ist aus ihrer Halterung gefallen. Es kommt zum Lufteinstrom in den Dialysator mit Schaumbildung.
■ Die Blutrückgabe mit Luft anstatt mit Kochsalz erfordert unvermeidbar einen Lufteinstrom ins Blutschlauchsystem.

▨ Luftübertritt in den Patienten

■ Die Luftüberwachung am Dialysegerät ist defekt.
■ Die Luftüberwachung wurde durch Überbrückung oder diverse Tricks, auf die wir nicht weiter eingehen möchten, außer Funktion gebracht.
■ Bei einer Fehlerregulierung bildete sich Schaum im Blutschlauchsystem.
■ Luft, die sich im Blutschlauchsystem befindet, gelangt bei einer plötzlichen Druckentlastung in den venösen Patientenschlauch.
■ Bei Stromausfall mit Handkurbelbetrieb ist die Luftüberwachung nicht aktiv.

Merke

■ Bringen Sie bei der Vorbereitung zur Dialyse das BSS und den Dialysator mit Sorgfalt an. Verschließen Sie alle Verschlusskronen und die dazugehörigen Clips. Ein offener Clip bedeutet eine 50 %ige Sicherheitseinbuße und ist eindeutig als so genannter Kunstfehler einzuordnen.
■ Achten Sie auf ausreichende Blutspiegel in den Luftfallen.
■ Benutzen Sie niemals Infusionsflaschen ohne Infusomaten.
■ Legen Sie den Patienten nie mit Luft, sondern immer mit einem Infusionsbeutel ab.
■ Setzen Sie die Luftüberwachung nie mit diversen Tricks außer Betrieb.

- Bei Schaumbildung im BSS ist der Patient als Erstes vom diesem zu trennen. Danach erfolgt die Fehlerkorrektur. Erst nach vollständiger Entfernung der Blasen darf der Patient wieder an das BSS angeschlossen werden.
- Bei Stromausfall ist bei der Blutrückgabe über Handkurbelbetrieb besondere Sorgfalt geboten.

Blutverlust

Sollte es während der Behandlung zu einem größeren Blutverlust kommen, stellt das für den Patienten eine lebensbedrohliche Situation dar. Es kommt zur Hypovolämie mit Blutdruckabfall.

Natürlich haben alle derzeit gängigen Dialysegeräte geeignete Schutzsysteme, die über Druckmessungen einen Blutverlust im extrakorporalen System registrieren sollen. Aber was passiert wenn:

- der Blutverlust pro Zeiteinheit zu gering ist, um eine ausreichende Druckabweichung zu erzeugen
- es bei herausgerutschter venöser Punktionskanüle zu keiner gravierenden Druckabweichung kommt, da diese unter einem Tupfer oder in der Bettdecke steckt?

Nachfolgend einige Beispiele, die auf wahren Begebenheiten beruhen.

Fall 1

Die arterielle Punktionskanüle mit einem Querschnitt von 1,5 mm rutschte während der Dialyse heraus. Der arterielle Druck änderte sich nur unwesentlich und das Dialysegerät gab keinen Alarm. Die Patientin blutete unbemerkt aus der Punktionsstelle. Das Dialysegerät saugte nun über die arterielle Kanüle Luft ins BSS, bis schließlich in der venösen Luftfalle ein Luftalarm ausgelöst wurde. Abgesehen von der groben Verschmutzung endete das Geschehen glimpf-

lich. Der Blutverlust hielt sich in Grenzen und die Patientin erlitt dabei keinen größeren Schaden. Die Ursache war auf eine mangelnde Fixierung der Punktionskanüle zurückzuführen.

Fall 2

Diesmal lag die Ursache des Blutverlusts, welcher vom Dialysegerät unbemerkt blieb, am Kolben der Perfusorspritze. Diese für die Pflegekraft nicht sichtbar fehlerhafte Perfusorspritze wurde am Dialysegerät angebracht. Nach dem Anschließen der Patientin mit routinemäßiger Gerätekontrolle ergab sich folgende Situation: Der Kolben der Perfusorspritze war undicht. Zunächst quoll seitlich die Heparinlösung heraus, später Blut. Die austretende Blutmenge pro Zeiteinheit reichte nicht für einen Druckabfall im extrakorporalen System, sodass es zu keinem venösen Unterdruckalarm kam. Im Weiteren stand das Dialysegerät so ungünstig nah am Bett, dass diese Situation erst dann erkannt wurde, als die Patientin aufgrund des hohen Blutverlusts einen Blutdruckabfall bekam. Der Blutverlust war erheblich, so dass die Patientin nach notfallmäßiger Kreislaufstabilisierung Transfusionen erhalten musste. Schuld waren nicht die Pflegenden, jedoch hätten häufigere Sichtkontrollen am übersichtlich platzierten Dialysegerät das Ausmaß der Katastrophe deutlich reduziert.

Fall 3

Während der Dialyse rutschte bei einer schlafenden Patientin die venöse Punktionskanüle heraus und blieb mit ihrer Öffnung unter einem Tupfer stecken. Der venöse Rücklaufdruck war zufällig gleich oder ähnlich jenem venösen Rücklaufdruck während der Behandlung. Das Dialysegerät gab keinen Alarm und die Situation blieb unbemerkt. Die Patientin verlor nun je nach eingestelltem Blutfluss bis zu 300 ml Blut pro Minute. Nach Erkennen der Komplikation kam für die Patientin jede Hilfe zu spät.

Leider sind diese Ereignisse nicht mehr rückgängig zu machen. Aber wir haben die Chance, daraus zu lernen, indem wir uns immer im Klaren darüber sind, dass das Dialysegerät nur die wenigsten Blutverluste, die während der Behandlung geschehen, bemerkt. Schutzsysteme jeglicher Art können nicht das geschulte und sensible Auge der Pflegenden ersetzen.

> **Merke**
> - Bei der Gerätevorbereitung alle Schlauchverbindungen, Verschlusskronen und Clips am BSS sachgemäß verschließen
> - Während der Behandlung regelmäßige Sichtkontrollen vornehmen
> - Die Punktionskanülen und zuführenden Schläuche der Patientensituation angepasst ausreichend gut fixieren

Allergische Reaktion

Das Auftreten allergischer Reaktionen auf Dialysematerialien wie Dialysatoren und Blutschlauchsysteme, Sterilisationsrückstände und auch auf Medikamente wird dank der stetig verbesserten biologischen Verträglichkeit immer seltener. Dennoch besteht weiterhin ein generelles Risiko, dass der Patient bei den ersten Kontakten von Blut mit Fremdmaterialien allergisch reagiert. Zu den ersten Symptomen zählen Hautrötung, Juckreiz, Hitzegefühl und Luftnot.

Zu erwarten sind diese Symptome jedoch nur bei Patienten, die noch nie mit solchen Materialien in Berührung kamen. Besonders wachsam müssen Sie also bei den ersten Behandlungen eines Patienten und beim Wechsel auf einen anderen, für den Patienten unbekannten Dialysator sein. Es ist auch unwahrscheinlich, dass die genannten Symptome erst zum Ende der Dialyse auftreten. Wenn der Patient allergisch reagiert, dann meist in der ersten Dialysestunde.

Sollten Sie also Dialysebehandlungen unter erstmaligem Einsatz neuer Dialysatoren oder bei einem Patienten eine Erstdialyse durchführen, wird von Ihnen eine besonders gute Patientenbeobachtung gefordert. Organisieren Sie Ihre Arbeitsabläufe so, dass Sie sich in der Anfangsphase der Behandlung möglichst häufig im Patientenzimmer aufhalten, und klären Sie den Patienten dahingehend auf, dass er sich sofort melden soll, wenn er sich in irgendeiner Form unwohl fühlt.

Was ist zu tun, wenn bei einem Patienten plötzlich allergische Symptome auftreten? Der von Ihnen verständigte Arzt wird sicherlich anordnen, die Dialyse sofort zu unterbrechen. Auch die Blutrückgabe ist aufgrund der Allergenbelastung fraglich und unterliegt ärztlicher Anordnung. Die medikamentöse Therapie erfolgt meist mit einem Antihistaminikum und einem Kortisonpräparat. Bei Bedarf kann Sauerstoff verabreicht werden. Wichtig ist eine engmaschige Vitalzeichenkontrolle.

Danach sollte auf Ursachensuche gegangen werden. Biologische Dialysatormembranen wie Cuprophan oder Materialien, die mit ETO (Äthylenoxid) sterilisiert wurden, sind die häufigsten Allergieauslöser. Ist eine Ursache als wahrscheinlich anzusehen, erfolgt die weitere Dialysebehandlung unter Ausschluss der vermeintlich allergieauslösenden Substanz und unter strengster Patientenbeobachtung.

Dysäquilibriumsyndrom

Ein Dysäquilibriumsyndrom ist ein dialysebedingtes Hirnödem, verursacht durch einen Flüssigkeitseinstrom in die Hirnzelle, einhergehend mit starken, zum Teil vernichtenden Kopfschmerzen, Übelkeit und Erbrechen.

Auch in diesem Fall sind Patienten betroffen, die sich ihren ersten Hämodialysebehandlungen unterziehen. Schuld ist diesmal der Harnstoff bzw. das zu schnelle Absenken der Harnstoffkonzentration im Blut während den ersten Behandlungen.

Ein Dysäquilibriumsyndrom ist folgendermaßen zu erklären:

1. Aufgrund einer zu effektiven Dialyse kommt es zur raschen Harnstoffreduktion im Blut. Die Harnstoffkonzentration im Blut ist nun deutlich geringer als die in der Zelle.
2. Nach dem physikalischen Prinzip der Diffusion wandert zwar Harnstoff von der Zelle ins Blut nach, aber die osmotische Reaktion ist deutlich schneller.
3. Harnstoff als osmotisch wirksame Substanz liegt nun in der Zelle in einer wesentlich höheren Konzentration vor als im Blut. Somit greift das Gesetz der Osmose, und es kommt zum Flüssigkeitseinstrom in die Hirnzelle.

Der Harnstoffwert ist also richtungsweisend für die angestrebte Effektivität der ersten Dialysen. Zu den Effektivitätskriterien zählen die Clearanceleistung des Dialysators, das Gleich- und Gegenstromprinzip von Blut und Dialysat im Dialysator, die Dialysatflussrate, die effektive Blutflussrate und die Behandlungszeit.

> **Merke**
> Die beste präventive Maßnahme zur Vermeidung eines Hirnödems ist eine langsame und schonende Reduktion der Harnstoffkonzentration im Körper. Zur Beginn der Dialysetherapie ist daher die Effektivität der einzelnen Behandlung langsam von Dialyse zu Dialyse zu steigern. Erste Symptome wie Kopfschmerzen sind in der Regel sichere Hinweise dafür, dass die Dialysedosis für jene Behandlung erreicht ist.

14.3 Komplikationen nach der Hämodialyse

Blutdruckabfall beim Aufstehen

Dank guter Patientenbeobachtung und gewissenhafter ärztlicher und pflegerischer Versorgung werden die meisten Hämodialysebehandlungen erfolgreich und ohne Komplikationen abgeschlossen. Aber es passiert allzu häufig, dass der Patient die Punktionsstellen zügig abdrückt und nach deren Verschließen fluchtartig sein Bett verlässt. Er geht in Richtung Waage und landet bei einer beginnenden Bewusstlosigkeit nur mit viel Glück in den Armen der Pflegenden. Was ist passiert?

Während der Dialyse haben wir dem Patienten (viel) Flüssigkeit aus dem Blut

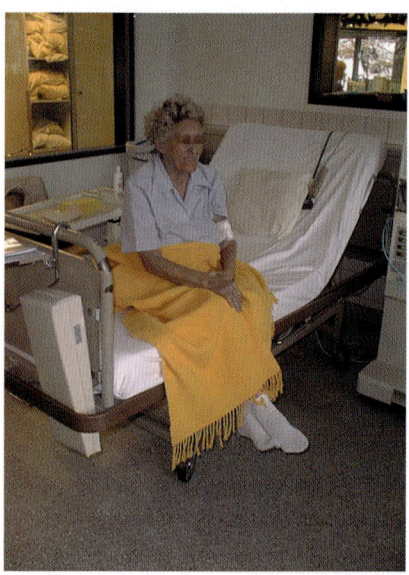

Abb. 14.3: Patientin nach der Dialysebehandlung. [M227]

(Fässchen 1) entzogen (→ Abb. 14.1). Diese ist zwar während der Behandlung kontinuierlich aus den Fässchen 2 und 3 in Fässchen 1 (Blutgefäße/Intravasalraum) nachgeflossen, dennoch ist das erste Fässchen kurz nach HD-Ende noch nicht richtig gefüllt, da der Flüssigkeitsausgleich innerhalb der einzelnen Fässchen noch nicht komplett vollzogen ist.

Beim Aufstehen kommt es zusätzlich zu einer Blutverschiebung in die Beine. Der Körper sollte jetzt orthostatisch gegenregulieren, indem er die Herzfrequenz und den peripheren Gefäßwiderstand erhöht. Aber gerade bei Diabetikern ist aufgrund einer autonomen Neuropathie diese Gegenregulation gestört (→ 14.2 Blutdruckabfall). Es kommt zum Blutdruckabfall und damit zur plötzlich eintretenden zerebralen Mangeldurchblutung mit Schwarzwerden vor den Augen, Schwindel, Ohrensausen und Bewusstseinseintrübung bis hin zur Bewusstlosigkeit.

Die beste Therapie liegt auch hier in der Prävention. Überzeugen Sie Ihre Patienten, dass es für sie besser und vor allen Dingen sicherer ist, sich langsam und in Ruhe vom Behandlungsplatz zu erheben. Zunächst sollten sie einige Minuten auf der Bettkante sitzen bleiben, um so den Kreislauf wieder in Schwung zu bringen. Sollten sich dabei keine Zeichen eines Blutdruckabfalls ankündigen, kann beruhigt der Weg zur Waage angetreten werden.

Nachblutung der Punktionsstellen

Das Nachbluten der scheinbar verschlossenen Punktionsstellen beruht oft auf einer Kombination mehrerer Fehler. Ältere Patienten, deren Sensibilitätsempfindung der Finger geschwächt ist, drücken ihre Punktionsstellen meist zu fest ab, teilweise so fest, dass währenddessen kein Blut mehr durch das Shuntgefäß fließt. Darüber hinaus sind die Abdrückzeiten häufig zu kurz. Nach Verschließen der Punktionsstellen verlässt der Patient sein Bett. Wenn er dabei den Shuntarm ausstreckt, um sich damit hochzuziehen, ist ein Nachbluten vorprogrammiert. Anschließend geht er zur Waage, wo er sich wieder (mit dem Shuntarm) festhalten muss. Ein weiteres Risiko birgt das Anziehen von Mantel oder Jacke. Steckt er nicht zuerst den Shuntarm in den Ärmel, muss er diesen beim Anziehen des Kleidungsstücks unweigerlich durchstrecken.

Unter Beachtung und Vermeidung der o. g. Risiken haben Sie als Pflegende einen maßgeblichen Einfluss auf die Häufigkeit der Nachblutungsraten Ihrer Patienten.

> **Merke**
> - Das Abdrücken der Punktionsstellen erfolgt mit kontinuierlicher Reduktion des Kompressionsdrucks. Helfen Sie Ihrem Patienten, diesen zu finden, indem Sie seinen Finger auf die Punktionsstelle drücken.
> - Die Abdrückzeiten sind von Patient zu Patient variabel, sollten jedoch immer mindestens 10–15 Minuten betragen.
> - Nach dem Verschließen der Punktionsstellen sollte der Shuntarm geschont werden. Er darf weder durchgestreckt noch zu sehr belastet werden.
> - Beim Anziehen von Mantel oder Jacke sollte immer zuerst der Shuntarm in leicht gekrümmter Haltung in den Ärmel gesteckt werden.
> - Helfen Sie dem Patienten auch beim Binden seiner Schuhe, damit er dabei nicht den Shuntarm durchstrecken muss.

Resümee

Sind Behandlungskomplikationen vermeidbar? Nicht immer, aber durch Einhaltung gezielter präventiver Maßnahmen können Sie erreichen, dass sich die Häufigkeit der auftretenden Komplikationen deutlich reduziert.

Niemand kann sich restlos vor Fehlern oder vor Behandlungskomplikationen schützen, auch dann nicht, wenn alle präventiven Maßnahmen eingehalten wurden. Nach Murphys Gesetzgebung wird alles einmal schief gehen, was nur schief gehen kann. Jedoch haben Sie auf Häufigkeit und Ausmaß der Katastrophen einen maßgeblichen Einfluss. Ihr Ziel sollte es immer sein, dass Behandlungskomplikationen erst gar nicht entstehen. Sollten sich dennoch Komplikationen anbahnen, müssen Sie in der Lage sein, diese frühzeitig zu erkennen und sie ihrer Ursache zuzuordnen, um ihnen dann zügig und kompetent mit geeigneten Maßnahmen entgegenzuwirken. Im Anschluss daran erfolgt die Einschätzung und Umsetzung künftiger präventiver Maßnahmen, wiederum mit dem Ziel der komplikationslosen Dialysebehandlung.

Wir haben abschließend in einer Tabelle noch einmal die möglichen Behandlungskomplikationen, und wie ihnen entgegengewirkt werden kann, zusammengestellt.

Präventive Maßnahmen gegen Behandlungskomplikationen	
Komplikation	**Maßnahmen**
Vor der Dialyse	
Hyperkaliämie	1/2/4/5/8
Während der Dialyse	
Blutdruckabfall	3/5/6/7/9
Muskelkrämpfe	3/5/6/7/9
Blutdruckanstieg mit hypertensiver Krise	9/10
Hypokaliämie	2/4/26
Hämolyse	11/12/13/18/19
Luftembolie	11/14/15/16/17/18/19
Blutverlust	14/18/19
Allergische Reaktion	20
Dysäquilibriumsyndrom	20/21/22
Nach der Dialyse	
Blutdruckabfall beim Aufstehen	6/25
Nachblutung der Punktionsstellen	23/24 ▶

Maßnahmen 1 – 26

1. Blutgase kontrollieren und Ausgleich der Azidose
2. Regelmäßige Kaliumkontrolle
3. Anpassung der Natriumkonzentration in der Dialysierflüssigkeit
4. Anpassung der Kaliumkonzentration in der Dialysierflüssigkeit
5. Ausreichend lange Dialysezeit
6. Auf klinische Zeichen der Hypovolämie achten
7. Patientenbezogene maximale Ultrafiltrationsrate pro Stunde definieren
8. Diätberatung
9. Engmaschige Kontrolle von Blutdruck und Puls
10. Hilfestellung bei der Medikamentenapplikation
11. Sorgfältige Gerätevorbereitung
12. Schlauchabknickungen vermeiden
13. Auf Hinweise wie schmatzende Blutpumpe oder auf unüblich niedrigen Venendruck achten
14. Alle Schlauchverbindungen, Verschlusskronen und Clips am BSS sachgemäß verschließen
15. Verwendung von Infusionsflaschen nur mit einem Infusomaten
16. Den Patienten nur mit Infusionsbeutel ablegen
17. Bei Lufteinschlüsse im BSS ist der Patient sofort vom Gerät zu trennen
18. Regelmäßige Gerätekontrolle
19. Gute Fixierung der Punktionskanülen und der zuführenden Schläuche
20. Besondere Patientenbeobachtung bei Erstdialysen
21. Angepasste Dialyseeffektivität
22. Harnstoffkontrolle vor der ersten Dialyse
23. Ausreichend langes Abdrücken der Punktionsstellen (mind. 10–15 Minuten) unter stetig nachlassendem Kompressionsdruck
24. Schonung und Entlastung des Shuntarms nach der Dialyse
25. Den Patienten vor dem Aufstehen erst einige Minuten auf der Bettkante sitzen lassen
26. Auf die Herzfrequenz und auf eventuell beginnende Herzrhythmusstörungen achten

⚠ **VORSICHT: Prüfung!**

1. Nennen Sie Symptome einer Hyperkaliämie!

2. Welche Erstmaßnahmen ergreifen Sie bei einem Blutdruckabfall?

3. Ihr Patient klagt über plötzlich eintretende Muskelkrämpfe. An welche beginnende Komplikation sollten Sie noch denken?

4. Wie kann es zu einer Hypokaliämie während der Dialyse kommen?

5. Nennen Sie die wichtigsten präventiven Maßnahmen, um einer Hämolyse während der Dialysebehandlung vorzubeugen!

6. Wie lagern Sie den Patienten im Falle einer Luftembolie?

7. Nennen Sie die wichtigsten präventiven Maßnahmen zur Vermeidung von Blutverlust während der Dialysebehandlung!

8. Nennen Sie die ersten Symptome einer allergischen Reaktion!

9. Welcher Wert ist richtungsweisend für die angestrebte Effektivität der ersten Dialysen zur Vermeidung eines Dysäquilibriumsyndroms?

(→ ⊞ auf www.pflegeheute.de)

15 Die Pflege dialysepflichtiger Patienten

Die Nierenersatztherapie ist eine chronisch ambulante Routinetherapie mit intensivmedizinischem Charakter. Die Ausbildung in der Dialyse war in den Anfangszeiten dieser Behandlungsmethode primär auf die technische und medizinische Behandlungsdurchführung fokussiert. Die Pflege dialysepflichtiger Patienten lässt sich jedoch nicht auf die ärztlich delegierte Behandlungsabwicklung reduzieren. Die Patienten in der Nierenersatztherapie erleben heute die Spätkomplikationen ihrer Erkrankung und bedürfen aufgrund ihrer steigenden Morbidität einer professionellen Betreuung und Pflege. Als Pflegende sind Sie oft über viele Jahre hinweg wichtige Ansprechpartner des Patienten.

Planung und Durchführung pflegerischer Maßnahmen und die Entwicklung psychosozialer und didaktischer Kompetenz bestimmen zunehmend das Anforderungsprofil an Pflegefachkräfte in der Dialyse. Zusätzlich stellen die konsequente Einhaltung hygienischer Standards, die Entwicklung und Umsetzung qualitätssichernder Elemente in der nephrologischen Pflege und die Betreuung einer zunehmenden Anzahl dialysepflichtiger Diabetiker weitere Herausforderungen an Sie als Pflegende in der Dialyse dar. Pflegemodelle erleichtern dabei die strukturierte Beobachtung von Patienten und dienen als Basis des pflegerischen Handelns. Wir haben das Pflegemodell nach Nancy Roper als Grundlage gewählt, um Beeinträchtigungen und Ressourcen niereninsuffizienter Patienten zu erfassen.

Uns ist dabei vollkommen bewusst, dass die zunehmende Streichung der finanziellen Ressourcen im Gesundheitswesen nicht vor der Tür des Dialysezentrums Halt macht. Der daraus resultierende Personalabbau schränkt insbesondere die Möglichkeiten individueller Pflege beachtlich ein. Dessen ungeachtet schildern wir Ihnen in diesem Artikel das Idealbild nephrologischer Pflege, in der Hoffnung, dass Ihre Arbeitsbedingungen es zumindest ein Stück weit erlauben, diesem nachzugehen.

15.1 Das Pflegemodell nach Nancy Roper

Das Modell der englischen Pflegewissenschaftlerin Nancy Roper teilt die Bedürfnisse des Menschen in 12 Lebensaktivitäten (LAs) oder Aktivitäten des täglichen Lebens (ATLs) ein. Diese Lebensaktivitäten werden von der Empfängnis bis zum Tode von biologischen, intellektuellen, sozialen und umweltbedingten Faktoren beeinflusst. Der Mensch bewegt sich im Laufe seines Lebens in seinen Aktivitäten zwischen völliger Abhängigkeit und Unabhängigkeit. Krankheiten, insbesondere fortschreitende chronische Erkrankungen destabilisieren die individuelle Ausgewogenheit zwischen Unabhängigkeit und Abhängigkeit. Das Modell der 12 Aktivitäten des täglichen Lebens ermöglicht es, die Pflegeprobleme, die Bedürfnisse und die Ressourcen eines Menschen unter ganzheitlichen Gesichtspunkten zu erfassen.

Im Rahmen der Dialysebehandlung wird der Patient immer nur in einem sehr kurzen und für ihn meist unangenehmen Zeitraum von Pflegenden und Ärzten beobachtet. Darüber hinaus ist die Kommunikationsfähigkeit vieler Patienten infolge von Unwissenheit und Ängsten häufig eingeschränkt. Nicht wenige Dialysepatienten leiden im

Rahmen der Grunderkrankung an schweren körperlichen Behinderungen, welche die Eigenwahrnehmung beeinträchtigen. Deswegen ist es für Pflegende von besonderer Bedeutung, die Sinne für die spezifischen Pflegeprobleme dialysepflichtiger Patienten zu schärfen, um sie in ihrer Komplexität strukturiert beobachten und angemessen agieren und reagieren zu können.

Im Folgenden stellen wir deshalb mögliche Pflegeprobleme und Ressourcen dialysepflichtiger Patienten sowie daraus resultierende pflegerische Interventionen dar, gegliedert nach dem Pflegemodell Nancy Ropers.

1. LA: Sicherheit

Das Bedürfnis nach Sicherheit ist ein Grundbedürfnis des Menschen. Sicherheit umfasst das Gefühl, sicher vor Gefahr und Schaden zu sein, kommende Ereignisse bewältigen zu können sowie sich seiner Identität, seines Standpunkts oder seiner Sache sicher zu sein. Bestimmte kulturelle und soziale Faktoren fördern das Gefühl der Sicherheit:

- Akzeptanz und Anerkennung im sozialen Umfeld
- Gewissheit über zukünftige Entwicklungen
- Unabhängigkeit auf der einen und Geborgenheit und Bindung auf der anderen Seite
- Vertrauen gegenüber anderen Menschen

Je nach Lebensabschnitt stehen für den Menschen verschiedene dieser Faktoren im Vordergrund. Für den Säugling hat die Sicherung der physischen Existenz, das Bedürfnis nach Nahrung und Versorgung die oberste Priorität. Jugendliche sind oft stark damit beschäftigt, die Anerkennung von Gleichaltrigen zu erringen, um sich sicher zu fühlen. Der Erwachsene bewegt sich in einem komplexen Spannungsfeld zwischen der Sicherheit im Beruf, der Familie und im Freundeskreis. Im Alter gewinnen im Zu-

sammenhang mit zunehmender Pflegebedürftigkeit wieder elementare Sicherheitsbedürfnisse und das Verlangen nach Geborgenheit an Bedeutung, v. a. nach dem Verlust des Partners.

Krankheit an sich, besonders aber eine fortschreitende chronische Erkrankung wie die dialysepflichtige Niereninsuffizienz, gefährdet die Sicherheit des Menschen auf allen Ebenen. Das Sicherheitsgefühl des Dialysepatienten ist durch folgende Faktoren erheblich gestört:

- Das vor der Erkrankung oft bestehende Selbstverständnis, ein Anrecht auf ein selbstbestimmtes, planbares Leben zu haben, ist erschüttert.
- Die Erkrankung schränkt Mobilität und Wahrnehmung ein, Reaktions- und Anpassungsfähigkeit, Kraft und Ausdauer sind herabgesetzt.
- Erkrankung und Behandlung konfrontieren Patienten mit immer neuen und unangenehmen Erfahrungen (Schmerzen, Immobilität), deren Wiederholung er sich oft genug hilflos ausgeliefert sieht.
- Viele weitere potenzielle Gefahren wie nosokomiale Infektionen oder Behandlungskomplikationen drohen und müssen immer wieder mit dem Patienten besprochen werden.
- Die absolute und lebenslängliche Abhängigkeit von der Dialysebehandlung und von den durchführenden „Fachleuten" schränkt ihn in der Fähigkeit, selbst für Sicherheit zu sorgen, ein.
- Die Erwerbstätigkeit muss in vielen Fällen aufgegeben werden, dadurch werden gewohnte soziale Bindungen, soziale Identität und Kontakte in Frage gestellt.
- Der Patient muss sich an das Dialysezentrum mit seinen eigenen Regeln und seinem unter Umständen großen Dialyseteam anpassen, das Vertrauen gegenüber Pflegenden und Ärzten wächst erst noch, der gewohnte Tagesrhythmus wird den Dialyseterminen untergeordnet.

Das Sicherheitsgefühl des Patienten hat enormen Einfluss auf seine physische, psychische und soziale Rehabilitation. Sie können viel dafür tun, dass sich die Patienten sicherer fühlen. Den Patienten in seinem Sicherheitsbedürfnis zu unterstützen bedeutet:

- Unsicherheiten im Behandlungsablauf durch eine routinierte und planvolle Vorgehensweise zu vermeiden, Kompetenz und dadurch das Gefühl, „gut aufgehoben zu sein" zu vermitteln.
- Zusätzlichen Erkrankungen (z. B. Shuntinfektionen) und Komplikationen (Muskelkrämpfen, Blutdruckabfällen) durch ein hygienisch einwandfreies Vorgehen und eine professionelle Krankenbeobachtung vorzubeugen.
- Durch ausführliche Information und Ermutigung dem Patienten gleichzeitig Eigenverantwortung zu vermitteln und diese angstfrei tragbar zu machen.
- Perspektiven für die Bewältigung der mit der Erkrankung verbundenen Probleme aufzuzeigen und unterstützend tätig zu werden. Positive Erfahrungen anderer Mitpatienten können hier sehr hilfreich sein.
- Den Patienten bei der Bewältigung seines Alltags zu unterstützen. Durch die veränderte Lebenssituation sind viele Dinge des Alltags neu zu strukturieren. Finanzielle Probleme bei drohender Erwerbslosigkeit, Anpassung der Wohnsituation, Wahrnehmung sozialer Rechte und die Organisation des Behandlungstransfers sind nur einige Beispiele der vielfältigen Probleme, mit denen sich ein Dialysepatient konfrontiert sehen kann. Es ist sinnvoll, mit dem Patienten gemeinsam zu überlegen, welche Hilfestellung er braucht und wer diese Hilfe leisten kann. Angehörige sollten, wenn möglich, in diese Überlegungen mit einbezogen werden.

> **Merke**
> Die verständnisvolle und zugewandte Integration eines neuen Patienten im Dialysezentrum, eine professionelle, hygienisch einwandfreie Durchführung der Behandlung, eine offene Aufklärung über die Therapie und deren Komplikationen und die Hilfe bei der Bewältigung häuslicher Probleme unterstützen den Patienten in seinem Sicherheitsbedürfnis und verringern Ängste und Abhängigkeitsgefühle.

2. LA: Schlafen

Ausreichender und erholsamer Schlaf ist eine Grundvoraussetzung für die Regeneration von Körper und Geist. Die chronische Urämie führt in vielen Fällen zu charakteristischen Schlafstörungen. Ausgeprägter Schlafmangel verstärkt physische und psychische Defizite und destabilisiert die Gesamtsituation dialysepflichtiger Patienten. Das Wissen um diese Zusammenhänge ermöglicht es, viele Reaktionen des Patienten, z. B. spontan aggressives Verhalten, richtig einzuschätzen und angemessen zu reagieren. Auch der nächtliche kompensatorische Gang an den Kühlschrank infolge der Schlaflosigkeit und die daraus resultierende Gewichtszunahme wird in diesem Zusammenhang nachvollziehbar. Für die Schlafstörungen von Dialysepatienten gibt es einige typische Ursachen.

▒ Juckreiz

Viele Patienten leiden unter starkem Juckreiz, der sich während der Nacht unter der warmen Decke noch verschlimmern kann. Dabei ist die dem Juckreiz zugrunde liegende Ursache bisher nicht genau bekannt. Man vermutet, dass es sich um die Auswirkung einer Kalzium-Phosphatstoffwechselstörung und der daraus resultierenden Nebenschilddrüsenüberfunktion handelt. Das Senken des Phosphatspiegels mittels phosphatbindender Medikamente sowie einer phosphatarmen Diät und die Erhöhung der Dialyseeffektivität führen in einigen Fällen zum Erfolg. Darüber hinaus können eine beim Hautarzt durchgeführte UV-Bestrahlung und die Einnahme von Antihistaminika die Beschwerden lindern. Als Erstes muss jedoch immer an eine allergische Reaktion auf die verwendeten Dialysematerialien gedacht werden. Um dies auszuschließen, empfiehlt es sich, die verwendeten Materialien stufenweise durch alternative Materialien zu ersetzen. Oft steht man diesem Problem jedoch relativ hilflos gegenüber. Da die Haut der Patienten häufig sehr trocken ist, kann die Pflege mit rückfettender Lotion den Juckreiz ein wenig lindern.

Dialyse und Schlaf-wach-Rhythmus

Die Wahl des Dialysetermins kann den individuellen Schlaf-wach-Rhythmus eines Patienten empfindlich stören. Bei einem Patienten, der es über viele Jahren gewohnt war, täglich erst gegen 9 Uhr im Büro zu erscheinen, kann die Umstellung auf einen Dialysetermin morgens um 7 Uhr zu Schlafproblemen führen. Infolgedessen ist es wichtig, im Rahmen einer Pflegeanamnese bei Aufnahme des Patienten auch den individuellen Schlafrhythmus zu erfragen, um diesen bei der Vergabe des Dialysetermins zu berücksichtigen.

Einige Patienten verschlafen im wahrsten Sinne des Wortes die Behandlung. Einerseits ist dies eine gute Möglichkeit, den fehlenden Schlaf aus der Nacht nachzuholen, andererseits manifestiert sich oft auf diese Weise ein Schlaf-wach-Rhythmus, der die nächtlichen Schlafstörungen noch verstärkt. Bevor man die Schlafphase während der Behandlung

durch Reduzierung des Geräuschpegels unterstützt, sollte man den Patienten auf den daraus resultierenden Kreislauf aufmerksam machen und ihn über mögliche Alternativen informieren.

Psychosoziale Probleme

Die Ängste und Sorgen, die mit der Aufnahme der Dialysebehandlung verbunden sind, können dem Patienten bewusst oder unbewusst den Schlaf rauben. Hier stehen vor allen Dingen der Verlust der sozialen Sicherheit und die Angst vor einem nahen Tod im Vordergrund, aber auch die Angst vor einer schmerzhaften Shuntpunktion am nächsten Tag kann den Schlaf stören. Nehmen Sie sich im Gespräch dieser Ängste an und klären Sie den Patienten über bestehende Hilfsangebote, z. B. eine Sozialberatung, auf.

> **Merke**
> Überlassen Sie gerade bei neuen Patienten die Shuntpunktion und Behandlungsdurchführung einem erfahrenen Kollegen. Versetzen Sie sich in die Rolle des Patienten und handeln Sie so, wie Sie es als Patient wünschen würden.

Durch die Dialysebehandlung bedingte Beschwerden

Die Aufstellung des Dialyseregimes kann Auswirkung auf den Schlaf der Patienten haben. Ein zu hoch gewähltes Trockengewicht führt schnell zu Atemnot, ein zu niedriges Trockengewicht häufig zu Muskelkrämpfen. Beides tritt vor allem nachts auf, wenn der Patienten liegt. Ist die Natriumkonzentration in der Dialysierlösung zu hoch eingestellt, wird der Kreislauf stimuliert und das Durstgefühl verstärkt.

■ Begleiterkrankungen

Darüber hinaus gibt es mannigfaltige Be-gleiterkrankungen der Niereninsuffizienz, die unterschiedlich stark ausgeprägt sein und ebenfalls den Schlaf stören können. Hierzu zählen der renale Hypertonus, Spät-komplikationen, z. B. schmerzhafte Entzün-dungen der peripheren Nerven (Polyneuro-pathie), und spontane unwillkürliche Bewe-gungen der Beine (Restless Legs). Beobach-

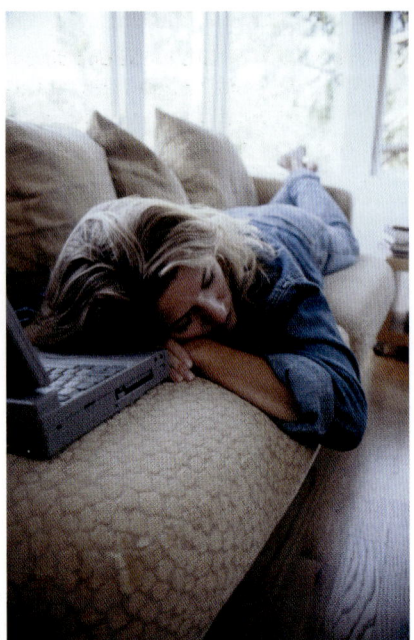

[J666]

ten Sie aufmerksam den Verlauf dieser Be-schwerden und besprechen Sie diese bei Verschlechterung mit Arzt und Patienten. Auch wenn es gegen viele dieser Begleiter-krankungen keine einfachen pflegerischen oder medikamentösen Mittel gibt, sollten Sie dem Patienten das Gefühl vermitteln, dass danach gesucht wird. Damit kann einer Eskalation der Schlafstörungen wegen des Gefühls der Hoffnungslosigkeit und des Allein-gelassen-Werdens vorgebeugt wer-den.

3. LA: Sich bewegen

Die körperliche Leistungsfähigkeit von Dia-lysepatienten ist durch verschiedene Fakto-ren meist erheblich eingeschränkt. Für den jüngeren Dialysepatienten kann dies in sei-nem sozialen Umfeld, das oft durch Aktivität und Mobilität geprägt ist, ein nicht zu unter-schätzender Makel sein, der zu sozialer Aus-grenzung und Selbstwertproblematik führen kann. Bei oftmals multimorbiden älteren Patienten sind Selbstständigkeit und Unab-hängigkeit im häuslichen Umfeld durch eine zunehmende Immobilität gefährdet.

■ Einschränkungen der Bewegungsfähigkeit

Für den dialysepflichtigen Patienten kommt es neben der behandlungsbedingten Immo-bilität während der Dialyse aufgrund ver-schiedener Langzeitkomplikationen der Nie-renerkrankung oft zu beachtlichen Ein-schränkungen der Bewegungsfähigkeit. Bei-spiele sind die renale Osteopathie (Kno-chenstoffwechselstörung), die zu verstüm-melnden Gelenkverformungen führen kann, oder schmerzhafte Entzündungen der Beinnerven (Polyneuropathie).

Häufig führt außerdem eine verkrampfe Haltung des Shuntarms während der Be-handlung aus Angst vor einer möglichen

Dislokation der Punktionskanülen zu erheblichen Verspannungen.

▪ Chronische Müdigkeit

Darüber hinaus leiden sehr viele Patienten durch die trotz Dialysebehandlung gegenwärtige Vergiftung des Körpers an einem Gefühl der chronischen Müdigkeit und sind aufgrund dessen in ihrer körperlichen Leistungsfähigkeit und -bereitschaft eingeschränkt. Dies verstärkt die Hilflosigkeit und das mangelnde Selbstwertgefühl der Patienten und führt zu Problemen auf allen sozialen Ebenen.

Motivieren Sie den Patienten im Gespräch trotz der damit verbundenen Beschwerden zur selbsttätigen Aufnahme sportlicher Aktivitäten wie Schwimmen oder Spazierengehen und weisen Sie auf spezielle Sportangebote außerhalb des Dialysezentrums hin. Wenn einmal ein Anfang gemacht ist, spüren die Patienten sehr schnell die positiven Auswirkungen der sportlichen Betätigung auf ihre Lebensqualität. Einige Dialysezentren bieten den Patienten sogar die Möglichkeit, durch Ergometertraining mit speziellen Bettergometern unter Anleitung und Beobachtung von Sporttherapeuten während der

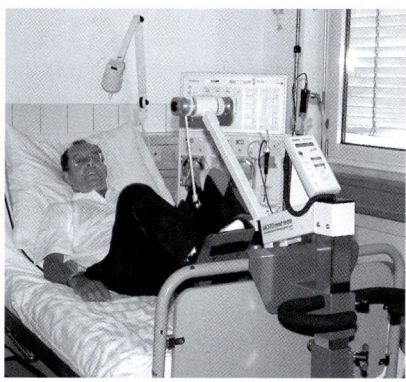

Abb. 15.2: Ergometertraining während der Dialyse. [M226]

Dialyse ihre Leistungsfähigkeit zu verbessern. Dies ist eine gute Möglichkeit, den Zeitraum der Dialysebehandlung sinnvoll zu nutzen.

Viele Dialysepatienten sind jedoch infolge ihres hohen Alters oder aufgrund einer Zweit- oder gar Dritterkrankung nicht in der Lage, an sportlichen Aktivitäten innerhalb oder außerhalb des Dialysezentrums teilzunehmen. Sie benötigen Unterstützung und Hilfestellungen, z. B. beim Betreten und Verlassen des Dialysezentrums, beim Wiegen vor und nach der Behandlung oder beim Lagern im Bett oder auf einer Liege. Für sie bietet sich der Zeitraum der Behandlung für aktive und passive krankengymnastische Übungen und Mobilisationsmaßnahmen an. Achten Sie dabei immer darauf, dass sich Lage der Punktionskanülen nicht verändert!

4. LA: Sich sauber halten und kleiden

Das persönliche Wohlbefinden und die soziale Integration und Akzeptanz eines Menschen hängen stark von Äußerlichkeiten ab. Ein krankhaft verändertes Körperbild, erst recht ein wahrnehmbarer Körpergeruch, erschwert die Aufnahme von sozialen Kontakten und beeinträchtigt eine normale Teilnahme am gesellschaftlichen Leben. Die chronische Urämie und die daraus resultierenden Ablagerungen harnpflichtiger Substanzen im Gewebe, aber auch ihre Behandlung im Rahmen der Nierenersatztherapie verursachen signifikante Hautveränderungen, die erheblichen Einfluss auf das Erscheinungsbild von Dialysepatienten haben können. Die Unterstützung bei der Haut- und Körperpflege stellt einen entscheidenden Ansatzpunkt dar, um die Befindlichkeit der Patienten zu verbessern.

Geruchsprobleme

Der urämische Körper- und Mundgeruch (urämischer Foetor) ist eine für die Patienten äußerst unangenehme Begleiterscheinung. Im prädialytischen Stadium weist dies auf eine ausgeprägte Vergiftungssituation des Patienten hin. Die Aufnahme der Dialysebehandlung steht kurz bevor.

> **Merke**
> Bei einem Dialysepatienten ist der urämische Körper- und Mundgeruch immer ein sicheres Zeichen für eine zu geringe Dialyseeffektivität. Wenn Sie dies bei einem Patienten wahrnehmen, rümpfen Sie nicht die Nase, sondern halten Sie Rücksprache mit dem Arzt und dem Patienten, um ggf. die Dialysezeit zu verlängern.

Hautprobleme

Häufig erkennt man langjährige Dialysepatienten an einem gelb-grau vorgealterten Hautkolorit und an einer sehr trockenen und schuppigen Haut. Deshalb empfiehlt es sich, die Haut regelmäßig mit rückfettenden Lotionen zu behandeln und beim Baden oder Duschen Ölzusätze oder rückfettende Seifen zu verwenden.

Die bei der Dialysebehandlung zumeist unumgängliche Verwendung von Heparin, aber auch die Urämie selbst erhöht die Blutungsneigung und begünstigt kleinste, punktförmige Haut- oder Schleimhautblutungen (Petechien). Die in Dialyseabteilungen sehr selbstverständliche Verwendung von Heparin hat häufig einen sorglosen Umgang mit diesem Medikament zur Folge. Eine regelmäßige Kontrolle des ACT-Werts während der Dialyse und die individuell angepasste Heparindosierung sind in vielen Dialysezentren Aufgabe der Pflegenden.

> **Merke**
> Die Anwendung von Heparin führt in nicht seltenen Fällen zu Haarausfall. Ein Kopfkissenbezug voller Haare im Anschluss an die Dialyse ist diesbezüglich ein verlässliches Signal. Mit einem Wechsel auf ein niedermolekulares Heparinpräparat ist dieses Problem zumeist gelöst.

Die dreimal wöchentlich stattfindenden Punktionen der arteriovenösen Fistel sind unabdingbare Voraussetzung für die Durchführung der Dialysebehandlung. Die Haut ist im Bereich der AV-Fistel besonderen Irritationen ausgesetzt und bedarf einer speziellen Pflege. Da die Punktion in häufiger punktierten Arealen der Fistel zumeist schmerzfreier für die Patienten ist, erwarten sie von den Pflegenden, dass sie immer wieder an den gleichen Stellen punktieren. An diesen Stellen entwickeln sich jedoch Punktionsaneurysmen mit zum Teil erheblichen Ausmaßen. Daraus ergibt sich häufig ein Konflikt mit dem Patienten, in dem die Pflegenden immer wieder mit Ruhe, Geduld und Nachdruck über mögliche Konsequenzen der Arealpunktion aufklären müssen. Der Patient muss darauf hingewiesen werden, dass bei solchen Fistelkomplikationen häufig ein stationärer Aufenthalt und die Anlage eines temporären Dialysekatheters erforderlich werden können. In diesem Zusammenhang ist es von besonderer Bedeutung, dass alle Mitglieder eines Pflegeteams ein einheitliches Vorgehen an den Tag legen, um den Patienten die Tragweite dieser Vorgehensweise plausibel zu machen.

> **Merke**
> Für die Lebensdauer der Fistel und zur Vermeidung einzelner Aneurysmen ist es wichtig, dass die Fistel gleichmäßig in ihrem gesamten Verlauf punktiert wird.

Die zum Fixieren der Punktionskanülen verwendeten Pflaster rufen bei einigen Patienten allergische Hauterscheinungen hervor. In diesem Fall empfiehlt es sich, die Pflastersorte zu wechseln. In schwierigen Fällen kann die Punktionskanüle mit einer Mullbinde befestigt werden. Wenn der Patient unter besonders trockener und papierdünner Haut leidet, darf das Pflaster nach Beenden der Dialysebehandlung nur sehr vorsichtig abgelöst werden, da ansonsten die Gefahr besteht, einen Hautfetzen mit zu entfernen. Eine Möglichkeit, dies zu vermeiden, besteht darin, die Pflasterstreifen vor dem Entfernen mit Kochsalzlösung einzuweichen.

Die für die Dialysebehandlung verwendeten Materialien wie Blutschlauchsysteme oder Dialysatoren können allergische Hautreaktionen hervorrufen. Hier stehen vor allen Dingen die in den Schlauchsystemen verwendeten Weichmacher und die Dialysemembran im Vordergrund. Inzwischen bieten fast alle Hersteller auch Schlauchsysteme mit verschiedenen Weichmachern an und das Angebot an unterschiedlichen Dialysemembranen ist sehr vielfältig. Auch das – zwar nur noch selten – zur Sterilisation verwendete Gas Ethylenoxyd (ETO) ruft in einigen Fällen allergische Reaktionen hervor. Wichtig ist, dass das gesamte extrakorporale System vor Dialysebeginn mit einer ausreichenden Menge physiologischer Kochsalzlösung gespült wird.

▨ Körperpflege bei älteren Patienten

Viele der älteren Dialysepatienten leben allein. Sie sind oft nicht mehr in der Lage, die Körperpflege selbstständig durchzuführen und ihren Pflegezustand abschließend zu beurteilen.

> **Merke**
>
> Da die Beschäftigten des Dialysezentrums gerade für ältere Patienten häufig die einzigen sozialen Kontakte sind, ist es von herausragender Bedeutung, dass die Pflegenden die Entwicklung der Körperhygiene bei diesen Patienten genau beobachten, um ggf. Hilfestellungen organisieren zu können, z. B. in Form von ambulanten Pflegediensten.

5. LA: Essen und trinken

Der niereninsuffiziente Patient ist wegen seiner unzureichenden bis fehlenden Ausscheidung gezwungen, seine Ernährungsgewohnheiten umzustellen und seine Trinkmenge der Restausscheidung anzupassen. Dies ist neben den psychosozialen Belastungen der schwerwiegendste Einschnitt in die Lebensqualität dialysepflichtiger Patienten. Essen und Trinken lässt sich in unserer Kultur nicht nur auf die reine Nahrungsaufnahme reduzieren, es ist vielmehr ein elementarer Bestandteil unserer Lebensqualität, über

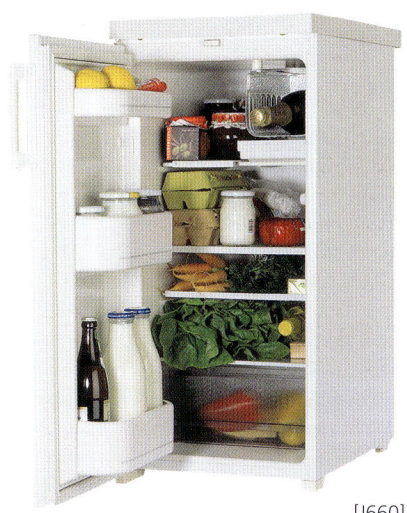

[J660]

den sich auch gesellschaftliche Unterschiede definieren lassen. Schon ein gemütliches Zusammensein unter Freunden beinhaltet in aller Regel ein gemeinsames Essen und Trinken. Wer beim Essen differenzieren muss und bei Getränken nur sehr kontrolliert zugreifen kann, läuft Gefahr, die gastgebende Person zu verärgern und sozial ausgegrenzt zu werden.

Da in vielen Dialysezentren keine professionelle Ernährungsberatung zur Verfügung steht, ist es häufig die Aufgabe der Pflegenden, die Patienten über die notwendigen Ernährungsumstellungen zu informieren und sie zur Einhaltung diätetischer Richtlinien zu motivieren. Ferner haben insbesondere Pflegende regelmäßig die Möglichkeit, den Ernährungszustand der ihnen anvertrauten Patienten klinisch zu beurteilen und etwaige notwendige Maßnahmen zur Verbesserung der Ernährungssituation zu initiieren.

> **Merke**
> Ernährungsberatung ist ein sehr langwieriger Prozess, in dem die Umstellung der Ernährung in kleinen Schritten begleitet werden muss. Es ist wichtig, die Patienten immer wieder zu ermutigen, ihnen die Notwendigkeit der einschränkenden Maßnahmen zu erläutern und schon kleinste Erfolge positiv zu verstärken.

Auch dem Partner des Patienten sollten Diätbestimmungen und die Gefahr einer Mangelernährung bekannt sein. Ggf. ist auch bei der Familie eine allgemeine Beratung zur gesunden Ernährung vonnöten.

Im Dialysezentrum oder auf der nephrologischen Station sollten Sie mit gutem Beispiel vorangehen, indem Sie selbstverständlich das Angebot und die Zubereitung der Speisen auf die Bedürfnisse Ihrer Patienten abstimmen.

Viele ältere, allein stehende Patienten sind nicht mehr in Lage, sich selbstständig ausreichend zu ernähren. Oft bietet das Dialyse-

zentrum für sie die einzige Möglichkeit, eine warme Mahlzeit zu sich zu nehmen. Sie sollten diese Patienten immer wieder zum regelmäßigen Verzehr kleinerer Nahrungseinheiten motivieren. Unterstützen und überwachen Sie die Nahrungsaufnahme.

> **Merke**
> Informieren Sie die Patienten über den Wirkmechanismus, die Bedeutung und vor allem den Einnahmemodus von phosphatbindenden Medikamenten. Häufig werden diese Medikamente gar nicht oder zum falschen Zeitpunkt eingenommen. Die heutzutage immer noch am häufigsten eingesetzten Phosphatbinder, Kalziumkarbonat und Kalziumazetat, müssen vor oder während den Mahlzeiten eingenommen werden.

Während der präterminalen Phase der Niereninsuffizienz besteht die Ernährung der Betroffenen zumeist aus einer eiweißreduzierten Kost und einer täglichen Trinkmenge von 3 Litern. Mit Aufnahme der Dialysebehandlung werden sie angehalten, sich ausreichend mit hochwertigen Eiweißen zu ernähren und die Trinkmenge auf ein Minimum zu reduzieren. Damit löst eine schwer einzuhaltende Vorschrift die andere ab.

■ Diätvorschriften

Dialysepflichtige Patienten sind gezwungen, sich vor allem beim Verzehr von kalium- und phosphathaltigen Nahrungsmitteln einzuschränken. Dies ist ein nur schwer zu realisierendes Unterfangen, da unsere Ernährung von phosphathaltigen Lebensmitteln, z. B. Milch- und Fleischprodukten, dominiert wird.

Es ist nicht verwunderlich, dass sich viele Dialysepatienten nicht ausreichend oder falsch ernähren. Patienten, die sich durch ein Nierenversagen einer chronischen Hämodialysetherapie unterziehen müssen, können heute dank der modernen Dialysetechnik über mehrere Jahrzehnte mit der Dialyse überleben. Die Mortalität (Sterblichkeit) dieser Patienten wird nicht so sehr durch die Niereninsuffizienz selbst bestimmt als vielmehr durch die multifaktoriellen Spätschäden und Komplikationen, die eine chronische Erkrankung mit sich bringt.

Viele Hämodialysepatienten leiden an einer Mangelernährung. Hierbei handelt es sich häufig um eine Protein- und Energie-Mangelernährung (PEM), die eine inadäquate Protein- und Energieversorgung charakterisiert. So liegt in Abhängigkeit der Untersuchungsmethoden und der eingesetzten Kriterien die Prävalenz (Krankheitshäufigkeit) einer Mangelernährung bei Dialysepatienten zwischen 20 und 30 %, wobei etwa 5–10 % der Patienten eine hochgradige Mangelernährung aufweisen

Die Ursachen der Mangelernährung bei chronischer Hämodialyse sind selten einem einzelnen Faktor zuzuschreiben, sondern vielmehr als multifaktorieller Prozess zu sehen. Vorrangig findet sich bei den betroffenen Patienten eine unzureichende Nahrungsaufnahme bedingt durch Diätrestriktionen, Anorexie, Diarrhöen, Übelkeit und anderen gastrointestinalen Beschwerden.

Beim Dialysepatienten können endokrine und metabolische Veränderungen entstehen, die einen negativen Einfluss auf den Ernährungszustand haben. Ferner kommt es während der Dialyse zu Nährstoffverlusten. Hiervon sind vor allem Eiweiß (insbesondere bei der HDF) und Vitamine betroffen. Ferner besteht ein Zusammenhang zwischen einer zu geringen Dialysedosis und einer Mangelernährung.

Nicht zu vernachlässigen sind aber auch psychosoziale Faktoren, die häufig bei chronisch kranken Menschen zu finden sind. So können soziale Isolation, finanzielle Sorgen, Depressionen und Verhaltensstörungen ebenso einen negativen Einfluss auf das Ernährungsverhalten haben wie die Erkrankung selber.

Ein schlechter Ernährungszustand greift in alle Lebensbereiche der betroffenen Patienten ein. Struktur und Funktion aller Körperzellen sind beeinträchtigt. Dies kann zu Wundheilungsstörungen, Dekubitus und Muskelatrophie führen. Das Immunsystem ist stark geschwächt, der Patient ist hierdurch generell anfälliger für virale und bakterielle Infektionen jeglicher Art. Letztendlich bedeutet eine Mangelernährung für den Betroffenen eine Verringerung der Lebensqualität.

Die Mangelernährung ist eine häufige Folge der chronischen Hämodialyse, die zu einer erheblichen verschlechterten Prognose von Dialysepatienten beiträgt. So ist der negative Zusammenhang zwischen Überlebensrate und dem Ernährungszustand des Patienten in mehreren Studien eindrucksvoll belegt.

▓ Beurteilung des Ernährungszustands

Zur Erfassung des Ernährungszustands müssen aufgrund der Vielschichtigkeit des Krankheitsbilds verschiedene Parameter überprüft werden. Dabei sollten wenn möglich auch funktionelle Größen wie Immunkompetenz und körperliche Leistungsfähigkeit mit einbezogen werden:

- Anthropometrische Größen
  - Trockengewichtsverlauf
  - Verlaufsmessung mit Hilfe der bioelektrischen Impedanzanalyse (B. I. A.)
- Funktionelle Parameter
  - Muskelkraft
  - Körperliche Leistungsfähigkeit
- Laborparameter
  - Serumalbumin
  - PCR

- Klinisches Bild
  - Schwäche
  - Anämie
  - Ödeme
  - Appetitlosigkeit
  - Geschwächte Immunfunktion
  - Verminderte motorische und mentale Funktionen
- Ernährungsanamnese
  - Erhebung der täglichen Nahrungsaufnahme
- Subjektives Befinden
- Psychische Belastungszustände

Bevor ernährungstherapeutische Interventionen zur Behandlung einer Mangelernährung eingesetzt werden, sollte die konkrete Ursache erforscht und spezifisch behandelt werden. Hierzu gehören die Optimierung der Dialysetherapie, der Dialysedosis, der Medikation und die Behandlung der Akuterkrankung.

Liegen keine erkennbaren „behandelbaren" Ursachen vor oder sind diese beseitigt, steht vor jeder ernährungstherapeutischen Intervention eine professionelle Ernährungsberatung. Diese beinhaltet eine sorgfältige Ernährungsanamnese, auf deren Basis eine ausführliche und individuelle Ernährungsberatung durchgeführt wird. Dabei werden die dialysebedingten Ernährungsrichtlinien einer phosphatarmen, kaliumarmen, flüssigkeitslimitierten, energie- und eiweißreichen Ernährung in Einklang mit den Präferenzen und Belangen des Patienten gebracht.

▨ Intradialytische Ernährung

Führt die ernährungstherapeutische Betreuung des Patienten nicht zu einer Verbesserung des Ernährungszustands, besteht die Möglichkeit eine auf die Stoffwechselsituation des Dialysepatienten abgestimmte energie- und eiweißreiche Trinkzusatznahrung anzubieten. Bei der intradialytischen enteralen Ernährung wird der Patient motiviert, die Trinkzusatznahrung während der Dialysephase einzunehmen. Das hat den Vorteil, dass die zusätzlich aufgenommene Flüssigkeit durch die Ultrafiltration gleichzeitig wieder entzogen werden kann. Bei einer guten Patientencompliance (Kooperation des Patienten) lässt sich so der Ernährungszustand deutlich verbessern.

Die intradialytischen enterale Ernährung ist nur für Patienten geeignet, die noch oral Nahrung aufnehmen können. Patienten, die unter Anorexie, Appetitlosigkeit, Übelkeit oder Erbrechen leiden, werden Zusatznahrungen über längere Zeit kaum akzeptieren. Dabei sollte bei Patienten, die unter einer schweren Mangelernährung leiden und deren Ernährungsdefizite weder durch eine orale, noch durch eine enterale Ernährung ausgeglichen werden können, eine intradialytische parenterale Ernährung eingesetzt werden.

Die Indikation zu einer intradialytischen parenteralen Ernährung ist dann gegeben, wenn es nicht möglich ist, durch eine orale oder enterale Ernährung den Ernährungszustand eines Dialysepatienten deutlich zu verbessern und mindestens drei der aufgeführten Kriterien erfüllt werden:

- Prädialytisches Serumalbumin $< 3,4$ g/dl
- Prädialytisches Serumkreatinin < 8 mg/dl
- Gewichtsverlust $> 10\%$ des Idealgewichts oder 20 % des gewöhnlichen Gewichts
- Klinische Zeichen einer mäßigen bis schweren Mangelernährung
- Reduzierte Nahrungsaufnahme
  - $< 0,8$ g Protein/kg KG
  - < 25 kcal/kg KG
- SGA (subjective global assessment) = C (schwere Mangelernährung)

Da in vielen Dialysezentren keine professionelle Ernährungsberatung zur Verfügung steht, ist es häufig die Aufgabe der Pflegenden, die Patienten über die notwendigen Ernährungsumstellungen zu informieren und sie zur Einhaltung diätetischer Richtlinien zu motivieren. Ferner haben insbesondere Pflegende regelmäßig die Möglichkeit, den Ernährungszustand der ihnen anvertrauten Patienten klinisch zu beurteilen und notwendige Maßnahmen zu Verbesserung der Ernährungssituation zu initiieren.

> **Merke**
> Ernährungsberatung ist ein sehr langwieriger Prozess, in dem die Umstellung der Ernährung in kleinen Schritten begleitet werden muss. Es ist wichtig, die Patienten immer wieder zu ermutigen, ihnen die Notwendigkeit der einschränkenden Maßnahmen zu erläutern und schon kleinste Erfolge positiv zu verstärken.

Auch dem Partner des Patienten sollten Diätbestimmungen und die Gefahr einer Mangelernährung bekannt sein. Ggf. ist auch bei der Familie eine allgemeine Beratung zur gesunden Ernährung von Nöten.

Im Dialysezentrum oder auf der nephrologischen Station sollten Sie mit gutem Beispiel vorangehen, indem Sie selbstverständlich das Angebot und die Zubereitung der Speisen auf die Bedürfnisse ihrer Patienten abstimmen.

Viele ältere, allein stehende Patienten sind nicht mehr in der Lage, sich selbstständig ausreichend zu ernähren. Oft bietet das Dialysezentrum für diese die einzige Möglichkeit, eine warme Mahlzeit zu sich zu nehmen. Sie sollten diese Patienten immer wieder zum regelmäßigen Verzehr kleinerer Nahrungseinheiten motivieren. Unterstützen und überwachen Sie die Nahrungsaufnahme.

> **Merke**
> Informieren Sie die Patienten über den Wirkmechanismus, die Bedeutung und vor allem den Einnahmemodus von phosphatbindenden Medikamenten. Häufig

werden diese Medikamente gar nicht oder zum falschen Zeitpunkt eingenommen. Die heutzutage immer noch am häufigsten eingesetzten Phosphatbinder, Kalziumkarbonat und Kalziumazetat, müssen vor oder während den Mahlzeiten eingenommen werden.

Trinkmenge

Ein noch kritischeres Thema als das Essen ist die Trinkmenge: Als Faustregel gilt, dass sich die tägliche Trinkmenge auf das Volumen der Restausscheidung plus 0,5 Liter Flüssigkeit reduzieren sollte. Auch diese Regel ist für die Patienten bei fehlender Restausscheidung nur sehr schwer einzuhalten. Trotzdem ist es erstaunlich, mit welch hohen Gewichtszunahmen manche Patienten nach dem langen Dialyseintervall zur Dialyse erscheinen. Man braucht nicht viel Phantasie, um sich vorstellen zu können, dass die Gedanken und das Verlangen vieler Patienten sich einzig und allein auf die Dinge fokussieren, die sie nicht dürfen.

> **Merke**
> Nimmt der Patient im dialysefreien Intervall viel Gewicht zu, dann sollten sie mit ihm gemeinsam nach Lösungen suchen (→ unten), statt ihn zu belehren oder zu rügen.

Realistisch betrachtet sind auch so genannte alternative Durstlöscher, z. B. das Im-Mund-zergehen-Lassen von Eiswürfeln, nur ein sehr bedingt adäquater Ersatz für das Gefühl, den Durst mit einem kalten Getränk zu löschen. Unsere Aufgabe kann es nur sein, die Patienten beharrlich über die möglichen kurz-, mittel- und langfristigen Auswirkungen zu hoher Flüssigkeitszufuhr aufzuklären, ihnen den Zusammenhang zwischen der Aufnahme von Natrium und dem Entstehen von Durst zu erläutern und sie immer wieder auf das Vorhandensein von Flüssigkeit auch in der Nahrung hinzuweisen. Darüber hinaus muss das Sollgewicht des Patienten immer wieder veränderten Ernährungsbedingungen angepasst werden, um nicht, z. B. durch ein zu niedrig gewähltes Sollgewicht, Durstgefühle unnötig zu verstärken. In diesem Zusammenhang sollte auch der häufig sehr sorglose Umgang mit hohen Natriumkonzentrationen in der Dialysierflüssigkeit oder der Applikation hochkonzentrierter Natriumchloridlösung, z. B. bei Muskelkrämpfen, kritisch betrachtet werden.

> **Merke**
> Eine zu hohe Natriumkonzentration im Blut nach der Dialyse verstärkt das Durstgefühl und zwingt den Patienten, diese unmittelbar durch die Aufnahme von Flüssigkeit wieder auszugleichen.

6. LA: Ausscheidung

Die Ausscheidung von Stoffwechselendprodukten erfolgt beim Menschen hauptsächlich über den Magen-Darm-Trakt, die Nieren und die ableitenden Harnwege, außerdem über die Lunge und Atemwege.

Infolge der terminalen Niereninsuffizienz kommt es bei Dialysepatienten zu einer mangelhaften bis fehlenden Ausscheidung von Flüssigkeit und harnpflichtigen Substanzen über die Niere und die ableitenden Harnwege. Nur der Einsatz eines Nierenersatztherapieverfahrens ermöglicht dem Patienten das Überleben. Das Wissen um diese Zusammenhänge führt neben den absehbaren physischen Beeinträchtigungen auch zu erheblichen Störungen des psychischen Wohlbefindens.

■ Harntrakt

Während gesunde Menschen ihren Flüssigkeitsüberschuss mehrfach täglich mit dem Urin ausscheiden können, kann der Hämodialysepatient sich dieses Überschusses nur alle 2–3 Tage entledigen. Und er leidet gegen Ende des dialysefreien Intervalls durch die Wassereinlagerungen unter einem Gefühl des Aufgedunsenseins. Nach dem Wasserentzug durch die Dialysebehandlung fühlt er sich dagegen erschöpft und ausgelaugt. Hohe Gewichtszunahmen im dialysefreien Intervall erschweren die Dialysebehandlung zusätzlich und haben häufig Blutdruckabfälle, Krämpfe und Übelkeit zur Folge. Stellen Sie den Patienten diesen Zusammenhang immer wieder mit viel Geduld dar. Der Missbrauch von Abführmitteln zum Ausgleich zu hoher Gewichtszunahmen ist häufig die Folge von Ängsten vor Komplikationen während der Behandlung oder vor längeren Dialysezeiten.

■ Restausscheidung

Eine noch vorhandene Restausscheidung ermöglicht dem Patienten eine größere tägliche Trinkmenge, da er den Flüssigkeitsüberschuss zumindest teilweise ausscheiden kann. Deshalb sollte die Restausscheidung möglichst lange aufrechterhalten werden. Dazu ist eine sehr sensible Einstellung des Trockengewichts und die Vermeidung von Blutdruckabfällen während der Behandlung von großer Bedeutung.

Bedingt durch die verminderte Urinausscheidung und dem dadurch reduzierten Spüleffekt der harnableitenden Organe haben vor allem weibliche Patienten durch aufsteigende Keime ein höheres Risiko, Harnwegsinfektionen zu entwickeln. Deshalb ist es sehr wichtig, dass sie regelmäßig eine Intimtoilette mit möglichst milden Pflegezusätzen durchführen.

Verdauung

Über den Verlust der Nierenfunktion hinaus kommt es infolge von Durchblutungsstörungen des Darms, Bewegungsmangel, einer gestörten Flüssigkeitsbilanz und einer oftmals zu ballaststoffarmen Ernährung zu Beeinträchtigungen im Magen-Darm-Trakt in Form von Obstipation und einer verstärkten Neigung zur Entwicklung von Darmdivertikeln. Die Ernährungsgewohnheiten eines Patienten müssen erfasst werden, um sie durch gezielte Beratung und Unterstützung den veränderten Bedingungen der chronischen Niereninsuffizienz anzupassen.

7. LA: Körpertemperatur regulieren

Die physiologische Körpertemperatur des Menschen bewegt sich im eng begrenzten Bereich zwischen 36 und 37 °C. Das Wohlbefinden in Bezug auf die Raumtemperatur ist bei jedem Menschen sehr individuell ausgeprägt. Viele Dialysepatienten sind nicht mehr in der Lage, auf veränderte Umweltbedingungen oder auf die Entwicklung einer Infektion adäquat mit einem Anstieg oder Abfall der Körpertemperatur zu reagieren. Durch die Urämie ist die normale Temperaturregulation über das Regulationszentrum im Zentralnervensystem gestört. Die durchschnittliche Körpertemperatur bei Dialysepatienten liegt häufig im unteren Normbereich oder darunter. Hinzu kommt eine aktive Be-

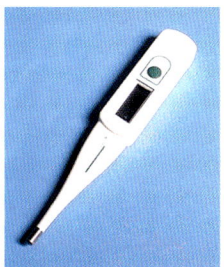

[K183]

einflussung der Körpertemperatur durch die Dialysebehandlung selbst. Die trotz Erythropoetintherapie immer noch vorhandene renale Anämie verstärkt zusätzlich die Kälteempfindlichkeit von Dialysepatienten.

Dialysetherapie

Die Dialysebehandlung selbst greift aktiv in die Temperaturregulation ein. Dialyseerfahrene Patienten erwarten oft von den Pflegenden, gerade in der kälteren Jahreszeit, dass sie die Dialysattemperatur auf 37 °C oder gar 37,5 °C erhöhen, da sie ansonsten frieren. Dabei muss leider auch beachtet werden, dass die Erhöhung der Kerntemperatur eine Absenkung des peripheren Gefäßwiderstands zur Folge hat und dadurch Blutdruckabfälle während der Behandlung begünstigt.

> **Merke**
> Es ist wichtig, die Patienten über den Zusammenhang zwischen Dialysattemperatur und Blutdruckabfällen während der Dialyse aufzuklären, um bei kreislaufinstabilen Patienten Verständnis dafür zu wecken, dass eine der Körpertemperatur angepasste, kälter empfundene Dialysattemperatur oftmals für einen komplikationsfreien Verlauf der Behandlung notwendig ist.

Infektionen

> **Merke**
> Dialysepatienten sind aufgrund ihrer immunsupprimierten Situation besonders infektionsgefährdet. Gleichzeitig findet der bei Infektionen zu erwartende physiologische Temperaturanstieg bei vielen Dialysepatienten nicht statt. Somit ist es auch bei normaler Körpertemperatur nicht auszuschließen, dass der Patient gerade eine Infektion durchmacht.

Beobachten Sie den Patienten wegen des möglichen Ausbleibens des Temperaturanstiegs sorgfältig auf andere Anzeichen von Infektionen wie eine Verschlechterung des Allgemeinzustands, einen Blutdruckabfall oder lokale Entzündungszeichen.

Der Gefäßzugang stellt eine hohe Infektionsquelle dar. Für Sie als Pflegekraft bedeutet dies, dass sie bei der Shuntpunktion oder dem Versorgen eines Dialysekatheters unbedingt die bestehenden Hygieneregeln einhalten müssen. So sollte z. B. das Tragen eines Mundschutzes bei der Punktion im Zeitalter multiresistenter Keime eine Selbstverständlichkeit sein.

■ Periphere Ischämie am Shuntarm

An der Hand des Shuntarms kann es zu einer peripheren Ischämie (Mangeldurchblutung) als Folge einer arteriellen Minderdurchblutung kommen. Am häufigsten betroffen sind hiervon Diabetiker und ältere Patienten mit allgemeiner Gefäßsklerose. Diese Durchblutungsstörung, auch Steal-Syndrom genannt, zieht häufig starke Kälte- und Schmerzempfindungen in der Hand des Shuntarms nach sich. Unter laufender Dialyse verstärkt sich die Symptomatik, da die Blutpumpe des Dialysegeräts zusätzliches arterielles Blut aus dem Hohlhandbogen saugt und dadurch die ischämischen Symptome im Handbereich verstärkt. In der Regel muss dieses Problem chirurgisch angegangen werden. Aber gerade bei älteren Patienten mit schlechtem Gefäßstatus riskiert man, wenn ein AV-Shunt funktioniert, nur sehr ungern einen weiteren chirurgischen Eingriff, um den bestehenden Gefäßzugang nicht zu gefährden. Möglicherweise führt dies dazu, dass die Patienten sich mit den Kälte- und Schmerzempfindungen arrangieren müssen. Vielen Patienten hilft in solchen Fällen das Anziehen eines warmen Handschuhs während der Dialyse oder auch zu Hause, insbesondere während der Ruhezeiten.

8. LA: Atmung, Herz und Kreislauf

Die reibungslose Funktion von Herz-Kreislauf-System und Lunge ist von einer intakten Nierenfunktion abhängig und somit bei einer Erkrankung der Niere auch direkt beeinträchtigt. Typische direkte und indirekte Komplikationen der Nierensuffizienz, wie Lungenödem bei Flüssigkeitsüberladung und renale Anämie, führen immer wieder zu Atemnotzuständen. Auch Beschwerden des Herz-Kreislauf-Systems gehören zum Alltag in der pflegerischen Betreuung von Dialysepatienten. Herzrhythmusstörungen, Blutdruckabfälle und eine akute Verschlechterung einer oft bereits vorgeschädigten Herzfunktion sind für einen großen Teil der lebensbedrohlichen Zwischenfälle bei den Dialysepatienten verantwortlich.

■ Typische Ursachen für Atemnot

Vor allem hohe Gewichtszunahmen im dialysefreien Intervall belasten das Herz-Kreislauf-System und führen über mehrere Mechanismen zu Atemnot. Im Extremfall kommt es zu einem Lungenödem, das lebensbedrohliche Ausmaße annehmen kann. Schon bei beginnender Atemnot sollte der Patient sich im Dialysezentrum melden, um mit Arzt und Pflegepersonal das weitere Vorgehen zu besprechen. Häufig tritt die Atemnot erst nachts verstärkt in das Bewusstsein des Patienten. Zu dieser Zeit besteht zumeist eine hohe Hemmschwelle, Notdienste zu alarmieren.

Merke

Informieren Sie die Patienten über die für sie zuständigen Notdiensteinrichtungen und motivieren Sie sie, im Falle einer Komplikation während des dialysefreien Intervalls nicht zu zögern, sondern zügig entsprechende Hilfe zu rufen.

Einige weitere Begleiterkrankungen der Niereninsuffizienz können die Atmung der Patienten weiter beeinträchtigen. Die Sauerstoffaufnahme ist auch bei intakter Lungenfunktion durch die renale Anämie beeinträchtigt. Dialysepatienten sind aufgrund ihrer immunsupprimierten Situation wesentlich häufiger von Atemwegsinfekten betroffen.

Über die Lunge versucht der Körper, die durch die Niereninsuffizienz bedingte saure Stoffwechsellage durch eine reflektorische Erhöhung der Atemfrequenz zu kompensieren. Durch eine individuell angepasste Dosierung von Bikarbonat in der Dialysierflüssigkeit wird die Übersäuerung wieder ausgeglichen.

◾ Typische Ursachen für eine Verschlechterung der Herzleistung

Hohe Schwankungen des Blutvolumens durch Wassereinlagerungen zwischen den Dialysen sind bei vielen Patienten mitverantwortlich für die fortschreitende Verschlechterung ihrer Herzleistung. Weitere typische Herzprobleme bei Dialysepatienten sind nachfolgend aufgeführt. Zusätzlich ist bei Dialysepatienten oft auch der Herzmuskel von der Grunderkrankung betroffen, so dass im ungünstigen Fall mehrere Ursachen zusammenspielen.

Herzrhythmusstörungen

Der Herzrhythmus wird direkt durch Schwankungen der Blutelektrolyte, insbesondere durch Kaliumspiegelschwankungen, und indirekt auch durch die metabolische Azidose beeinträchtigt.

Merke

Zu Ihren Aufgaben gehört, die Patienten für Symptome einer Hyperkaliämie zu sensibilisieren, sie durch eine gezielte Ernährungsberatung vor möglichen Diätfehlern zu bewahren und regelmäßige Kaliumkontrollen durchzuführen, um nach Rücksprache mit dem Arzt die Kaliumkonzentration in der Dialysierflüssigkeit anzupassen.

Zu hohes Shuntvolumen

Ein „zu gut" funktionierender Shunt fordert das Herz ständig zu Höchstleistungen heraus. Zu hohe Durchflussvolumina am Shunt erhöhen die Blutmenge, die das Herz pro Zeit zu pumpen hat (Herzminutenvolumen), um einen beträchtlichen Faktor. Dies führt zunächst zur Herzmuskelhypertrophie, auf Dauer zur Überlastung und Erschlaffung des Herzmuskels und zur Herzinsuffizienz. Dieses Problem kann und muss möglicherweise vom Gefäßchirurgen angegangen werden.

Perikarditis

Eine urämische Perikarditis kann als Komplikation bei einer zu spät begonnenen Dialysetherapie und in seltenen Fällen bei unzureichender Dialyseeffektivität auftreten. Der rechtzeitige Beginn der Dialysetherapie bei Niereninsuffizienz und eine effektive Dialysebehandlung ist somit Prävention und Therapie.

Anleitung des Patienten zur Selbstbeobachtung

Probleme mit Herz und Lunge stellen sich für den niereninsuffizienten Patienten schon häufig im prädialytischen Stadium ein. Die Aufnahme der Dialysebehandlung führt danach relativ schnell zu einer deutlichen Verbesserung des Allgemeinzustands, der Patient gewinnt Kraft, Lebensmut und Lebensfreude zurück. Dies führt in vielen Fällen zu einer gewissen Unbekümmertheit im Umgang mit den dargestellten Gefahren.

> **Merke**
> In der Phase zwischen der akuten Bedrohung des Lebens durch die Niereninsuffizienz bis zur im günstigsten Fall physischen, psychischen und sozialen Rehabilitation sind die Patienten in besonderem Maße auf das Verständnis und vor allem den professionellen Rat der in der Dialyse tätigen Pflegenden und Ärzte angewiesen. Der Verlauf dieser Periode prägt nicht nur entscheidend das weitere Leben des Patienten, den Umgang mit und das Verhältnis zu seiner Erkrankung, sondern er prägt auch langfristig die Beziehung zwischen Patient und Pflegepersonal.

Dem einerseits unbekümmerten Umgang mit der Erkrankung steht andererseits das Risiko lebensbedrohlicher Herz-Kreislauf-Komplikationen gegenüber, das ständig wie ein Damoklesschwert über dem Patienten schwebt. Die Krankenbeobachtung spielt in diesem Zusammenhang eine ganz wichtige Rolle. Sie müssen sensibel und aufmerksam mit den Symptomen und Hinweisen dieser komplexen Erkrankung umgehen und den Patienten immer wieder auf die möglichen Gefahrenpotenziale der Niereninsuffizienz hinweisen, ohne seine Angst zu verstärken. Der Patient muss für Signale, die sein Körper ihm gibt, sensibilisiert sein, um früh genug und adäquat reagieren zu können. Er sollte willens und in der Lage

sein, seine Vitalzeichen auch allein oder mit Hilfe von Angehörigen zu Hause im dialysefreien Intervall zu messen und einzuschätzen.

> **Merke**
> Der rechtzeitige Beginn der Dialysetherapie, die Qualität der Dialysebehandlung, die genaue Beobachtung und Einstellung des Sollgewichts und die Beratung und Gesundheitserziehung des Patienten und dessen Angehörigen sind wesentliche Gesichtspunkte, die einen wichtigen Beitrag zur Prophylaxe von Herz-Kreislauf-Komplikationen bei dialysepflichtigen Patienten leisten können. Darüber hinaus erscheint es auch in diesem Zusammenhang sinnvoll, die Patienten, wenn möglich, immer wieder zur Teilnahme an sportlichen Aktivitäten innerhalb und außerhalb des Dialysezentrums zu motivieren.

9. LA: Sich beschäftigen

Intellektuelle und körperliche Beschäftigung sind ein Grundbedürfnis des Menschen. Gerade in unserer heutigen Gesellschaft definiert sich ein Mensch fast ausschließlich über seine Arbeit und seine Freizeitaktivitäten. Auch das soziale Umfeld, das sich früher meist selbstverständlich aus der Großfamilie und den (Dorf-)Nachbarn zusammensetzte, wird heute überwiegend von Arbeitskollegen und Freunden, die man aktiv über seine Freizeitaktivitäten kennen gelernt hat, bestimmt. Der Mensch kann jedoch nur dann einer Beschäftigung nachgehen, wenn eine Reihe von Organen sozusagen Hand in Hand zusammenarbeiten. Die Urämie beeinträchtigt die Funktion fast aller Organe und führt zu Einbußen der Leistungsfähigkeit sowohl auf der geistigen als auch auf der körperlichen Ebene. Aktive intellektuelle Auseinandersetzung oder schwere körperliche Arbeit werden im Verlauf der Erkrankung immer mühsamer. Die Einschränkung des Aktivitätsradius hat für den Dialysepatienten schwerwiegende Konsequenzen.

Verlust des Arbeitsplatzes

Viele Menschen definieren ihren sozialen Status und ihr Selbstwertgefühl primär über ihre berufliche Tätigkeit. Auch die Bedeutung des Arbeitsplatzes als sozialer Kontaktpunkt darf nicht unterschätzt werden. Der Verlust der Arbeitsfähigkeit erschüttert die Stellung in Gesellschaft und Familie. Vor allem bei männlichen Patienten führt der Verlust des Versorgerstatus in der Familie zu Minderwertigkeitsgefühlen bis hin zu Depressionen. Die meisten dialysepflichtigen Frauen hingegen nehmen ihre Rolle als Haushaltsvorstand trotz Erkrankung weiter wahr. Chronisch niereninsuffiziente Patienten werden häufig mit Beginn der Nierenersatztherapie berentet. Der Anteil berufstätiger Dialysepatienten hat in den letzten Jahren stetig abgenommen. Das liegt einerseits am gestiegenen Durchschnittsalter und an der gestiegenen Morbidität der Patienten, andererseits werden die bestehenden Möglichkeiten für den Erhalt der Erwerbstätigkeit nicht ausgeschöpft. Dabei könnte insbesondere durch die weitere Teilnahme am Berufsleben die physische und psychische Rehabilitation vieler Patienten unterstützt werden.

Einschränkungen der Freizeitaktivitäten

Die Teilnahme an sportlicher oder intellektueller Beschäftigung in der Freizeit ist aus vielerlei Gründen für den Dialysepatienten erschwert. Viele Patienten sind nach der Behandlung sehr abgeschlagen und infolge dessen nicht mehr in der Lage, an Aktivitäten jeglicher Art teilzunehmen. Bisher sportlich aktive Menschen sind aufgrund der nachlassenden Leistungsfähigkeit zumeist gezwungen, ihre Sportarten nur noch eingeschränkt zu betreiben.

Viele Freizeitaktivitäten machen nur zusammen in einer Gruppe Spaß. Die Erkrankung selber und die oft veränderte soziale Situation führen jedoch oft dazu, dass sich Freunde und Bekannte abwenden. Falsche Rücksichtnahme und Bevormundung durch Freunde und Bekannte, verringerte Leistungsfähigkeit und Einschränkungen beim Essen und Trinken führen zu Rückzugstendenzen aus dem gesellschaftlichen Leben. In vielen Fällen ist die Teilnahme an Freizeitangeboten mit Kosten verbunden, die der Patient sich unter Umständen nicht mehr in dem Maße leisten kann wie vor seiner Erkrankung.

Die Erkrankung engt auch die Möglichkeit einer Urlaubsreise ein, da am Ferienort auch immer eine adäquate Dialyseeinrichtung vorhanden sein muss. Die Übernahme der Behandlungskosten während eines Urlaubs im Ausland hängt von vielen Faktoren ab. Zudem weisen viele Behandlungseinrichtungen im Ausland nicht den gleichen medizinisch-technischen und hygienischen Standard wie die gewohnte Behandlungseinrichtung auf.

Oft ist es notwendig, den Patienten zunächst aus einer Lethargie herauszuholen, ihm Mut zu machen und Möglichkeiten aufzuzeigen, sich in geeigneter Art und Weise in Beruf, Familie und Freizeit zu engagieren. Alle Möglichkeiten, ein bestehendes Arbeitsverhältnis in angepasster Form aufrechtzuerhalten, sollten ausgeschöpft werden. Sie können diese Bemühungen unterstützen, indem Sie auf spezielle Erfordernisse bezüglich der Dialysezeiten bei berufstätigen Patienten flexibel reagieren.

Die Patienten sollten mit Beginn der Dialysetherapie weiterhin ihren gewohnten Hobbys nachgehen. Auch hier ist es oft notwendig, den Patienten davon zu überzeugen,

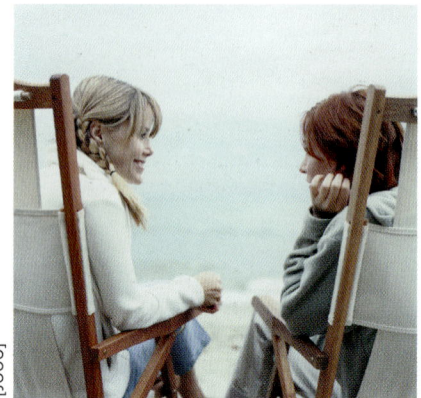

[J666]

dass dies, eventuell mit Einschränkungen, möglich ist. Urlaubspläne der Patienten sollten unterstützt werden. Ermutigen Sie die Patienten, ihre Ferien zu planen, und helfen Sie Ihnen bei der Organisation des Behandlungsplatzes am Urlaubsort.

Während der gesamten Behandlungszeit sieht ein großer Teil der Patienten nur fern. Ermuntern Sie sie dazu, ihre Behandlungszeit nicht ausschließlich zum Fernsehen, sondern, auch wenn es mühselig ist, zum Lesen oder, wenn im Dialysezentrum möglich, zu sportlichen Aktivitäten zu nutzen.

Für viele ältere Patienten ist der Verlust der Leistungsfähigkeit und die damit verbundene Einschränkung der Beschäftigungsmöglichkeiten viel weniger problematisch als für jüngere Patienten. Häufig kommt es im Rahmen der Behandlung für ältere Menschen zu einer Steigerung der sozialen Kontakte und somit sogar zu einem sekundären Krankheitsgewinn.

10. LA: Kommunikation

Das offensichtlichste Kommunikationsmedium des Menschen ist das gesprochene Wort. Es ermöglicht ihm, seiner inneren Welt der Gedanken, Gefühle und Erfahrungen eine äußere Gestalt zu geben. Darüber hinaus kommunizieren Menschen über viele andere Faktoren wie Gestik, Gesichtsausdruck und Körperhaltung miteinander. Es ist in einer zwischenmenschlichen Beziehung nicht möglich, nicht zu kommunizieren, da jedes Verhalten auch immer einen Mitteilungscharakter aufweist. Darüber hinaus hat jede Kommunikation einen Inhalts- und einen Beziehungsaspekt, d. h., nicht allein was ich dem Anderen mitteile (Inhalt), sondern insbesondere wie ich es ihm mitteile (Beziehung) gestaltet die Situation. Der Sender übermittelt seine Botschaft mit Worten und Körpersprache. Der Empfänger filtert und interpretiert die Botschaft in Abhängigkeit seiner individuellen Wahrnehmung und seiner Bedürfnisse.

Die Qualität der Kommunikation zwischen Gesprächspartnern hängt von vielen Faktoren ab. Die Persönlichkeitsstruktur spielt eine wichtige Rolle, so gibt es introvertierte und extrovertierte, selbstbewusste und gehemmte, sprachgewandte und weniger sprachgewandte Menschen. Unterschiede im Grad der Allgemeinbildung, Herkunft und Alter erklären, warum vor allem Dinge, die nicht ausgesprochen werden, von dem einen Gesprächspartner als selbstverständlich vorausgesetzt, vom anderen aber genauso selbstverständlich anders oder gar nicht verstanden werden.

Die chronische Niereninsuffizienz als lebensbedrohliche Erkrankung ist eine Herausforderung an die Kommunikations- und Beziehungsmuster aller Mitglieder des Sozialsystems eines Erkrankten. Neben dem enormen Informationsbedarf zur Erkrankung selbst, der erst nach und nach eine weitgehend missverständnisfreie Kommunikation zwischen Pflegenden und Patienten ermöglicht, können Behinderungen wie Seh- und Hörstörungen zusätzlich zu einer Einschränkung der Kommunikationsfähigkeit führen. Die trotz Dialysebehandlung vorhandene Vergiftungssituation des

Körpers lässt die Patienten schneller ermüden und reduziert die Konzentrationsfähigkeit. Angst vor Schmerzen, Verlust und Tod beeinträchtigt die Kommunikation von Seiten aller Beteiligten.

Kommunikationsproblem Krankheitsverständnis

Viele Patienten haben bis zur terminalen Niereninsuffizienz schon eine lange Krankheitskarriere durchlaufen. Manche haben bedrohliche Erlebnisse hinter sich, die ihnen im wahrsten Sinne des Wortes „die Sprache verschlagen" haben. Fast alle Dialysepatienten verstehen gerade am Anfang die Zusammenhänge und Auswirkungen ihrer Erkrankung nicht ausreichend, da ihnen die notwendigen Informationen fehlen. Die Komplexität der Erkrankung und die medizinische Fachsprache schüchtern viele Patienten ein. Sie trauen sich nicht, dauernd „dumme" Fragen zu stellen, und wollen nicht undankbar, ungebildet oder schwer von Begriff erscheinen. Informationslücken werden durch Phantasien und Vermutungen ersetzt. All dies behindert den Aufbau einer vertrauensvollen Beziehung zwischen Patient und Pflegenden als Grundlage der Kommunikation.

Ihre Aufgabe ist es, Informationen zum einen dem jeweiligen Aufnahmevermögen, der Mitdenkfähigkeit und dem Vorwissen des Patienten anzupassen und zum anderen die Inhalte entsprechend dem Informationsbedarf aufzubereiten. Versuchen Sie dabei, genau zu ermitteln, welche Voraussetzungen der Patient wirklich mitbringt, und was er von der erhaltenen Information wirklich aufgenommen hat. Berücksichtigen Sie dabei auch den Beziehungsaspekt: Bekommt der Patient das Gefühl, informiert und verstanden zu werden, oder fühlt er sich durch den Gebrauch von Fachtermini eingeschüchtert oder gar bevormundet?

Merke
Zum erfolgreichen Vermitteln von Verhaltensregeln ist wichtig, dass der Patient sich nicht in die Rolle eines unvernünftigen Kindes gedrängt fühlt, das überwacht werden muss und keinerlei Eigenverantwortung übernehmen kann.

Kommunikationsproblem Tabuthemen

Die Angst vor dem nahen Tod schwebt bewusst oder unbewusst immer über Dialysepatienten. Das Thema Tod und Sterben wird vom Patienten selbst, aber auch von seinem nahen Umfeld nicht offen angesprochen. Dadurch kommt es zu einer Störung des Kommunikations- und Beziehungsprozesses, weil Gefühle nicht mehr offen ausgedrückt werden, häufig von der Absicht geleitet, „andere nicht zu sehr zu belasten".

Die Betreuung von chronisch kranken Patienten stellt für Pflegende eine große Herausforderung dar. Die tägliche Auseinandersetzung mit chronischer Krankheit, Tod und Abschiednehmen führt auch bei ihnen zu Verarbeitungsstrategien, die der Kommunikation nicht förderlich sind. Zu den vielfältigen Abwehrmechanismen zählen z. B. die Einschränkung der Kommunikation mit Schwerstkranken und die Meidung der Behandlungszimmer dieser Patienten. Es ist für Pflegende sehr schwierig, immer und jeden Tag diesen besonderen Belastungen gerecht zu werden. Da in den meisten Fällen professionelle Hilfe von außen nicht zur Verfügung steht, werden Sie nur innerhalb einer intakten Teamstruktur, die offene Gespräche innerhalb der Pflegegruppe zulässt, in der Lage sein, diesen Anforderungen gerecht zu werden.

▨ **Langzeitbegleitung bei resignationsgefährdeten Patienten**

Bei oberflächlicher Betrachtung kann sehr leicht der Eindruck entstehen, dass ein Dialysepatient ein mündiger, selbstbewusst auftretender und fordernder Patient ist. Bei genauerer Betrachtung stellt man jedoch fest, dass der größte Teil der Patienten zurückgezogen und eher in sich gekehrt lebt und nicht mehr in Lage oder willens ist, seine Sorgen und Ängste zu artikulieren. Es gibt aber eine Reihe von Ressourcen, mit denen die Kommunikation zwischen Dialysepatienten und ihrer Umgebung in der jahrelangen Betreuungszeit durch die Pflegenden verbessert werden kann.

Die Kommunikation zwischen Pflegenden und Patient sollte offen in einer vertrauensvollen Atmosphäre stattfinden. Sie betreuen „Ihre" Patienten häufig über sehr viele Jahre. Dies beinhaltet die Chance, wesentlich intensiver und persönlicher miteinander zu kommunizieren, birgt aber auch die Gefahr, dass die notwendige Distanz im Verhältnis zwischen Pflegenden und Patient verloren geht.

> **Merke**
> Die Menschen im Dialysezentrum bieten für viele vereinsamte Patienten die einzige Möglichkeit, ihrem elementaren Bedürfnis nach Kommunikation nachzukommen. Es ist unsere Aufgabe, die Kommunikation mit den Patienten durch Ansprache, durch aktives Zuhören und durch Gespräche in einer verständlichen Sprache aktiv zu gestalten. Dazu gehört auch die Motivation, vorhandene eigene Zeitressourcen dafür einzusetzen.

Durch die Anordnung der Behandlungsplätze, die Zusammensetzung der Patientengruppen in den einzelnen Behandlungseinheiten, das Reduzieren von Geräuschkulissen und das kommunikationsfreundliche Platzieren der Dialysegeräte können leicht verbesserte Voraussetzungen für Gespräche zwischen den Patienten geschaffen werden.

Es ist ebenfalls sehr wichtig, die Angehörigen der Patienten von Anfang an in die Kommunikation mit einzubeziehen. Informationen, die Sie von Angehörigen erhalten, ermöglichen es Ihnen, die speziellen Probleme eines Patienten besser zu verstehen. Manches können Sie vielleicht den Patienten über die Angehörigen vermitteln und umgekehrt. Das Gespräch mit den Angehörigen gibt Ihnen die Möglichkeit, diese zu motivieren, zur Lösung von Problemen aktiv beizutragen.

11. LA: Sexualität/Sich als Frau oder Mann fühlen

Die Sexualität ist in jedem Lebensabschnitt ein elementarer Bestandteil unserer Persönlichkeit. Sie ist ein lebenslanger Entwicklungsprozess, beeinflusst von der geschlechtlichen Identität, der Biografie und von religiösen, kulturellen und ethnischen Unterschieden.

Die Sexualität niereninsuffizienter Patienten ist stark beeinträchtigt. Sexuelle Funktionsstörungen können schon mit Beginn der Erkrankung unabhängig vom Geschlecht auftreten und sich mit zunehmender Urämie verstärken. Es kommt zu Erektions-, Ejakulations-, Libido-, Potenz- und Orgasmusstörungen. Als Ursache der Störungen werden in erster Linie biologische Faktoren verantwortlich gemacht. Darüber hinaus erscheint auch die Beteiligung von psychischen Faktoren als gesichert, da die Störungen auch nach der Aufnahme der Nierenersatztherapie nur partiell und langsam zurückgehen.

Probleme in bestimmten Lebenssituationen

Die sexuelle Beziehung innerhalb einer bestehenden Partnerschaft bleibt nicht unberührt und verschlechtert sich in der Regel. Das sexuelle Verlangen lässt ähnlich wie bei anderen chronischen Erkrankungen spürbar nach. Störungen des Körperbilds untergraben das eigene Selbstwertgefühl. Es treten Ängste und depressive Gedanken auf, inwieweit der Partner den Erkrankten noch akzeptiert. Vor allem bei männlichen Dialysepatienten kann es innerhalb der Beziehung zu einer neuen Definition der Rollen kommen. Der Mann verliert aufgrund einer möglicherweise eintretenden Berufsunfähigkeit die Rolle des Versorgers. Auch bei den Lebenspartnern stellen sich sexuelle Funktionsstörungen ein. Von Muthny und Koch wurde im Rahmen einer groß angelegten Untersuchung zum Sexualverhalten von dialysepflichtigen Frauen und Männern statistisch nachgewiesen, dass die Abnahme der sexuellen Aktivität von den unterschiedlichen Behandlungsverfahren abhängig ist. Die Reduktion fällt bei der Peritonealdialyse stärker aus als bei der klassischen Hämodialyse. Einige Untersuchungsergebnisse besagen, dass durch eine erfolgreiche Transplantation auch eine Besserung im Bereich der Sexualität, insbesondere bei Männern, zu erwarten ist.

Die Partnersuche ist für einen chronisch Kranken erschwert. Die Aufnahme einer Beziehung ist für den Dialysepatienten geprägt durch den hohen Erwartungsdruck, als „normale/r Frau oder Mann" aufzutreten.

Sehr selten sind Schwangerschaften unter Dialysebedingungen. Die urämiebedingten Störungen des Zyklusgeschehens führen dazu, dass Dialysepatientinnen häufig steril sind. Trotzdem ist eine kontrazeptive Beratung notwendig. Dabei muss darauf geachtet werden, dass die üblicherweise verordneten östrogen- und gestagenhaltigen Ovulationshemmer bei zugrunde liegenden Gefäßveränderungen das Risiko einer Thromboembolie erhöhen und vermehrt mit Bluthochdruck zu rechnen ist.

Unterstützende und aufklärende Gespräche

Über die Medien wird ein leistungsorientiertes, oft wenig realistisches Bild von Sexualität vermittelt, gleichzeitig wird über die eigene Sexualität in unserer Gesellschaft traditionell nicht gesprochen, dies vergrößert die Probleme für Dialysepatienten. Selbst in ärztlichen Beratungsgesprächen taucht dieses Thema in der Regel nicht auf. Eine Grundvoraussetzung, um sexuelle Funktionsstörungen im Gespräch zwischen Arzt und Patient oder Pflegenden und Patient zu thematisieren, ist die Schaffung einer offenen, vertrauensvollen und professionell wirkenden Gesprächsatmosphäre. Nur dann sind eine gezielte und verständliche Aufklärung sowie eine medizinische und psychische Unterstützung möglich. Ein solches Gespräch kann nicht im Behandlungszimmer während der Dialyse stattfinden. Genauso wichtig wie die Information des Patienten ist es, den Partner über mögliche Komplikationen aufzuklären und für diesen Fall Gesprächsbereitschaft zu signalisieren.

12. LA: Sinn finden und sterben

Der Beginn der Dialysebehandlung ist einer der kritischsten Phasen im Leben eines Patienten. Er markiert den Zeitpunkt des endgültigen Organversagens und den Beginn der Nierenersatztherapie, ohne die ein Weiterleben nicht möglich ist. Die notwendige Anpassung an die veränderte Lebenssituation ist von zwei psychischen Grundkonflikten bestimmt: die Abhängigkeit von einer lebenslang andauernden Maschinenbehandlung, sofern eine Nierentransplantation langfristig nicht möglich ist, und die ständige Todesbedrohung.

Die Abhängigkeit vom Dialysegerät bestimmt in großem Maße den Alltag und lässt sich nicht vergessen. Es ist störanfällig und mobilisiert immer neue Ängste. Zudem hemmt die Abhängigkeit von den Betreuern des Dialysegeräts die psychische Anpassung an die veränderte Lebenssituation. Die Dialyse wird zum beherrschenden Faktor im Leben; Leistungsfähigkeit und Sexualität, das gewohnte Rollenverhalten in Beruf, Familie und Freundeskreis ändern sich unwiderruflich.

Den zweiten Grundkonflikt stellt die ständige Todesbedrohung durch plötzlich auftretende Störungen und Komplikationen während der Dialysebehandlung dar. Erschwerend kommt auch der Tod von Mitpatienten hinzu, mit denen man vielleicht viele Stunden zusammen im Dialysezentrum verbracht hat.

Der Dialysebeginn hat jedoch auch entlastende Momente. Durch die Behandlung verbessert sich die urämische Symptomatik, der Patient fühlt sich zunächst körperlich und geistig leistungsfähiger und die prädialytischen Belastungen und Unsicherheiten haben ein Ende. Mit Fortschreiten der Erkrankung kann sich der körperliche Zustand jedoch wieder zunehmend verschlechtern und die gesamte Leistungsfähigkeit nimmt ab. Häufig treten Komplikationen wie Juckreiz, Muskelkrämpfe, Shuntverschluss, Blutdruck- und Knochenprobleme auf, die die psychische und soziale Rehabilitation erschweren. Krankheit als langwieriger Prozess und lebensbedrohlicher Zustand führt zwangsläufig zu einer Auseinandersetzung mit Leben und Tod.

Mit dem Dialysebeginn ist spätestens der Zeitpunkt gekommen, an dem der Patient über den Tod und den Sinn des eigenen Lebens nachdenkt. Beides sind zwei gesellschaftlich weitestgehend tabuisierte Themenkomplexe, mit denen sich der Mensch in der Regel allein oder nur im engsten Kreis auseinandersetzt. Auch in den Dialyseeinrichtungen werden diese Probleme äußerst selten oder gar nicht thematisiert, obwohl der Umgang mit dem Tod ein fester Bestandteil des beruflichen Erlebens ist und der Sinn manch lebensverlängernder Dialyse gerade auch von den Pflegenden immer wieder in Frage gestellt wird. Die oft intensive emotionale Bindung zwischen Patient und Pflegenden aufgrund einer langjährigen Beziehung verleiht der Auseinandersetzung mit dem Tod und dem Sinn des Lebens eine andere Qualität als z. B. auf Krankenhausstationen der Akutversorgung.

Eine Hilfestellung für die Bewältigung dieser Belastungen ist sowohl für den Patienten als auch für Pflegende eine mehrdimensionale Betrachtungsweise der Begriffe Krankheit und Gesundheit. Krankheit und Gesundheit sind keine so starren Gegebenheiten, wie das Wortverständnis es suggeriert. Krankheit und Gesundheit müssen vielmehr als Prozesse, als dynamische Vorgänge, verstanden werden, in dem die Übergänge fließend sind und die immer auch eine seelische, körperliche und soziale Komponente aufweisen.

> **Merke**
>
> Auch wenn eine Krankheit rein biologische Ursachen hat, sind an den Auswirkungen auch immer die seelische und soziale Ebene beteiligt. Dies wiederum bedeutet, dass eine weitestgehende Gesundung nur unter Berücksichtigung aller drei Ebenen möglich ist. Diese Betrachtungsweise erweitert die Möglichkeiten, Krankheit zu bewältigen und Gesundheit zu fördern. Ein Dialysepatient, der medizinisch so weit wie möglich, psychisch und sozial jedoch voll rehabilitiert ist, kann nach diesem Verständnis einer Gesundung näher sein als z. B. jemand, der zwar unter medizinischen Aspekten völlig gesund ist, jedoch aufgrund gesellschaftlicher Einflussfaktoren seit Jahren arbeitslos.

15.2 Patienten mit Diabetes mellitus

Ungeachtet des Pflegemodells von Nancy Roper möchten wir zum Abschluss dieses Kapitels auf das Thema Diabetes mellitus eingehen, an dem mehr als ein Drittel aller Patienten mit chronischem Nierenversagen leiden. Die diabetische Nephropathie ist die häufigste Ursache für die Entwicklung einer dialysepflichtigen Niereninsuffizienz. Bei den Betroffenen liegen in der Regel zahlreiche Begleiterkrankungen vor, die das Leben mit einer dialysepflichtigen Niereninsuffizienz zusätzlich erschweren können:

- Sehbehinderungen
- Nervenstörungen
- Fußverletzungen
- Durchblutungsstörungen

Viele der in diesem Kapitel thematisierten Aspekte, betreffen dialysepflichtige Patienten mit Diabetes mellitus in besonderem Maße. Es würde den Rahmen dieses Buches sprengen, auf jeden einzelnen dieser Aspekte ausführlich einzugehen. Insbesondere die Versorgung von Patienten mit diabetischem Fußsyndrom erfordert sehr viel Sachkenntnis und Erfahrung. Wir möchten Sie in diesem Zusammenhang auf die Zeitschrift „Spektrum der nephrologischen Pflege" hinweisen, in der es seit geraumer Zeit eine sehr fundierte Serie zu diesem Themenkomplex gibt. Gleichwohl haben wir zwei Aspekte herausgegriffen, die nach unserer Ansicht eine hohe Relevanz für Ihre tägliche Arbeit haben.

Blutdruckabfall unter Volumenentzug

Dialysepflichtige Patienten mit Diabetes mellitus stellen eine besondere Herausforderung für die Überwachung und Krankenbeobachtung während der Dialyse dar. Sie sind aufgrund ihrer Nervenstörungen (Neuropathie) nicht mehr in der Lage, auf eine Hypotonie (niedriger Blutdruck) unter Flüssigkeitsentzug während der Dialyse mit einer adäquaten Engstellung der Gefäße und einem reflektorischen Herzfrequenzanstieg zu reagieren.

> **Merke**
> Blutdruckabfälle unter Volumenentzug während der Dialyse treten bei Diabetikern häufig unvermittelt und schwer beherrschbar auf. Eine engmaschige Kontrolle der Vitalzeichen sowie eine intensive Krankenbeobachtung sind deshalb bei diabetischen Patienten unbedingt erforderlich.

Insulinbedarf

Im gesunden Organismus baut die Leber aufgrund der hohen Insulinkonzentration im Blut etwa 80 % des Insulins ab. Die Nieren eliminieren die restlichen 20 %. Bei insulinpflichtigen Diabetikern dagegen sind Leber und Nieren ähnlich hohen Konzentrationen an Insulin ausgesetzt und eliminieren je die Hälfte der gesamten Insulinmenge. Eine Störung der Nierenfunktion hat deshalb einen verlangsamten Insulinabbau zur Folge. Bei dialysepflichtigen Patienten sind auf der einen Seite höhere Insulinspiegel zu erwarten, andererseits nimmt die Wirksamkeit des Insulins aufgrund der Urämie (Vergiftung) ab. Die Anpassung der Insulindosis ist somit problematisch.

> **Merke**
> Bei zunehmender Niereninsuffizienz kann als Folge des verzögerten und fehlenden Insulinabbaus in der Niere eine erhebliche Verminderung der Insulindosis notwendig werden. Für die Betreuung dialysepflichtiger Diabetiker, besonders

im Anfangsstadium ihrer Dialysepflicht, bedeutet dies, dass regelmäßige Blutzuckerkontrollen und eine stetige Anpassung der Insulindosis überaus wichtig sind.

Resümee

Es gibt viel zu tun. Lassen Sie sich nicht durch die beeindruckende Gerätemedizin in der Dialyse von Ihrer ureigenen Profession abbringen. Eine freundliche und interessierte Ansprache, eine geschulte Krankenbeobachtung, ein vertrauensvolles Verhältnis zu den Patienten und ein offenes Ohr für die zahlreichen Probleme der Ihnen anvertrauten Menschen sind durch kein Gerät der Welt zu ersetzen.

⚠ **VORSICHT: Prüfung!**

1. Nennen Sie mindestens 3 Gründe, aufgrund derer das elementare Bedürfnis nach Sicherheit bei dialysepflichtigen Patienten eingeschränkt sein kann!

2. Sie nehmen bei einem Patienten urämischen Körper- und Mundgeruch war. Welche Ursache liegt diesem zugrunde, und was unternehmen Sie?

3. Beim Weglegen des Kopfkissens eines Patienten nach der Dialyse bemerken Sie, dass dies voller Haare ist. Schildern Sie eine mögliche Ursache und die dazugehörige Problemlösung!

4. Welche Bedeutung kann die Körpertemperatur eines Patienten für eine komplikationsarme Dialyse haben?

5. Nennen Sie die drei Ebenen der Gesundung, und erläutern Sie deren Bedeutung für eine ganzheitliche Betrachtung des Gesundheitsbegriffs!

6. Warum ist es wichtig, insbesondere bei Diabetikern engmaschige Vitalzeichenkontrollen durchzuführen?

7. Nennen Sie Gründe, warum ein Dialysepatient in seiner Kommunikationsfähigkeit eingeschränkt sein kann!

(→ ✚ auf www.pflegeheute.de)

16 Alarme am Dialysegerät und deren Ursachen

Versetzen Sie sich in Gedanken mal in die Lage junger Pilotinnen oder Piloten. Kommt es während eines Flugs zum Alarm im Cockpit, so muss der Pilot in der Lage sein, diesen Warnhinweis zügig der Ursache zuzuordnen. Nur wenn er das Problem erkennt, das sich hinter dem Alarm verbirgt, kann er mit geeigneten Maßnahmen entgegenwirken. Das Training dazu erhält er im Flugsimulator. Erst wenn der Pilot in der Simulation alle Alarme beherrscht und Grenzsituationen kompetent meistert, darf er eigenständig eine Maschine fliegen. Diesem Grundsatz folgend empfehlen wir auch Ihnen ein Training am komplett vorbereiteten Dialysegerät im simulierten Behandlungsbetrieb. Aber zuerst sollten Sie sich mit den Alarmen am Dialysegerät und deren Ursachen vertraut machen, bevor Sie im nächsten Schritt zum „Trockentraining" schreiten.

16.1 Alarmreaktionen

Alarme am Dialysegerät teilt man grob in zwei Kategorien, in „blutseitige" und „dialysatseitige" Alarme. Blutseitige Alarme müssen vom Anwender immer manuell zurückgesetzt werden, wogegen sich die dialysatseitigen Alarme nach Behebung der Alarmursache in der Regel wieder automatisch zurücksetzen. Hier die üblichen Gerätereaktionen bei Alarm am Dialysegerät:

Übliche Gerätereaktionen bei blutseitigen Alarmen:
- Optischer und akustischer Alarm
- Blutpumpen stoppen
- Venöse Quetschklemme schließt
- Ultrafiltration stoppt

- Bypass-Funktion aktiv (je nach Gerätetyp unterschiedlich)

Übliche Geräte-Reaktionen bei dialysatseitigen Alarmen:
- Optischer und akustischer Alarm
- Ultrafiltration stoppt (je nach Gerätetyp unterschiedlich)
- Bypass-Funktion aktiv

16.2 Drucküberwachung

Der Druck im extrakorporalen System (blutführendes System außerhalb des Körpers) wird bei standardmäßiger 2-Nadeldialyse in der Regel an zwei Punkten überwacht.

Der **arterielle Druckableiter** überwacht den Unterdruckbereich des extrakorporalen Systems. Dieser befindet sich im Bereich von der arteriellen Punktionskanüle des Patienten bis zur Blutpumpe. Ab der Blutpumpe beginnt der Überdruckbereich. Von hier an wird das Blut von der Blutpumpe im extrakorporalen System regelrecht vorwärts geschoben.

Der **venöse Druckableiter** überwacht im Überdrückbereich nur den Druck des zum Patienten zurückfließenden Blutes ab der venösen Luftfalle. Der Bereich zwischen Blutpumpe und venöser Luftfalle wird nur indirekt vom venösen Druckableiter mit überwacht. Daher verfügen mittlerweile einige Dialysegeräte im Standarddialysebetrieb über einen dritten Druckableiter. Der **Dialysatoreingangsdruck** überwacht den Druck im extrakorporalen System im Bereich zwischen Blutpumpe und Dialysator.

Der Transmembrandruck (TMP) wird geräteseitig aus Venendruck und gemessenem Druck auf der Dialysatseite berechnet.

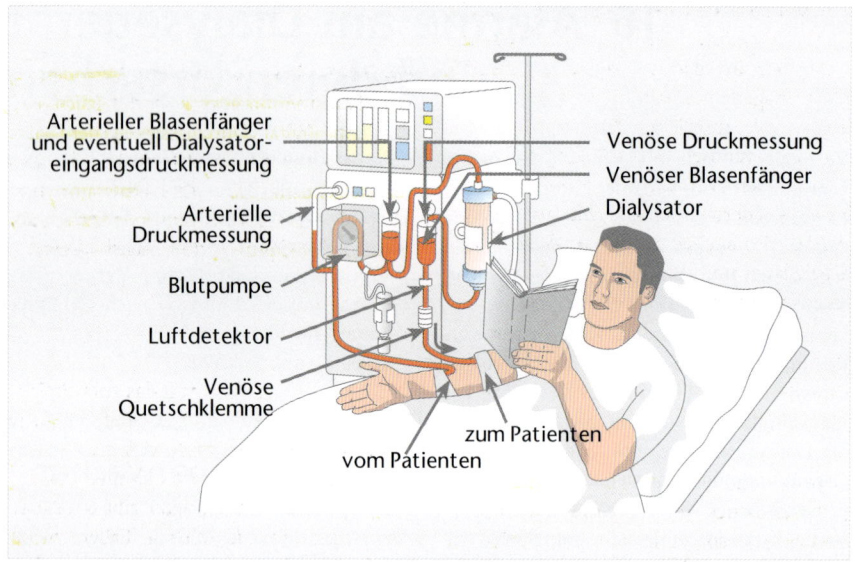

Abb. 16.1: Extrakorporales System bei Zwei-Nadel-Dialyse. [L138]

16.3 Fehlersuche bei Alarm

Wie eingangs erwähnt, soll der Gerätealarm zügig der möglichen Ursache zugeordnet werden. Dazu müssen Sie natürlich wissen, wo Sie bei welchem Alarm den Fehler suchen. Nur so können Sie die möglichen Ursachen vorweg auf ein Minimum reduzieren. Es wäre ebenso wenig sinnvoll, wenn ein Automechaniker die vordere Stoßstange prüfen würde, sobald ein Pkw-Fehlercode ein Problem in der Kraftstoffzufuhr meldet. Definieren Sie also zuerst immer den Abschnitt, in dem Sie auf Fehlersuche gehen; im zweiten Schritt prüfen Sie dann die möglichen Ursachen.

Arterieller Druckalarm

Ein arterieller Druckalarm, egal ob negativ oder positiv, wird immer über dem arteriellen Druckableiter ausgelöst. Also können die möglichen Ursachen auch nur in dem von diesem Druckableiter überwachten Bereich liegen. Sie brauchen in jenen Fällen also nur von der arteriellen Punktionskanüle bis zur Blutpumpe nach möglichen Fehlern zu suchen. Beispiele zu möglichen Ursachen werden im Anschluss vorgestellt (→ 16.4).

Positiver venöser Druckalarm

Beim venösen Druckalarm wird es leider etwas schwieriger. Hier wird zwischen oberem (positivem) und unterem (negativem) Druckalarm unterschieden. Wenn während der Behandlung der venöse Druck den oberen Grenzwert überschreitet, wird über dem venösen Druckableiter ein positiver Druckalarm ausgelöst. Hier kann die Fehlerursache nur im Bereich zwischen venösem Blasenfänger und venöser Punktionskanüle liegen. Alle möglichen Fehlerquellen, die vor dem venösen Blasenfänger auftreten, würden den Venendruck nicht ansteigen lassen, sondern – wenn überhaupt – sinken lassen. Also suchen Sie bei venösem Überdruckalarm nur zwischen venösem Blasenfänger und venöser Punktionskanüle.

Negativer venöser Druckalarm

Kommt es zu einem negativen Druckalarm (venöser Druck unterschreitet den unteren Grenzwert), so kann sich der Fehler ab der Blutpumpe im gesamten extrakorporalen System befinden. Knickstellen im Bereich zwischen Blutpumpe und venösem Blasenfänger oder Blutverluste aus dem extrakorporalen System reduzieren z. B. den Bluteinstrom in den venösen Blasenfänger. Ein geringerer Bluteinstrom in den Blasenfänger bedeutet gleichzeitig auch einen geringeren Weitertransport von Blut zum Patienten und somit einen geringeren Venendruck. Das allerdings nur im Optimalfall. Leider bleiben Knickstellen oder kleinere Blutverluste meist vom Dialysegerät unbemerkt, weil die dadurch entstehende Druckdifferenz zu gering ausfällt, um einen negativen venösen Druckalarm auszulösen.

Blutverluste hinter dem venösen Blasenfänger, z. B. bei herausgerutschter venöser Punktionskanüle, würden im günstigsten Fall auch einen negativen venösen Druckalarm auslösen.

> **Merke**
> Bei negativem venösem Druckalarm müssen Sie ab der Blutpumpe das gesamte System auf mögliche Fehler untersuchen.

TMP-Alarm

Ein TMP-Alarm hat was mit Veränderung von Transmembrandruck und folglich mit der Permeabilität (Durchlässigkeit) der Dialysatormembran zu tun. Überprüfen Sie also bei steigendem TMP den Dialysator und auch das gesamte extrakorporale System auf beginnendes Clotting (Blutkoagelbildung).

Luftdetektoralarm

Der Luftdetektor überprüft das zum Patienten zurückfließende Blut auf Luftblasen. Je nach Gerätetyp ist er im Bereich des venösen Blasenfängers oder direkt dahinter positioniert. Erkennt er Luft, dann gibt er Alarm. Überprüfen Sie in solchen Fällen zuerst den Überwachungsbereich des venösen Blasenfängers. Sehen Sie Luftblasen oder Schaumbildung im Blut, dann suchen Sie die mögliche Eintrittspforte als Erstes am eventuell zu gering gefüllten arteriellen Blasenfänger und danach im Unterdruckbereich des extrakorporalen Systems. Dieser befindet sich naturgemäß nur zwischen arterieller Punktionskanüle und Blutpumpe. Nur hier liegt ein Unterdruck im extrakorporalen System vor.

Ab der Blutpumpe wird das Blut vorwärtsgeschoben und es liegt ein Überdruck im System vor. Demzufolge suchen Sie die Lufteintrittstelle im Bereich zwischen arterieller Punktionskanüle und Blutpumpe.

Blutleckalarm

Der Blutleckdetektor überprüft das abfließende Dialysat auf Blutspuren. Erkennt der Detektor Blut, so weist dies auf eine Membranruptur hin und es wird ein Alarm ausgelöst. Überprüfen Sie zunächst durch Sichtkontrolle das aus dem Dialysator fließende Dialysat auf Blutspuren (Dialysatkupplung dabei nicht dekonnektieren). Lassen sich mit bloßem Auge Blutspuren erkennen, so liegt eine Membranruptur vor. Sie sollten nun den Dialysator nach zentrumsüblichem Standard austauschen. Ist mit bloßem Auge kein Blut erkennbar, empfiehlt es sich, das verbrauchte Dialysat mit einem Urinstix (z. B. Heglostix®) auf Erythrozyten zu kontrollieren. Am besten direkt hinter dem Dialysator, indem Sie die Auslasskupplung kurz dekonnektieren. Am Abflussschlauch des Gerätes ist der Test auch möglich. Allerdings könnten die Erythrozyten bis dahin noch nicht gekommen sein und Sie erhielten dann ein falsch negatives Ergebnis.

> **Merke**
> Prüfen Sie bei einem Blutleckalarm zunächst das verbrauchte Dialysat optisch und kontrollieren Sie es im Zweifelfall mittels eines Teststreifen.

Leitfähigkeitsalarm

Mit der Leitfähigkeit (LF) werden die Salzkonzentrationen in der Dialysierflüssigkeit je nach Gerätetyp überprüft und gesteuert. Somit steht die LF in direktem Zusammenhang mit der Elektrolytkonzentration in der Dialysierflüssigkeit. Kommt es zu einem Leitfähigkeitsabfall während der Dialyse, müssen Sie den Fehler im Bereich der Konzentrate und deren Zuführungen suchen. Steigt jedoch die Leitfähigkeit so weit an, dass diese einen Alarm auslöst, liegt meist ein Gerätedefekt vor und es bleibt nichts anderes übrig, als das Gerät auszutauschen.

Übersicht über Alarme und die Bereiche, in denen der Fehler zu suchen ist	
Alarm	**Fehlersuche im Bereich**
Arterieller Druckalarm	Von arterieller Punktionskanüle bis zur Blutpumpe
Positiver venöser Druckalarm	Vom venösen Blasenfänger bis zur venösen Punktionskanüle
Negativer venöser Druckalarm	Von der Blutpumpe über das ganze System bis zur venösen Punktionskanüle
TMP-Alarm	Dialysator, Blasenfänger
Luftdetektoralarm	Venöser Blasenfänger und Detektorbereich
	Bei Luftblasen im System: Am arteriellen Blasenfänger und von arterieller Punktionskanüle bis zur Blutpumpe
Blutleckalarm	Dialysator, Dialysatschläuche und abfließendes Dialysat
Leitfähigkeitsalarm	Konzentratkanister
	Bikarbonattrockenkonzentrat in Kartusche oder Beutel Anschlüsse der zentralen Konzentratversorgung
Temperaturalarm	Meist Gerätedefekt
Dialysatflussalarm	Permeatanschluss
	Wasseraufbereitungsanlage

Temperaturalarm

Bei einem Temperaturalarm brauchen Sie erst gar nicht groß auf Fehlersuche zu gehen. Dieser ist nur normal, wenn Sie den Dialysatfluss für einige Zeit manuell ausgeschaltet hatten oder unmittelbar nach dem Bergströmverfahren. Alle anderen Temperaturalarme sind technisch bedingt und erfordern die Unterstützung eines Technikers.

Dialysatflussalarm

Hier ist entweder die Permeatzufuhr gestört oder der Fehler ist im Bereich des dialysatführenden Systems zu suchen, er liegt also prinzipiell im Aufgabenbereich des Technikers. Jedoch gilt hier eine Grundregel: Geben alle Dialysegeräte im Zentrum Dialysatflussalarm, so hat sich wahrscheinlich die Wasseraufbereitungsanlage in den Ruhezustand begeben. Piepst nur Ihr Gerät, so sollten Sie sich an den Techniker wenden.

16.4 Alarmarten und ihre möglichen Ursachen

Blutseitige Alarme

▣ Positiver arterieller Druckalarm

- Herausrutschen der arteriellen Kanüle
- Zu niedrige Blutpumpengeschwindigkeit
- Stehende Blutpumpe aufgrund eines blutseitigen Alarms
- Voll gelaufener Druckableiter, über den kein Druck mehr abgeleitet wird
- Nicht angeschlossener Druckableiter

▣ Negativer arterieller Druckalarm

- Zu geringer Shuntfluss
- Shuntverschluss
- Zu hohe Blutpumpengeschwindigkeit
- Abgeknickter arterieller Schlauch zwischen Patienten und Blutpumpe
- An der Gefäßwand anliegende arterielle Kanüle
- In der Gefäßwand steckende arterielle Kanüle
- Veränderte Körperlage des Patienten
- Vermindertes Blutangebot durch Blutdruckabfall

▣ Positiver venöser Druckalarm

- Abgeknickter venöser Behandlungsschlauch zwischen venöser Luftfalle und Patienten
- Zu hohe Blutpumpengeschwindigkeit
- Geschlossene Klemme an venöser Kanüle
- In einer Engstelle oder an der Gefäßwand liegende venöse Kanüle
- Paravenöse Kanüle (Achtung: Hämatom!)
- Eindicken des Blutes wegen Rezirkulation im Shuntgefäß
- Clotting (Koagelbildung) im venösen Blasenfänger
- Veränderte Körperlage des Patienten
- Druckanstieg durch Husten des Patienten

▣ Negativer venöser Druckalarm

- Reduzierung der Blutpumpengeschwindigkeit
- Herausrutschen der venösen Kanüle
- Leckage im venösen System (Achtung: Alarm nur bei großem Blutverlust!)
- Clotting im Dialysator (in diesem Fall auch TMP-Anstieg!)
- Voll gelaufener Druckableiter, über den kein Druck mehr abgeleitet wird
- Nicht angeschlossener Druckableiter

Positiver TMP-Alarm

- Zu hohe UF-Rate/Stunde im Verhältnis zur effektiven Blutflussrate
- Clotting im Dialysator, z. B. aufgrund einer zu geringen Heparinisierung
- Eindicken des Blutes wegen Rezirkulation im Shuntgefäß
- Vertauschen des Substituatanschlusses von Prä- und Postdilution bei HDF
- Zu kleiner UF-Faktor des Dialysators für das Behandlungsverfahren HDF
- Bildung einer Sekundärmembran bei HDF mit Permeabilitätsreduzierung der Dialysemembran
- Gerätedefekt

Negativer TMP-Alarm

- Reduzierte UF-Rate/Std.
- UF-Pausenstellung
- Gerätedefekt

Luftdetektoralarm

- Nicht ordnungsgemäß eingelegter Blasenfänger oder venöser Schlauch
- Knickstellen im Blutschlauchsystem im Sensorenbereich
- Unzureichend gefüllter Blasenfänger
- In den arteriellen Teil des Blutschlauchsystems angesogene Luft, weil
  - die arterielle Kanüle herausgerutscht ist
  - der arterielle Druckableiter sich vom Gerät gelöst hat
  - Infusionslösungen aus Flaschen im arteriellen System vor der Blutpumpe gegeben wurden
- Schaumbildung im Dialysator aufgrund eines unzureichend gefüllten arteriellen Blasenfängers
- Luft im Dialysator aufgrund eines aus der Halterung gefallenen arteriellen Blasenfängers

- Blasen im Dialysator nach dem Vorfüllen des Systems
- Gerätedefekt

Blutleckalarm

- Membranruptur im Dialysator
- Fehlmessung durch Verunreinigung des Blutleckdetektors
- Fehlalarm durch Luftblasen im dialysatführenden System (meist nur noch bei älteren Gerätetypen)
- Gerätedefekt

Dialysatseitige Alarme

Positiver Leitfähigkeitsalarm

- Konzentrateinstellung falsch
- Grenzwerte nicht im Sollbereich eingestellt (bei volumetrisch gesteuerten Dialysegeräten)
- Gerätedefekt

Negativer Leitfähigkeitsalarm

- Konzentratbehälter leer
- Zentrale Konzentratversorgung außer Betrieb
- Nicht angeschlossener oder abgeknickter Schlauch der zentralen Konzentratversorgung
- Verstopfter Filter der Konzentratversorgung (Gerätedefekt)
- Folge eines Dialysatflussalarms
- Folgealarm nach Bergström-Verfahren
- Falsche Konzentrateinstellung
- Nicht im Sollbereich eingestellte Grenzwerte (bei volumetrisch gesteuerten Dialysegeräten)
- Gerätedefekt

Temperaturalarm

- Folgealarm nach Bergström-Verfahren
- Gerätedefekt

Dialysatflussalarm

- Nicht angeschlossener Permeatschlauch
- Umkehrosmoseanlage außer Betrieb
- Gerätedefekt

16.5 Störungen ohne Alarm

Eine Störung ohne Gerätealarm ist wohl das Schlimmste, was während der Dialyse passieren kann. An den folgenden Beispielen wird deutlich, dass das Dialysegerät nur Veränderungen „größeren Ausmaßes" wahrnehmen kann und auch nur dann einen Alarm auslöst. Weiterhin gibt es Bereiche im extrakorporalen System, die nur indirekt monitorisiert sind, und somit nicht direkt einer Drucküberwachung unterliegen.

Kontinuierlicher Blutverlust aus dem extrakorporalen System

Der Heparinschlauch löst sich von der Perfusorspritze. Der Blutverlust pro Zeiteinheit ist zu gering, um eine ausreichende venöse Druckreduzierung zu erzeugen. Die Folge ist ein nicht unerheblicher Blutverlust.

Knickstelle im Blutschlauchsystem

Durch unsachgemäße Vorbereitung knickt während der Dialyse der Blutschlauch etwas ab, z. B. kurz vor dem Dialysatoreingang. Da der Schlauch an dieser Stelle nicht vollständig verschlossen ist, kommt es zu keiner

ausreichenden venösen Druckreduzierung und keinem geräteseitigen Alarm. Eine Hämolyse ist somit nicht mehr auszuschließen (→ Kap. 14.2).

Herausgerutschte venöse Punktionskanüle

Das unbemerkte teilweise oder völlige Herausrutschen der venösen Punktionskanüle während der Behandlung ist wohl der Worst Case in der Dialyse. Im ungünstigsten Fall, wenn sich z. B. die venöse Kanülenöffnung noch unterhalb eines Tupfers befindet, ist der venöse Rücklaufdruck etwa gleich hoch wie vorher. Es kommt zu keiner ausreichenden venösen Druckreduzierung und das Dialysegerät wird keinen Alarm auslösen. Bei 300 ml Blutfluss ist der Patient nach wenigen Minuten verblutet. Dies kann leider traurige Realität sein. So verstarben in den letzten Jahren mehrere Patienten in deutschen Dialyseeinrichtungen.

16.6 Notbetrieb bei Stromausfall

Moderne Dialysegeräte sind mit Akkumulatoren ausgestattet, die bei einem eventuellen Stromausfall die wichtigsten Gerätefunktionen über einen gewissen Zeitraum aufrechterhalten. Ältere Gerätetypen können dies häufig nicht. Bringen Sie also für sich in Erfahrung, ob die Dialysegeräte Ihrer Einrichtung über funktionstüchtige Akkus verfügen oder nicht. Wenn ja, können Sie dem nächsten Stromausfall gelassen entgegensehen. Sollten die Dialysegeräte allerdings über keinen oder nur über einen funktionsuntüchtigen Akku verfügen, dann werden diese Geräte bei Stromausfall überhaupt **nichts** mehr machen, und die einzige Möglichkeit der Blutrückgabe ist jene mit Handkurbel-

Gerätefunktionen bei Stromausfall		
Gerätefunktionen	**Dialysegeräte ohne Akku**	**Dialysegeräte mit Akku**
Bildschirm, LED-Anzeigen, Schriftzeilen	Inaktiv	Die wichtigsten sind aktiv
Extrakorporaler Blutkreislauf	Inaktiv	Aktiv
Heparinperfusor	Inaktiv	Aktiv
Blutseitige Alarmfunktionen	Inaktiv	Aktiv
Luftdetektor	Inaktiv	Aktiv
Dialysedaten	Unterschiedlich je nach Gerätetyp	Bleiben erhalten
Dialysatführendes System	Inaktiv	Inaktiv
Dialysatseitige Alarmfunktionen	Inaktiv	Inaktiv
Ultrafiltration	Inaktiv	Inaktiv
Notbetrieb	Nicht möglich	15–30 Minuten, je nach Akkuleistung
Blutrückgabe	Handkurbelbetrieb	Normale Blutrückgabe mit Blutpumpe

betrieb. Achtung: Denken Sie jedoch in einem solchen Fall daran, den venösen Behandlungsschlauch aus der Quetschklemme zu nehmen, da dieser immer geschlossen ist, wenn das Gerät außer Betrieb ist!

In der folgenden Tabelle finden Sie die üblichen Gerätefunktionen bei Stromausfall.

Resümee

Nachdem Sie sich nun auch mit den Alarmen und deren Ursachen vertraut gemacht haben, sind Sie für die Praxis gerüstet. Doch wir empfehlen Ihnen zuvor, „in den Flugsimulator zu steigen", um Starts, Landungen und diverse schwierige Manöver zu trainieren. Reichlich Anregung dazu finden Sie im nächsten und letzten Kapitel dieses Buches (→ Kap. 17).

▽! **VORSICHT: Prüfung!**

1. Wie reagieren Dialysegeräte üblicherweise bei einem blutseitigen Alarm?

2. Wo befindet sich im extrakorporalen System der Unterdruckbereich, wo der Überdruckbereich?

3. Innerhalb welcher Strecke des extrakorporalen Systems suchen Sie bei einem venösen Überdruckalarm nach möglichen Ursachen?

4. Nennen Sie mindestens 3 mögliche Ursachen bei einem positiven Venendruckalarm!

5. Welche Störungen können häufig ohne Alarm bleiben?

6. Welche Funktionen halten Ihre Dialysegeräte bei Stromausfall aufrecht?

(→ ✚ auf www.pflegeheute.de)

17 Praktische Übungen am Dialysegerät

Auch bei bester Organisation kommt es in jedem Dialysezentrum vor, dass ein Gerät für einen Patienten vorbereitet wird, der dann nicht zur Dialyse erscheint. Werfen Sie in solchen Fällen das Blutschlauchsystem nicht weg. Bewahren Sie es auf und verwenden Sie es zu praktischen Übungen am Dialysegerät im simulierten Behandlungsbetrieb mit aktiver Ultrafiltration, also am komplett vorbereiteten Dialysegerät mit NaCl-gefülltem extrakorporalem System. Ein 1000-ml-Kochsalzbeutel mit aufgemaltem ☺ simuliert den Patienten. Mit zwei stufenlos einstellbaren Quetschklemmen an den Anschlüssen des Kochsalzbeutels stellen Sie einen realistischen arteriellen Unter- und venösen Überdruck her.

Bei diesen Übungen können Sie so Alarme, Grenzsituationen, Beispiele falscher Handhabung und auch Störungen ohne Alarm simulieren und nachstellen. Spielen Sie Not- und Zwischenfälle sowie besondere Ereignisse durch, die bei der Hämodialyse auftreten können und nutzen Sie jede Gelegenheit für diese Art von Training am Gerät. Anleitung und Anregung zur Simulation liefern Ihnen die nachfolgenden 12 praktischen Übungen. Wir wünschen Ihnen viel Spaß beim „Trockentraining".

Übung 1: Gerätekontrolle

Bitten Sie Ihren Praxisanleiter oder einen anderen versierten Kollegen, an einem Gerät im simulierten Dialysebetrieb einige Fehler einzubauen (z. B. offene Clips, nicht ausreichend fest zugeschraubte Luer-Lock-Anschlüsse, nicht oder falsch programmierter Heparinperfusor). Kontrollieren Sie nun das Gerät einschließlich aller Behandlungsparameter nach einem für Sie festgelegten standardisierten Ablauf und finden Sie dabei möglichst alle Fehler heraus.

Übung 2: Alarmsimulation während der Behandlung

Bitten Sie wieder Ihren Praxisanleiter, während des simulierten Dialysebetriebs Alarme auszulösen, verursacht durch Störungen im extrakorporalen System. Den Fehler beheben natürlich durch Sie: Definieren Sie zuerst die Strecke am gesamten Blutschlauchsystem einschließlich Dialysator, auf der Sie auf Fehlersuche gehen. Finden Sie danach die möglichen Ursachen, die zu diesem Alarm führen können.

Übung 3: Ändern der Zusammensetzung der Dialysierflüssigkeit

Die Dialysierflüssigkeit soll nach ärztlicher Anordnung anders zusammengesetzt werden.

Machen Sie sich an Ihren Geräten damit vertraut, wie Sie das Säurekonzentrat während der Behandlung ändern und wie Sie die Einstellungen zu Natrium- und Bikarbonatgehalt in der Dialysierflüssigkeit umprogrammieren können.

Übung 4: Erhöhung der Ultrafiltration

Der Patient soll nach ärztlicher Anordnung 1000 ml mehr ultrafiltrieren.

Erhöhen Sie die Gesamt-Ultrafiltrationsmenge (UF-Menge) um den angeordneten Wert und verlängern Sie ggf. die Behandlungszeit, um die UF-Rate pro Stunde unterhalb der zulässigen Maximalrate zu halten.

Übung 5: Blutdruckabfall beim Patienten

Handeln Sie jetzt zügig und mit routinierten Handgriffen: Bringen Sie das Bett in Kopftieflage, stoppen Sie die Ultrafiltration, verabreichen Sie dem Patienten (in Ihrem Fall dem großen Kochsalzbeutel) mit mittlerer Blutpumpengeschwindigkeit etwa 100–200 ml Kochsalz aus dem Ablegebeutel.

Übung 6: Vollgelaufener venöser Druckableiter

Ein nicht korrekt angeschlossener Druckableiter ist mit Blut bzw. Kochsalz vollgelaufen. Aufgrund des Kontakts mit Flüssigkeit am hydrophoben Filter des Druckableiters leitet dieser den Venendruck nicht mehr ordnungsgemäß ab und muss ausgetauscht werden.

Senken Sie zunächst den Flüssigkeitsspiegel in der venösen Luftfalle auf die korrekte Füllhöhe. Danach bringen Sie einen Ersatzdruckableiter mit Luer-Lock-Anschluss (sofern im Dialysezentrum vorhanden) an einer Zuspritzstelle der venösen Luftfalle an und verbinden Sie das andere Ende mit dem Dialysegerät. Den alten, durchnässten Druckableiter sollten Sie immer doppelt verschließen, z. B. mit einem Knoten im Schlauch plus einer Klemme in der Mitte oder mit einer Klemme plus einer Verschlussschraube auf dem Luer-Lock-Anschluss.

Übung 7: Paravenöse Kanüle

In diesem Fall empfehlen wir Ihnen, das extrakorporale System vom simulierten Patienten (Kochsalzbeutel) zu entfernen und kurzzuschließen. Dazu stoppen Sie zuerst die Ultrafiltration und Blutpumpe. Einige Gerätetypen bieten auch einen Zirkulationsmodus an, wobei die Grenzwerte der Drucküberwachung gespreizt oder außer Kraft gesetzt werden. Nach der Diskonnektion der Patientenschläuche von den simulierten Punktionskanülen (Kochsalzbeutel) werden diese mit einem Verbindungsstück kurzgeschlossen. Stellen Sie danach die Blutpumpe zwischen 150 und 200 ml/min ein. Der Heparinperfusor bleibt für die Kurzschlusszeit eingeschaltet.

In der Realität würden Sie jetzt die paravenöse Kanüle entfernen und die noch verbleibende Kanüle mit Kochsalz durchspritzen. Der Patientenanschluss erfolgt nach dem Verschließen der Punktionsstelle und nach erneuter Punktion.

Beim Trockentraining stoppen Sie wieder die Blutpumpe, konnektieren die Patientenschläuche an die simulierten Punktionskanülen (Kochsalzbeutel), wechseln ggf. wieder auf den Dialysemodus und starten die Blutpumpe mit langsamer Geschwindigkeit unter Beachtung des arteriellen und venösen Drucks.

Übung 8: „Bergströmen" während der Behandlung

Anmerkung: Beim Bergströmverfahren, auch sequenzielle Dialyse oder Iso-UF (isolierte Ultrafiltration) genannt, wird kein Blut gereinigt, sondern nur ultrafiltriert. Der Dialysatfluss ist dabei ausgeschaltet (→ Kap. 12.2).

Moderne Dialysegeräte werden über das Anwählen eines bestimmten Programms in den Bergström-Modus geschaltet. Machen Sie sich an Ihren Dialysegeräten damit vertraut und spielen Sie dabei folgende Aufgabe durch: Ihr Patient soll während der Behandlung 30 Minuten Bergströmen und in dieser Zeit 800 ml ultrafiltrieren. Die Zeit und UF-Menge soll der Gesamtbehandlungszeit und dem UF-Ziel zugerechnet werden. Ändern Sie zunächst Ihre Behandlungsziele und programmieren Sie die Daten zur sequenziellen Dialyse, dann starten Sie das Programm.

Übung 9: „Bergströmen" nach Ablauf der Behandlungszeit

Der Patient zeigt nach Ablauf seiner HD-Zeit noch klinische Zeichen der Überwässerung. Nach ärztlicher Anordnung soll der Patient noch 1000 ml im Bergström-Verfahren ultrafiltrieren.

Gehen Sie wieder in den Dialysebetrieb und programmieren Sie alle benötigten Behandlungsziele sowie jene Parameter zur sequenziellen Dialyse und starten Sie das Programm.

Übung 10: Umstellung von Zwei-Nadel-Dialyse auf Single-Needle-Dialyse

Anmerkung: Bei dieser Übung wird vorausgesetzt, dass vorsorglich ein SN-System vorbereitet wurde. Ansonsten wird der simulierte Patient komplett vom Gerät abgelegt und das Gerät neu mit einem SN-System vorbereitet.

Der venöse Druck ist während der Behandlung kontinuierlich angestiegen und befindet sich nun in einem nicht mehr zu tolerierenden Bereich. Eine erneute Punktion soll nicht mehr erfolgen, daher muss auf das SN-Verfahren umgestellt werden.

Stoppen Sie die Ultrafiltration und den Blutfluss. Diskonnektieren Sie beide Patientenschläuche und schließen Sie diese an einem mit Kochsalz vorgefüllten Y-Stück an. Dieses wiederum konnektieren Sie an einen Anschluss des Kochsalzbeutels (simulierter Patient). Legen Sie den SN-Blutpumpenschlauch in die SN-Pumpe ein und aktivieren Sie den SN-Modus. Starten Sie die Blutpumpen unter Beobachtung des arteriellen und venösen Drucks. Verlängern Sie ggf. die Behandlungszeit und reduzieren Sie das UF-Ziel, damit das Verhältnis zwischen effektiver Blutflussrate und UF-Rate pro Stunde nicht überschritten wird.

Übung 11: Umstellung von Single-Needle-Dialyse auf Zwei-Nadel-Dialyse

Mit Einverständnis des Patienten aus Übung 10 ist es nun doch gelungen, eine erneute venöse Punktion erfolgreich vorzunehmen, so dass wieder auf die Zwei-Nadel-Dialyse ungestellt werden kann.

Stoppen Sie die Ultrafiltration und den Blutfluss. Diskonnektieren Sie die Behandlungsschläuche und entfernen Sie das Y-Stück. Bringen Sie danach die Behandlungsschläuche wieder an die beiden Anschlüsse des Kochsalzbeutels (simulierter Patient) an. Beenden Sie den SN-Modus und nehmen das SN-Blutpumpensegment aus der Blutpumpe heraus. Starten Sie die Dialyse wie üblich und unter Beobachtung des arteriellen und venösen Drucks.

Übung 12: Vorzeitiges Beenden der Dialyse

Die Dialyse des Patienten soll vor Ablauf seiner HD-Zeit vorzeitig beendet werden.

Stoppen Sie die Ultrafiltration und wählen sie das geräteseitige Ablegeprogramm an. Die Blutrückgabe erfolgt dann nach zentrumsüblichem Standard.

Resümee

Wir hoffen, dass Ihnen das praktische Training am Dialysegerät viel Freude bereitet, und sind davon überzeugt, dass es positive Spuren bei Ihnen hinterlassen wird. Denken Sie immer daran: Übung macht den Meister! Die Patienten werden es Ihnen danken, wenn Sie in außergewöhnlichen Situationen routiniert reagieren können. In diesem Sinne also: Weiterhin viel Freude beim „Trockentraining".

Anhang

Haben Sie's gewusst? – Lösungen

Sie haben es geschafft! Nachdem Sie nun ein oder mehrere Kapitel „durchgeackert" ☺ und sich anschließend der mehr oder minder schweren Prüfung gestellt haben, finden Sie nachfolgend die Antworten auf die von uns gestellten Fragen am Ende jedes Kapitels.

Freuen Sie sich über jede richtige Antwort und verzweifeln Sie nicht, wenn Sie knapp danebenliegen. Hier werden keine Schulnoten verteilt, und es gibt immer die Möglichkeit eines zweiten oder auch dritten Versuchs. Verlieren Sie auch bei aller Mühe nicht das Ziel aus den Augen: Lernen heißt leben, und Wissen entspannt!

Gerd Breuch und Willi Servos

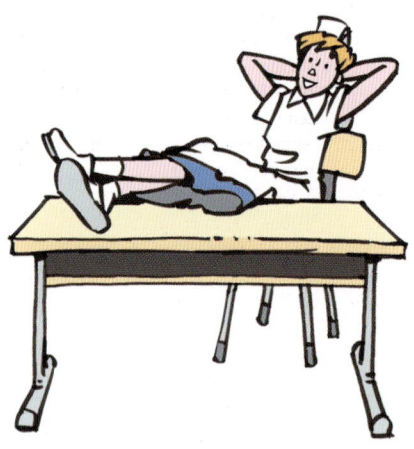

Wissen entspannt! [M297]

Kapitel 2: Anatomie und Physiologie der Niere

1. Die Nieren sind paarig angelegt und befinden sich retroperitoneal (außerhalb der Peritonealhöhle) im hinteren oberen Bauchraum und erstrecken sich vom 11. oder 12. Brustwirbel bis zum 2. oder 3. Lendenwirbel. Die rechte Niere liegt meist tiefer, da sie durch die Leber etwas verdrängt wird.
2. Je ein Nierenkörperchen (Glomerulus und Bowman-Kapsel) mit anschließendem Tubulus (die Sammelrohre gehören nicht mehr dazu) nennt man Nephron.
3. Der Primärharn (ca. 180 Liter pro Tag) wird im Nierenkörperchen aus dem Gefäßknäuel (Glomerulus) abgepresst, in das Nierenkanälchen (Tubulus) geleitet und fließt von dort aus über ein Sammelrohr bis ins Nierenbecken. Auf dem Weg durchs Tubulussystem wird aus dem Primärharn der Endharn (1,5–2 l/Tag) gebildet.

4. Die Nierenkanälchen sind von einem Gefäßnetz umgeben, das aus den Glomeruli entspringt (Vas efferens). Zwischen diesem Gefäßnetz und den Nierenkanälchen findet ein reger Stoff- und Flüssigkeitsaustausch statt. So erfüllt die Niere neben der Ausscheidungsfunktion noch eine weitere Aufgabe, die Stoffwechselfunktion.
5. Man unterscheidet zwei Prozesse, die zu einer Wasserrückresorption aus den Nierenkanälchen in die umgebenden Blutgefäße führen:
- In den Zellen des proximalen Tubulus der Nierenkanälchen befindet sich eine Natriumpumpe. Sie pumpt Natrium aus dem Tubulus in die den Tubulus umgebenden Blutgefäße. Dadurch entsteht ein osmotisches Druckgefälle, demzufolge das Wasser dem Natrium aus den Nierenkanälchen in die Blutgefäße passiv folgt. Auf diese Weise werden ca. 80 % des sich im Primärharn befindlichen Wassers (120 l/Tag) ins Blut rückresorbiert.
- Ein Hormon aus der Hypophyse namens Adiuretin, besser bekannt als antidiuretisches Hormon (ADH), ermöglicht es, in Zusammenarbeit mit der Henle-Schleife, reines Wasser (ohne gelöste Substanzen) aus dem distalen Tubulus der Nierenkanälchen und den Sammelrohren zurück ins Blut zu resorbieren. Auf diese

Weise werden weitere 18–19% des Primärharns rückresorbiert, so dass letztlich nur 1,5–2 Liter Endharn übrig bleiben und ausgeschieden werden.

6. Die Resorptions- und Sektretionsvorgänge im Tubulussystem sind an der Einstellung des Säure-Basen-Haushalts (pH) im Blut beteiligt und wirken damit einer Übersäuerung (Azidose) bzw. einer Verschiebung des Blut-pH-Wertes (Normwert 7,36–7,44) in den basischen Bereich (Alkalose) entgegen.
   In der Tubuluszelle verbindet sich Kohlendioxid (CO_2) mit Wasser (H_2O) zu Kohlensäure, die ihrerseits in Bikarbonat (HCO_3 – Base) und Wasserstoffionen (H^+ – Säure) zerfällt. Wasserstoffionen (H^+), also Säure, werden aus dem Tubulussystem mit dem Harn ausgeschieden. Bikarbonat (HCO_3) verbindet sich in der Tubuluszelle mit Natrium zu Natriumbikarbonat ($NaHCO_3$), eine Base, die ins Blut übergeht.

7. Die Niere reagiert mit einer Reninausschüttung auf eine verminderte Nierendurchblutung, mangelnde Flüssigkeit (Hypovolämie) im Körper, z.B. bei Erbrechen und Durchfall, oder Natriummangel im Blutserum. Renin ist ein Bestandteil des so genannten Renin-Angiotensin-Aldosteron-Systems (RAA-System). Hauptaufgabe dieses Systems ist es, den Blutdruck und das Flüssigkeitsvolumen im Kreislauf sowie den Natrium- und Kaliumhaushalt auf konstantem Niveau zu halten.

Kapitel 3: Ursachen der chronischen Niereninsuffizienz

1. Der Serum-Kreatininwert ist kein verlässlicher Parameter zur Überprüfung der Nierenfunktion. Nur über die Bestimmung der GFR im Urin lässt sich eine Nierenschädigung rechtzeitig erkennen.

2. Das Fortschreiten einer diabetischen Nephropathie kann nur verzögert, aber nicht vollständig aufgehalten werden. Beim Nachweis einer Mikroalbuminurie sind therapeutische Konsequenzen wie Blutzucker- und Blutdruckoptimierung, Nikotinverzicht und ausreichende Bewegung (Sport) zwingend erforderlich. Im Mittelpunkt steht das Erreichen eines optimalen Blutdruckwertes (< 130/85 mmHg).

Dazu sollte, wenn erforderlich, ein Antihypertensivum verordnet werden, das den systemischen und intraglomerulären Blutdruck beeinflusst, z.B. ACE-Hemmer oder Sartane.

3. Eine Glomerulonephritis kann kurz und heftig (akute Glomerulonephritis), rasch fortschreitend (rapid progressive Glomerulonephritis) oder langsam bzw. schleichend (chronische Glomerulonephritis) verlaufen.

4. Bei interstitiellen Nierenerkrankungen ist primär das Nierenbindegewebe betroffen.

5. Eine arterielle Hypertonie liegt vor, wenn bei mindestens zwei Gelegenheitsblutdruckmessungen an zwei unterschiedlichen Tagen Blutdruckwerte von $\geq$ 140 mmHg systolisch und/oder $\geq$ 90 mmHg diastolisch vorliegen.

6. Zystennieren sind unter den erblichen Nierenerkrankungen, die zum chronischen Nierenversagen führen, in Mitteleuropa am häufigsten.

7. Klinisch unterteilt man das akute Nierenversagen in ein oligurisches ANV (Harnmenge < 400 ml/Tag) und in ein nicht-oligurisches ANV (Harnmenge normal).

Kapitel 4: Folgeerkrankungen der chronischen Niereninsuffizienz

1. Eine kranke Niere produziert weniger aktives Vitamin D. Dies hat eine verringerte Aufnahme von Kalzium aus der Nahrung im Darm zur Folge. Gleichzeitig scheidet die Niere weniger Phosphat aus. Der Phosphatspiegel im Blut steigt, während der Kalziumspiegel vorübergehend sinkt. Der niedrige Kalziumspiegel und der Mangel an aktivem Vitamin D aktiviert die Parathormonausschüttung in der Nebenschilddrüse. Das Parathormon steigert den Calciumabbau in den Knochen und normalisiert so scheinbar den Kalziumspiegel.
   Um den Überschuss an Phosphat im Blut zu verringern, bildet der Körper aus Phosphat und Kalzium ein Salz (Kalziumphosphat = Hydroxylapatit). Hydroxylapatit kann sich im gesamten Körper ablagern, v.a. aber in den Blutgefäßen, wodurch gefährliche Gefäßverkalkungen entstehen

2. Folgende Nebenwirkungen wurden bisher beschrieben:
   ■ Bei ca. 20% der Patienten kommt es zu einer Verschlechterung oder Entwicklung einer arteriellen Hypertonie.

■ Als Folge der Hämatokritanstiegs kann die Dialyseeffektivität abnehmen. Dieser Effekt ist jedoch gering und steht in keinem Verhältnis zum Nutzen einer Anämiekorrektur.

■ Seit 1998 kommt es selten zu Fällen mit Antikörperbildung unter EPO-Therapie. Die Antikörper neutralisieren nicht nur die Wirkung des verabreichten EPO-Präparats, sondern führen zu schweren Anämien mit regelmäßigem Transfusionsbedarf.

■ Der Anstieg der Hb-Konzentration führt zu einer Zunahme der Blutviskosität. Dies kann einen ungünstigen Einfluss auf kardiovaskuläre Komplikationen haben und eine erhöhte Verschlussrate von Dialysefisteln nach sich ziehen

3. Eine Normalisierung einer bestehenden Überwässerung (Optimierung des Trockengewichts) ist häufig die effektivste Maßnahme zur Senkung des Blutdrucks. Solange der Patient überwässert ist, wird die beste Medikation kaum wirken. Darüber hinaus können sich die Erhöhung der Dialysedosis und eine kochsalzarme Diät gepaart mit einer Herabsetzung des Natriums in der Dialysierlösung günstig auswirken. Unter den antihypertensiv wirksamen Medikamenten haben ACE-Hemmer, AT-II-Rezeptor-Antagonisten und β-Blocker einen besonderen Stellenwert.

4. Wenn ein Patient während einer Behandlung Fieber oder Schüttelfrost entwickelt, muss die Dialyse unmittelbar abgebrochen werden, da der Gefäßzugang als mögliche Infektionsquelle die wahrscheinlichste Ursache darstellt.

5. Polyneuropathische Veränderungen äußern sich v. a. in einer verschlechterten Herz-Kreislauf-Regulation. Dies hat zur Folge, dass der Blutdruck z. B. bei einer Lageveränderung (Aufstehen aus dem Bett) oder bei einem Blutdruckabfall während der Dialyse auf Grund einer mangelnden Aktivierung der Blutgefäße nicht mehr rasch genug durch eine Engstellung der peripheren Blutgefäße und einem Herzfrequenzanstieg aufgefangen werden kann.

6. Durch eine Ablagerung von Amyloid in und um das Gewebe des Karpaltunnels herum wird der Nervus medianus zunehmend komprimiert. Die Patienten klagen über Schmerzen und Schwellungen der betroffenen Hand, Empfindlichkeitsstörungen (Ameisenlaufen, Kribbeln), Taubheitsgefühl und motorische Schwäche. Häufig kommt es nachts und besonders während der Dialyse zu einer Zunahme der Beschwerden.

7. Dialysepatienten haben in der Regel eine Azidose, genauer gesagt eine metabolische (stoffwechselbedingte) Azidose. Die Ursache dafür ist die mangelnde Rückgewinnung von Bikarbonat aus dem Primärharn im Tubulussystem und eine fehlende Ausscheidung von Säuren über die Niere. Der Körper versucht diesen Ausfall der Nieren durch eine vermehrte Abatmung von CO_2 (Säure) in der Lunge auszugleichen. Gelingt dies mit Erfolg, so steigt der pH-Wert wieder in den Normbereich (7,36–7,44). Man spricht dann von einer metabolischen Azidose, die respiratorisch (über die Atmung) kompensiert (ausgeglichen) wird. In den meisten Fällen gelingt diese Kompensation jedoch nicht gänzlich, dann wird sie als respiratorisch teilkompensierte metabolische Azidose bezeichnet.

8. Zu den möglichen gastrointestinalen Störungen bei chronischem Nierenversagen gehören Magenentleerungsstörungen, Störungen der Darmmotorik, der Verdauungs- und absorptiven Funktionen, der Sekretion von Galle und Bauchspeicheldrüse sowie Änderungen der Bakterienflora im Darm. Die Fettresorption im Darm ist verzögert. Als klinisch besonders relevant sind die Störungen der Darmmotorik und die Tendenz zur Obstipation, die durch Phosphatbinder verstärkt werden kann, hervorzuheben. Bei einigen Patienten kommt es, vorwiegend medikamentös bedingt, auch zu Diarrhöen.

Eine Gastroparese (lat. paresis = Erschlaffung) tritt besonders ausgeprägt bei Patienten mit diabetischer Nephropathie auf.

Insbesondere bei einer ausgeprägten Urämie können sich Entzündungen und Ulzerationen im Magen- und Dünndarmbereich (Gastroduodenitis) entwickeln.

Vor allem Dialysepatienten mit polyzystischer Nierenerkrankung haben häufig Kolondivertikel (birnen- oder sackförmige Ausstülpungen im Dickdarm), die zu Blutungen, Obstruktion und Perforation führen können.

Kapitel 5: Physikalische Grundlagen der Dialyse

1. Nach dem physikalischen Gesetz der Diffusion wandern Teilchen (Moleküle) in einer Flüssigkeit vom Ort der hohen zum Ort der niedrigen Konzentration.
2. Die Molekularbewegung ist nach dem englischen Botaniker Robert Brown benannt: Brownsche Molekularbewegung.
3. Eine semipermeable Membran ist halbdurchlässig oder nur durchlässig für Moleküle bis zu einer bestimmten Größe bzw. eines bestimmten Molekulargewichts.
4. Nach dem physikalischen Gesetz der Osmose wandert Wasser vom Ort der niedrigen zum Ort der hohen Konzentration mit dem Ziel, einen Konzentrationsausgleich innerhalb der beiden Lösungen, die von einer semipermeablen Membran voneinander getrennt sind, zu schaffen.
5. Die Konvektion beschreibt die Teilchenbewegung unter Einwirkung einer äußeren Kraft. Dabei werden die Teilchen von der Trägersubstanz Wasser mitgerissen.
6. Unter Ultrafiltration versteht man in der Dialyse den kontrollierten Flüssigkeitsentzug aus dem Blut des Patienten durch eine Membran.
7. Der menschliche Körper wird grob in folgende 3 Flüssigkeitsräume unterteilt:
- Intravasal (Gefäßsystem), mit ca. 8 % der Körperflüssigkeit
- Interstitiell (Zwischenzellraum), mit ca. 28 % der Körperflüssigkeit
- Intrazellulär (Innerhalb der Körperzellen), mit ca. 64 % der Körperflüssigkeit

Kapitel 6: Wasseraufbereitung für die Dialyse

1. Rückspülfilter 50 µm, Enthärter oder Ionenaustauscher, Feinfilter 5 µm, Aktivkohlefilter.
2. Der Rückspülfilter filtert alle festen Substanzen wie Rost oder Sand ab einer Größe von ≥ 50 µm aus dem Wasser.
3. Der Enthärter oder Ionenaustauscher enthärtet das Wasser, indem er die Ionen Kalzium und Magnesium gegen Natrium austauscht.
4. Das Wasser, das den Enthärter (Ionenaustauscher) verlässt, wird Weichwasser genannt.

5. Die Wasseraufbereitungsanlage heißt Umkehrosmose, weil sie Wasser durch eine Membran, umgekehrt zum osmotischen Prinzip, also vom Ort der hohen zum Ort der niedrigeren Konzentration presst.
6. Der Wasserwächter überwacht die Umkehrosmoseanlage auf Leckagen. Bei geringstem Wasseraustritt schaltet er sofort die Umkehrosmoseanlage ab und löst einen Alarm aus.

Kapitel 7: Herstellung der Dialysierflüssigkeit

1. Als **Dialysierflüssigkeit** wird die frisch aufbereitete noch unbelastete Dialysierlösung, vom Dialysegerät bis zum Eingang des Dialysators, bezeichnet. Als **Dialysat** wird die verbrauchte, mit harnpflichtigen Substanzen belastete Lösung bezeichnet, die den Dialysator wieder verlässt und ins Dialysegerät zurück in Richtung Abfluss fließt.
2. Der Bikarbonatgehalt im Blut des Patienten ist vor der Behandlung meist erniedrigt. Daher erfolgt die Beimischung von Bikarbonat zum Permeat in deutlich höherer Konzentration, als sie üblicherweise im Patientenblut vorkommt. Der Patient erhält also über den Weg des Dialysators diffusiv Bikarbonat als Puffersubstanz.
3. Im Säurekonzentratkanister befinden sich die Substanzen Kalium, Natrium, Kalzium, Magnesium sowie meist auch Glukose. Jedoch niemals die basische Substanz Bikarbonat, als Natrium-Hydrogenkarbonat.
4. Im Bikarbonatkonzentrat befindet sich Natrium und Bikarbonat als Natriumbikarbonat ($NaHCO_3$).
5. Die Leitfähigkeit wird in mS/cm (Millisiemens pro cm) angegeben.
6. Zur Ultrafiltration wird mittels einer Ultrafiltrationspumpe oder Flowpumpe kontinuierlich dem geschlossenen System Flüssigkeit entnommen. Dadurch entsteht ein Unterdruck im geschlossenen System. Dem Blut wiederum wird dadurch genau die gleiche Flüssigkeitsmenge pro Stunde im Dialysator entzogen.
7. Ein Dialysierflüssigkeitsfilter filtert die fertig aufbereitete Dialysierlösung vor der Dialysatorpassage. Es lässt nur Wasser mit allen Elektrolyten, Bikarbonat und Glukose passieren,

verhindert jedoch die Passage mikrobieller Substanzen und gewährleistet somit eine hochreine Dialysierflüssigkeit.

8. Das Bypassventil leitet bei einem wasserseitigen Alarm (Leitfähigkeit oder Temperatur) die fehlerhaft aufbereitete Dialysierflüssigkeit noch vor der Dialysatorpassage wieder zur Bilanzierung zurück. Die Dialysierflüssigkeit fließt somit nicht durch den Dialysator.

Kapitel 8: Der Dialysator – Schnittstelle zwischen Mensch und Maschine

1. Die Clearancewerte für Dialysatoren werden standardisiert bei einem Blutfluss von 200 ml und 300 ml pro Minute, bei einem Dialysatfluss von 500 ml pro Minute und einer Ultrafiltration von 0 (UF = 0) in vitro (unter Laborbedingungen) gemessen.

2. Die Clearance eines Dialysators wird immer für einzelne Substanzen unterschiedlicher Molekulargröße (Molekulargewicht in Dalton) gemessen und in der Packungsbeilage aufgeführt. Man misst die Clearance für Harnstoff (Molekulargewicht 60 Dalton), Phosphat (96 Dalton mit jedoch großer Hülle) und Kreatinin (113 Dalton), um zu überprüfen, wie durchlässig die Dialysemembran für kleine Moleküle ist. Vitamin B_{12} (1355 Dalton) und Inulin (5200 Dalton) werden gemessen, um die Durchlässigkeit der Dialysemembran für mittelgroße Moleküle zu bestimmen. In jeder Zeile sind zwei Werte angegeben, da die Clearancewerte der einzelnen Substanzen bei 200 und 300 ml Blutfluss pro Minute gemessen werden.

3. Der Ultrafiltrationsfaktor eines Dialysators gibt an, wie viel Milliliter Wasser bei einem Transmembrandruck (TMP) von einem mmHg Druckdifferenz in einer Stunde entzogen werden können.

4. V bezeichnet das Blutvolumen, das sich während der Dialysebehandlung in den Hohlfasern des jeweiligen Dialysators befindet.

5. P bezeichnet den Druck im Blutkompartiment (in den Hohlfasern) des jeweiligen Dialysators während der Dialysebehandlung.

6. Als Oberfläche bezeichnet man die Membranfläche in Quadratmetern, die Blut und Dialysierflüssigkeit voneinander trennen. Sie wird berechnet aus der Oberfläche einer einzelnen Hohlfaser multipliziert mit der Zahl der Fasern, die sich im Dialysator befinden.

7. Das Membranmaterial dieser Dialysatoren ist amembris.

8. Diese Dialysatoren werden mit Gammastrahlen sterilisiert.

Kapitel 9: Antikoagulation in der Dialyse

1. Die Hauptwirkung von Heparin bei der Antikoagulation besteht in einer Steigerung der Reaktionsfähigkeit und der Reaktionsgeschwindigkeit von AT III.

2. Die Halbwertszeit von Heparin beträgt ca. 1 Stunde.

3. Zwischen 120–140 Sekunden.

4. Zur Kontrolle der Heparinisierung während der Dialyse ist der Quick-Wert nicht geeignet.

5. Der Heparinbedarf kann sich erhöhen.

6. Haarausfall, Anstieg der Leberwerte, Osteoporose.

7. 5100 Einheiten Fragmin.

Kapitel 10: Gefäßzugänge für die Hämodialyse

1. Ein temporärer ZVK ist ein zentraler Venenkatheter, der nur vorübergehend zur Durchführung einer Hämodialysebehandlung dient. Er wird vornehmlich über die Vena jugularis interna an der rechten Halsseite bis in den rechten Herzvorhof gelegt.

2. Bei einem Demerskatheter handelt es sich um einen dauerhaften Venenkatheter, der über eine höhere Materialflexibilität sowie eine Muffe aus Dacron-Gewebe verfügt, die den Katheter im subkutanen Bereich fest umschließt und kurz unterhalb der Katheteraustrittstelle (KAST) im Bindegewebe einwächst.

3. In der Nephrologie versteht man unter einem Shunt (engl. Nebenschluss oder Kurzschluss) eine operativ angelegte Verbindung zwischen einer Arterie und einer Vene.

4. Die am häufigsten angelegten Anastomoseformen sind Seit-zu-Seit oder Seit-zu-End-Anastomosen.

5. Ein Prothesenshunt ist ein arteriovenöser Shunt unter der Verwendung eines künstlichen Blutgefäßes, welches meist aus PTFE besteht. Dieses Material ist bekannt unter den Handelsnamen „Teflon" oder „Gore-Tex".

6. Als Loop wird ein schleifenförmiges AV-Protheseninterponat bezeichnet. Diese Gefäßprothese wird z. B. unter der Haut am Unterarm platziert und dient als späteres Punktionsgebiet.

7. Vor der Shuntpunktion sollte das Punktionsgebiet mit einem Hautdesinfektionsmittel nach dem Prinzip „Sprühen – Wischen – Sprühen – Einwirken" desinfiziert werden.

8. Möglichst nicht anwenden sollten Sie die Arealpunktion, bei der immer wieder in einem bestimmten Gebiet (Areal) punktiert wird. An dieser Stelle bildet sich häufig ein Aneurysma (sackförmige Ausweitung) im Shuntgefäß.

9. Für das Shuntgefäß günstiger ist, wenn bei der Punktion den Schliff nach unten zeigt. Bei dieser Punktionstechnik ragt der Hautdefekt in das Gefäß hinein, verschließt später wieder die Einstichstelle, führt zu kleineren Hautdefekten und geringerem Nachblutungsrisiko als die Punktion mit nach oben zeigendem Schliff.

Kapitel 11: Tipps und Tricks für eine erfolgreiche Shuntpunktion

1. Die fünf Anforderungen der Shunt-Klassifizierung nach Servos sind:
   - optisch gut zu erkennen.
   - großes Gefäßinnenlumen.
   - stark ausgeprägte Gefäßwand.
   - geradliniger Gefäßverlauf
   - lange Punktionsstrecke

2. Das dickere Ende des Keils sollte bei einer Punktion im Unterarmbereich zur Hand, bei der Punktion im Oberarmbereich nach oben zeigen.

3. Sichere Zeichen einer beginnenden Shuntentzündung sind Rötung, Schwellung und Hitze.

4. Der Abstand zur Vorpunktion sollte mindestens 5 mm betragen.

5. Bei einer Perigraftreaktion sollte vor der Punktion die teigige Schwellung mit mehreren Fingern durch leicht rotierende Bewegungen weggedrückt werden.

6. Kontrollfaktoren zur erfolgreichen Shuntpunktion:

   - Nachlassender Widerstand beim Eindringen in das Shuntgefäß
   - Pulsation im Kanülenschlauch
   - Zügiges Füllen des Kanülenschlauchs
   - Optimale Lage der Kanülenspitze im Gefäß
   - Leichte Aspiration von Blut
   - Normaler arterieller und venöser Druck nach dem Anlegen des Patienten
   - Keine Schmerzen und Schwellung im Punktionsbereich

7. Die venöse Punktionskanüle ist para: Hier sollte eine erneute Punktion möglichst nur oberhalb der Fehlpunktionsstelle vorgenommen werden.

8. Der Kompressionsdruck muss individuell den Shuntdruckverhältnissen angepasst werden. Dabei dürfen sich die obere und untere Gefäßwand nicht berühren und eine Pulsation oberhalb der Kompressionsstelle sollte noch zu spüren sein. Die Kompression erfolgt möglichst mit kontinuierlich nachlassendem Druck.

Kapitel 12: Behandlungsverfahren der terminalen Niereninsuffizienz

1. Prüfen Sie, ob Ihre Antworten dabei sind:
   - Perikarditis
   - Lungenödem
   - Hyperkaliämie ($> 6,5$ mmol/l)
   - Schwere metabolische Azidose mit Blutbikarbonatspiegel (< 12 mmol/l)
   - Urämische Polyneuropathie
   - Urämische Enzephalopathie
   - Schwere gastrointestinale Symptome
   - Therapieresistenter Anstieg des Blutdrucks

2. Das primär wirksame physikalische Prinzip zur Entfernung von Urämietoxinen bei der Hämodialyse ist die selektive Diffusion.

3. Herstellung und Fluss der Dialysierlösung sind für die Zeit des Bergström-Verfahrens gestoppt. Dies hat zur Folge, dass nach dem Ausgleich des Konzentrationsunterschieds zwischen Dialysierflüssigkeit auf den einen und Blut auf der anderen Seite der Membran kein diffusiver Stofftransport und somit keine Entgiftung im Dialysator mehr stattfindet.

4. Die Austauschmenge pro Behandlung (Filtration/Substitution) sollte bei einem Drittel des Körpergewichts des Patienten liegen.

5. Er sollte höchstens 25 % des effektiven Blutflusses betragen.

6. Prüfen Sie, ob Ihre Antworten dabei sind:
- CAPD (engl. continuous ambulant peritoneal dialysis, kontinuierliche ambulante Peritonealdialyse)
- APD (engl. automatic peritoneal dialysis, automatische Peritonealdialyse)
- CCPD (engl. continuous cycling peritoneal dialysis, kontinuierliche cyclervermittelte Peritonealdialyse)
- TPD (engl. tidal peritoneal dialysis, Tidal-Verfahren; Tiden = Gezeiten)
- IPD (engl. intermittent peritoneal dialysis, intermittierende Peritonealdialyse)
- NIPD (engl. nocturnal intermittent peritoneal dialysis, nächtliche intermittierende Peritonealdialyse)

7. Glukose, Glukosepolymerlösungen, Aminosäurelösungen

8. Der PET (peritonealer Äquilibrationstest) dient der Diagnostik der individuellen Membraneigenschaften des Peritoneums. An den Ergebnissen des PET lässt sich ableiten, ob der Patient ein so genannter High Transporter (schnelle Einstellung des Verteilungsgleichgewichts von Kreatinin und Glukose zwischen Dialysierlösung und Blut) oder Low Transporter (langsame Einstellung des Verteilungsgleichgewichts von Kreatinin und Glukose zwischen Dialysierlösung und Blut) ist. Vereinfacht ausgedrückt, überprüft man, ob Kreatinin schnell (High Transporter) oder langsam (Low Transporter) aus dem Blutgefäßen des Peritoneums in die Dialysierlösung diffundiert und ob Glukose schnell oder langsam aus der Dialysierlösung in die Blutgefäße diffundiert.

Kapitel 13: Wege zu einer effektiven Dialyse

1. Die 5 Leistungskriterien, mit denen Sie die Effektivität einer Hämodialyse steuern und bewerten können, sind:
- Dialysezeit
- Dialysator
- Gegenstromverfahren
- Blutfluss
- Dialysatfluss

2. Durch eine ausreichend lange Dialysezeit wird die Dialyseeffektivität am stärksten beeinflusst.

3. Um eine maximal mögliche Clearance im Dialysator zu erzielen, sollen Blut und Dialysierflüssigkeit im Dialysator immer gegenläufig zueinander fließen.

4. Der effektive Blutflusses berechnet sich aus der geräteseitig eingestellten Blutflussrate und unter Berücksichtigung des arteriellen Unterdrucks.

5. Das kumulierte Blutvolumen ist jene Blutmenge, die während einer Behandlung durch den Dialysator geleitet wird.

6. Das V in der Kt/V-Formel steht für Harnstoffverteilungsvolumen bzw. Körperwasser des Patienten in ml.

7. Die DOQI-Guidelines empfehlen einen verabreichten Kt/V im Single-Pool-Modell nach Daugirdas von **mindestens** 1,2 je Behandlung (bei drei Dialysebehandlungen pro Woche).

8. Nach der einfachen Kt/V-Berechnung könnte bei Herrn Meyer ein maximaler Kt/V-Wert von 1,17 erzielt werden.

Berechnung:

$K = 280$ ml/min

(Harnstoffclearance pro Minute)

$t = 300$ min (5 Std. = 60 Minuten)

$V = 72\,000$ ml (60 % von 120 kg oder 120 000 ml)

$$\frac{280\,\text{ml/min} \times 300\,\text{min}}{72000} = 1,17$$

Kapitel 14: Medizinische Komplikationen vor, während und nach der Dialysebehandlung

1. Symptome einer Hyperkaliämie sind:
- Sensibilitätsstörungen der Haut
- Muskelschwäche bis Lähmungen
- Bradykardie (langsamer Puls)
- Veränderungen im EKG

2. Erstmaßnahmen bei Blutdruckabfall sind:
- Schocklagerung
- Ultrafiltrationspause
- Volumensubstitution
- engmaschige Blutdruckkontrolle
- Informieren des Arztes

3. Muskelkrämpfe sind häufig die ersten Anzeichen eines beginnenden Blutdruckabfalls.

4. Zu einer Hypokaliämie während der Dialyse kann es bei Patienten kommen, deren Serum-

kalium schon bei Dialysebeginn innerhalb der Norm oder gar darunter liegt und die mit einem standardmäßigen Kaliumgehalt von 2 mmol/l in der Dialysierflüssigkeit dialysiert werden.

5. Präventive Maßnahmen zur Vermeidung einer Hämolyse sind:
- Sorgfältige Gerätevorbereitung und drillfreie Anbringung des Blutschlauchsystems.
- Keine Knickstellen im Schlauchsystem
- Befestigen der Blutschläuche in den dafür vorgesehenen Halterungen
- Achten auf Hinweise wie Schmatzen der Blutpumpe oder auf unüblich hohe oder niedrige Drücke

6. Im Fall einer Luftembolie muss der Patient sehr zügig in die Linksseiten- und Kopftieflage gebracht werden.

7. Präventive Maßnahmen zur Vermeidung von Blutverlust während der Dialysebehandlung sind:
- Sachgemäßes Verschließen aller Schlauchverbindungen, Verschlusskronen und Clips am BSS
- Regelmäßige Sichtkontrollen während der Behandlung
- An die Situation angepasste gute Fixierung der Punktionskanülen und zuführenden Schläuche

8. Erste Symptome einer allergischen Reaktion können sein:
- Hautrötung
- Juckreiz
- Hitzegefühl
- Luftnot

9. Für die angestrebte Effektivität der ersten Dialysen und zur Vermeidung eines Dysäquilibriumsyndroms ist der Harnstoffwert des Patienten richtungsweisend.

Kapitel 15: Die Pflege dialysepflichtiger Patienten

1. Die Gründe, weshalb das elementare Bedürfnis nach Sicherheit bei dialysepflichtigen Patienten eingeschränkt sein kann, sind:
- Erschütterung des vor der Erkrankung oft bestehenden Selbstverständnisses, ein Anrecht auf ein selbstbestimmtes, planbares Leben zu haben
- Einschränkung der Mobilität und Wahrnehmung. Reaktions- und Anpassungsfähigkeit sowie Kraft und Ausdauer sind herabgesetzt

- Konfrontation mit immer neuen und unangenehmen Erfahrungen (Schmerzen, Immobilität), deren Wiederholung er sich oft genug hilflos ausgeliefert sieht, durch Erkrankung und Behandlung

2. Bei einem Dialysepatienten ist der urämische Körper- und Mundgeruch immer ein sicheres Zeichen für eine zu geringe Dialyseeffektivität. Wenn Sie dies bei einem Patienten wahrnehmen, rümpfen Sie nicht die Nase, sondern halten Sie Rücksprache mit dem Arzt und dem Patienten, um gegebenenfalls die Dialysezeit zu verlängern.

3. Die Anwendung von Heparin führt in nicht seltenen Fällen zu Haarausfall. Ein Kopfkissenbezug voller Haare im Anschluss an die Dialyse ist diesbezüglich ein verlässliches Signal. Mit einem Wechsel auf ein niedermolekulares Heparinpräparat ist dieses Problem zumeist gelöst.

4. Dialysepatienten haben häufig eine Körpertemperatur im unteren Normbereich. Die Erhöhung der Kerntemperatur durch eine zu hoch eingestellte Dialysattemperatur ($\geq 37\,^\circ$C) während der Dialyse kann eine Absenkung des peripheren Gefäßwiderstands zur Folge haben und dadurch Blutdruckabfälle während der Behandlung begünstigen.

5. Auch wenn eine Krankheit rein biologische Ursachen hat, sind an den Auswirkungen auch immer die seelische und soziale Ebene beteiligt. Das bedeutet, dass eine weitestgehende Gesundung nur unter Berücksichtigung aller drei Ebenen möglich ist. Diese Betrachtungsweise erweitert die Möglichkeiten, die Krankheit zu bewältigen und sie Gesundheit zu fördern. Ein Dialysepatient, der medizinisch so weit wie möglich, psychisch und sozial jedoch voll rehabilitiert ist, kann nach diesem Verständnis einer Gesundung näher sein als z. B. jemand, der zwar unter medizinischen Aspekten völlig gesund ist, jedoch aufgrund gesellschaftlicher Einflussfaktoren seit Jahren arbeitslos ist.

6. Blutdruckabfälle unter Volumenentzug während der Dialyse treten bei Diabetikern häufig unvermittelt und schwer beherrschbar auf. Deshalb sind bei diabetischen Patienten eine engmaschige Kontrolle der Vitalzeichen sowie eine intensive Krankenbeobachtung unbedingt erforderlich.

Kapitel 16: Alarme am Dialysegerät und deren Ursachen

1. Übliche Gerätereaktionen bei einem blutseitigen Alarm sind:
- Optischer und akustischer Alarm
- Stoppen der Blutpumpe
- Schließen der venösen Quetschklemme
- Stoppen der Ultrafiltration

2. Der Unterdruckbereich im extrakorporalen System ist der Abschnitt zwischen arterieller Punktionskanüle und Blutpumpe. Der Überdruckbereich ist der Abschnitt ab der Blutpumpe bis zur venösen Punktionskanüle.

3. Bei einem venösen Überdruckalarm kann die mögliche Ursache nur im Bereich von der venösen Luftfalle bis zur venösen Punktionskanüle liegen.

4. Ein positiver Venendruckalarm kann folgende Ursachen haben:
- Abknicken des venösen Behandlungsschlauchs zwischen venöser Luftfalle und Patienten
- Zu hohe Blutpumpengeschwindigkeit
- Geschlossene Klemme an venöser Kanüle
- Lage der venösen Kanüle in einer Engstelle oder in der Gefäßwand
- Paravenöse Kanüle (Achtung: Hämatom!)
- Eindicken des Blutes wegen Rezirkulation im Shuntgefäß
- Clotting (Koagelbildung) im venösen Blasenfänger
- Veränderte Körperlage des Patienten
- Druckanstieg durch Husten des Patienten

5. Störungen ohne Alarm können sein:
- Geringer, jedoch kontinuierlicher Blutverlust aus dem extrakorporalen System
- Eine inkomplette Knickstelle im Blutschlauchsystem
- Eine nicht völlig herausgerutschte oder unter Tupfer oder Decke liegende venöse Punktionskanüle

6. Sofern Ihre Dialysegeräte mit einem Akku ausgestattet sind, halten sie bei Stromausfall folgende Funktionen für 15–30 Minuten aufrecht:
- Datenspeicher
- Bildschirm
- Blutpumpe
- Heparinperfusor
- Blutseitige Alarmfunktionen einschließlich Luftdetektor

Abbildungsnachweis

Literaturverzeichnis

Arbeitskreis für angewandte Hygiene in Dialyseeinheiten (Hrsg.): Leitlinie für angewandte Hygiene in Dialyseeinheiten. 2.A. Lengerich: Pabst Science Publishers 2005

Breuch, G. (Hrsg.): Fachpflege Nephrologie und Dialyse. 4. A. München: Urban & Fischer Verlag 2008

Brittinger, W. D.; Twittenhoff, W.-D.: Anschlussverfahren an die künstliche Niere. Stuttgart: Thieme Verlag 2005

Felten, H.; Kuhlmann, M. K.; Riegel, W.; Kühn K.: Adäquate Dialysebehandlung bei Hämodialyse- und Peritonealdialyse-Patienten. In: Internist. Berlin Heidelberg: Springer 1999/40, S. 22–36

Hörl, W.; Wanner, C.: Dialyseverfahren in Klinik und Praxis. 6. A. Stuttgart: Thieme Verlag 2003

Jecklin, E.: Arbeitsbuch Anatomie und Physiologie, 13. A. München: Elsevier Urban & Fischer Verlag 2008

Koch, K.-M. (Hrsg.): Klinische Nephrologie. München: Urban & Fischer Verlag 1999

Konner, K.: Der Gefäßzugang – die Schlüsselrolle der Pflege. Vortrag, Tagung der leitenden Pflegekräfte im KfH, Frankfurt a. M.: 30. Januar 2008

Krönung, G.: Shuntecke 11. In: Dialyse aktuell. Lohfelden: Conzema-Verlag 7/2001

Langkau, G.: Punktion PTFE-Gefäßprothese. In: Spektrum Nephrologie. Willich: Spektrum Verlag Krahn e. K. 10/1997, S. 3-14

QiN – Qualität in der Nephrologie. Parameterliste und Arbeitsanweisung, Version 7.3 vom 9.1.2007

Roche Lexikon Medizin, 5. A. München: Elsevier Urban & Fischer Verlag 2003

Scholz, H.; Petzold, K.; Settmacher, U.: Der adäquate AV-Gefäßzugang für die Hämodialyse. 4. A. München: Bard Impra 1998

Speckmann, E. J.; Wittkowski, W.: Bau und Funktion des menschlichen Körpers, 20.A. München: Elsevier Urban & Fischer Verlag 2004

Stiller, S.; Mann, H.; Schommertz, J.: Was ich schon immer über Kt/V, PCR, URR, Rebound, Rezirkulation usw. wissen wollte. In: Franz, H. E. (Hrsg.): Dialyse 2000, 25. internationale Dialysefachtagung für Krankenschwestern und Krankenpfleger. Lengerich: Pabst Verlag 2000, S. 75–117

www.g-ba.de, 2. Juni 2009
www.nierengesellschaft.de, 25. Juni 2009

Stichwortverzeichnis

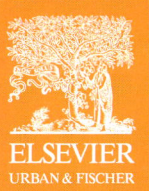
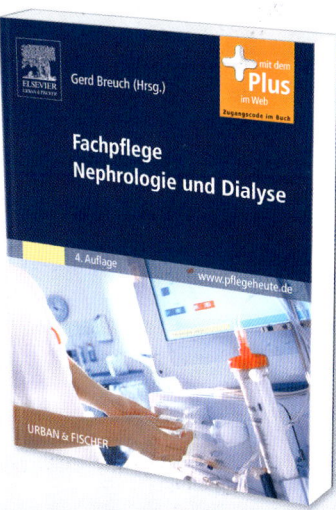

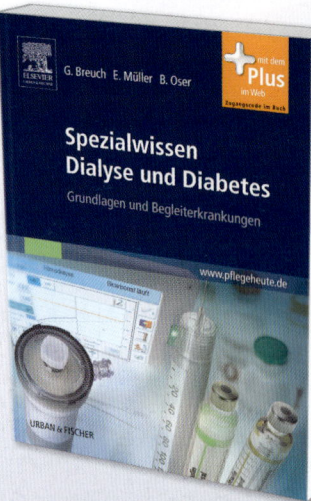
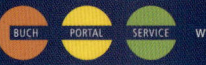

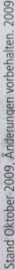
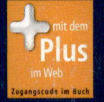